Implants in the Aesthetic Zone
A Guide for Treatment of the Partially Edentulous Patient

美学区种植实战手册
部分无牙颌患者的治疗

主　编　[美] Todd R. Schoenbaum

主　审　宫　苹

主　译　谭　震　莫安春　张旭光

译　者　付　钰　高雨洁　李星星

　　　　李坤阳　蔺难难　王茂夏

　　　　王梦媛　张介冰　张笑卿

中国出版集团有限公司

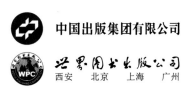
世界图书出版公司
西安　北京　上海　广州

图书在版编目（CIP）数据

美学区种植实战手册：部分无牙颌患者的治疗 /（美）托德·R. 勋鲍姆
（Todd R. Schoenbaum）主编；谭震，莫安春，张旭光主译 . —西安：世界
图书出版西安有限公司，2023.6
书名原文：Implants in the Aesthetic Zone：A Guide for Treatment of the Partially
Edentulous Patient
ISBN 978-7-5232-0377-4

Ⅰ. ①美… Ⅱ. ①托… ②谭… ③莫… ④张… Ⅲ. ①植牙—口腔外科学—手
册 Ⅳ. ① R782.12-62

中国国家版本馆 CIP 数据核字（2023）第 080629 号

First published in English under the title
Implants in the Aesthetic Zone: A Guide for Treatment of the Partially Edentulous Patient
edited by Todd R. Schoenbaum
Copyright © Springer International Publishing AG, part of Springer Nature, 2019
This edition has been translated and published under licence from
Springer Nature Switzerland AG.

书　　名	美学区种植实战手册：部分无牙颌患者的治疗	
	MEIXUEQU ZHONGZHI SHIZHAN SHOUCE: BUFEN WUYAHE HUANZHE DE ZHILIAO	
主　　编	［美］Todd R. Schoenbaum	
主　　译	谭　震　莫安春　张旭光	
责任编辑	马元怡	
装帧设计	新纪元文化传播	
出版发行	世界图书出版西安有限公司	
地　　址	西安市雁塔区曲江新区汇新路 355 号	
邮　　编	710061	
电　　话	029-87214941　029-87233647（市场营销部）	
	029-87234767（总编室）	
网　　址	http://www.wpcxa.com	
邮　　箱	xast@wpcxa.com	
经　　销	新华书店	
印　　刷	西安金鼎包装设计制作印务有限公司	
开　　本	787mm×1092mm　1/16	
印　　张	16.5	
字　　数	340 千字	
版次印次	2023 年 6 月第 1 版　2023 年 6 月第 1 次印刷	
版权登记	25-2023-109	
国际书号	ISBN 978-7-5232-0377-4	
定　　价	268.00 元	

医学投稿　xastyx@163.com ‖ 029-87279745　029-87285296
☆如有印装错误，请寄回本公司更换☆

主 译

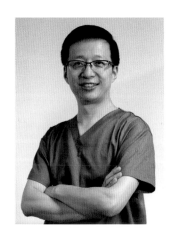

谭震：华西口腔医学院教授，主任医师，研究生导师。国际种植学会专家组成员（ITI fellow），中华口腔种植专委会委员，Minec 中国区主席及首席专家，国际种植牙医师协会（ICOI）中国分会常务理事，四川省口腔种植专委会常委，四川省口腔美学协会副主任委员，香港大学牙学院前临床研究员。主持国际口腔种植学会研究项目、国家自然科学基金项目、国家级继续教育项目。2012 年主译《口腔种植彩色图谱》由世界图书出版西安有限公司出版。2014 年主编《口腔种植关键技术实战图解》，由人民卫生出版社出版。2017 年主译《口腔种植外科彩色图谱》，由世界图书出版西安有限公司出版。2019 年主编《美学区种植实战图谱》，由人民卫生出版社出版。

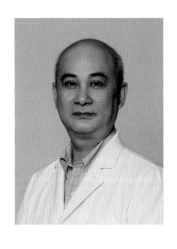

莫安春：华西口腔医学院教授，主任医师，博士研究生导师。中华口腔医学会口腔种植专委会委员，四川口腔医学会口腔种植专业委员会常委，国际牙医师学院（ICD）院士。曾主持中国博士后基金项目及四川省科技攻关项目各 1 项，国家自然科学基金 2 项；主持四川省科技支撑项目及四川省科技支撑计划项目子项目各 1 项。研究方向为种植体周骨结合的研究及口腔种植数字化诊疗技术的相关研究。现已发表 SCI 及中华权威期刊论文 30 余篇，参编专业论著 5 部；曾多次到日本、瑞士、英国、美国、德国等国参加国际会议及各种种植培训。

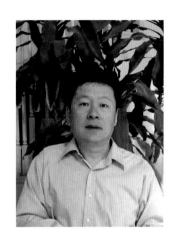

　　张旭光：毕业于北京大学口腔医学院，获口腔医学博士学位并留校（院）工作。工作后不久即被选派赴香港大学牙科学院担任荣誉临床讲师，后赴美国加利福尼亚大学洛杉矶分校（UCLA）从事博士后基础实验研究，随后取得美国加利福尼亚州及中国临床牙医执业证书。目前在南加州 VCare Dental Center 的三家诊所从事口腔全科临床工作，并在加利福尼亚大学洛杉矶分校牙科学院兼职临床教学工作。已在国内外发表近30篇专业文章；主持编写的《牙科诊所临床和营运中的风险及应对》及《实用口腔临床牙体预备》已于2021年分别由人民卫生出版社、北京大学医学出版社出版。

原著作者

Tara Aghaloo　Section of Oral and Maxillofacial Surgery, UCLA School of Dentistry, Los Angeles, CA, USA

Anirudha Agnihotry　Arthur A Dugoni School of Dentistry, San Francisco, CA, USA

Sam Alawie　Owner/Ceramist Beverly Hills Dental Lab, Beverly Hills, CA, USA

Luigi Canullo　University of Valencia, Valencia, Spain

Mohammed A. Husain　Section of Oral and Maxillofacial Radiology, UCLA School of Dentistry, Los Angeles, CA, USA

Hajime Igarashi　Private Practice, Kyoto, Japan

Joseph Y. K. Kan　Department of Restorative Dentistry, Loma Linda University School of Dentistry, Loma Linda, CA, USA

Perry R. Klokkevold　Section of Periodontics, University of California, Los Angeles, CA, USA

Bach Le　Department of Oral and Maxillofacial Surgery, Herman Ostrow School of Dentistry at USC, Los Angeles, CA, USA
Private Practice, Whittier, CA, USA

Rachel Lim　Department of Oral and Maxillofacial Surgery, University of Washington, Seattle, WA, USA

Tomas Linkevicius　Faculty of Medicine, Institute of Odontology, Vilnius University, Vilnius, Lithuania

Taichiro Morimoto　Private Practice, Fukuoka, Japan

Alireza Moshaverinia　Division of Advanced Prosthodontics, School of Dentistry, University of California, Los Angeles, CA, USA

Peter K. Moy　Dental Implant Center, University of California, Los Angeles, CA, USA

Panos Papaspyridakos　Division of Postgraduate Prosthodontics, Tufts University School of Dental Medicine, Boston, MA, USA

Joan Pi-Anfruns　Division of Diagnostic and Surgical Sciences, Division of Regenerative and Constitutive Sciences, Dental Implant Center, UCLA School of Dentistry, Los Angeles, CA, USA

Algirdas Puisys　Vilnius Implantology Center, Vilnius, Lithuania

Xavier Rodríguez   Implantology Department, International University of Catalonia (UIC), Barcelona, Spain

Kitichai Rungcharassaeng   Department of Orthodontics and Dentofacial Orthopedics, Loma Linda University School of Dentistry, Loma Linda, CA, USA

Akitoshi Sato   Private Practice, Tokyo, Japan

Todd R. Schoenbaum   Division of Constitutive and Regenerative Sciences, University of California, Los Angeles, CA, USA

Richard G. Stevenson Ⅲ   Stevenson Dental Solutions, Inc., San Dimas, CA, USA Senichi Suzuki Private Practice, Ebina City, Japan

Sotirios Tetradis   Section of Oral and Maxillofacial Radiology, UCLA School of Dentistry, Los Angeles, CA, USA

Xavier Vela   Implantology Department, International University of Catalonia (UIC), Barcelona, Spain

Chandur P. K. Wadhwani   Department of Restorative Dentistry, University of Washington, Seattle, WA, USA
Loma Linda University School of Dentistry, Loma Linda, CA, USA

译 者 序

进入 21 世纪，随着种植体表面处理技术、数字化技术的迅速发展，口腔种植发生了翻天覆地的变化，种植义齿已成为最为常用的修复缺牙的方法。二三十年前，大多数种植医生和患者关心的还仅是种植体能否在口腔内长久稳定存在，而如今大家更关心种植义齿是否逼真、美观，以及长期效果可否稳定，这对种植医生提出了更高的要求。从专业角度看，美学区种植是医生对患者各种信息的综合评判，然后综合运用种植各项技术进行的一种治疗过程，因此也代表着种植领域的最高诊疗水平。

几年前，我们有幸阅读了 Todd R. Schoenbaum 博士撰写的 *Implants in the Aesthetic Zone: A Guide for Treatment of the Partially Edentulous Patient* 一书，自觉受益匪浅。我们迫不及待组织团队完成了该专著的翻译工作。好事多磨的是随后就出现了新冠病毒疫情，出版工作一度搁置。今年在出版社的共同努力下，书稿进入出版流程。我们在进行出版前的最后校对时发现，即便几年后的今天，依然可以在书中发现许多临床值得学习、值得注意的细节。

该书从临床诊疗出发，详细介绍了美学区种植治疗计划、放射学评估、局部软硬组织增量及处理、暂时修复体的制作、永久修复体的种类选择和戴牙、咬合的设计与考量；除此以外，还介绍了局部生长因子的使用、改善种植义齿组件设计和治疗流程以及提高组织再生的内容。全书展示了大量的相关临床病例，可以给读者非常直观实用的诊疗建议，是一本难得的临床参考书。

在本书的翻译过程中，所有参译人员都付出了大量的时间和精力，他们在紧张的临床工作之余翻译本书，并几易其稿。在此，向他们致以崇高的敬意。但由于时间和语言能力有限，书中难免存在一些不足，敬请广大同道批评指正！

谭震　莫安春　张旭光

2023 年 3 月

我非常感谢我的妻子，她是一位了不起的女性，是她的支持和耐心伴随着我完成这一艰巨工作。有了她，一切皆有可能。我也想向所有参加本书编写的卓越的科学家、临床医生和技师表达我最诚挚的谢意。他们之所以被选中是因为他们确实是本领域最杰出的专家。我是永远亏欠他们的。最后，我想感谢你们——读者们，感谢你们花时间阅读这本书。同时我也真诚希望这本书能对你们的工作、你们的患者有所帮助。

序

　　对我们而言，牙齿的美和健康与个人的幸福密切相关。许多人认为由于创伤、疾病或遗传问题导致的牙齿缺失是一种残疾。随着种植牙技术的出现，口腔专业人员有更有效的方法来解决这些问题并改善患者生活质量。

　　Todd R. Schoenbaum 医生成功地将牙科种植领域的一些知名学者召集在一起，他们既有口腔外科医生，也有口腔修复医生。本书的撰稿人来自世界各地，他们不仅在临床患者诊疗方面具备独特的能力，而且愿意分享他们的专业知识和技能。本书目的是为读者提供进一步拓展自身能力的基础，提高患者临床治疗效果并最终惠及患者。

Chandur P. K. Wadhwani

前　言

　　本书可作为美学区种植治疗的临床指南。在牙科领域，美学区治疗方式的复杂性是独一无二的，需要口腔外科医生、口腔修复医生以及口腔技师等多个学科的专业知识和技能，治疗成功需要整个团队的密切合作。

　　在这本书里，您将看到我召集了来自世界各地的权威专家来协助您完成这一学习过程，每位作者都给您带来他们独特的经验和专业知识，您会发现这些专家在与您分享时都是那么直率和慷慨。

　　我希望您能像我们当初创作它一样喜欢这本书。

　　你认为我在计算日子吗？只剩下一天了，总是重新开始：它在黎明时分来临，又在黄昏时从我们身边离开。

—— 萨特

Todd R. Schoenbaum

美国，加利福尼亚州，洛杉矶

目　录

Part I

第 1 部分

美学区种植治疗计划的制订：
生物、功能和美学考量

第1章 美学区种植治疗计划的制订：生物、功能和美学考量

Peter K. Moy, Todd R. Schoenbaum, Sam Alawie

摘 要

制订合理的跨学科治疗计划是美学区种植治疗的基础，它要求口腔外科医师、口腔修复医师以及口腔技师多方面齐心协力，全面考虑后方可完成。尽管一些病例具有相似的挑战性，但没有哪两个临床病例是完全一样的。只有当病例中涉及的临床医生和口腔技师能够理解团队其他成员可能面临的挑战时，患者才有可能得到最佳的治疗。另外，根据缺损的严重程度，患者的期望值可能需要相应调整从而能够很好地面对临床现实。因此，团队合作是关键，治疗团队的每一位成员都要明白并能够预计其他成员在治疗的不同阶段将要做些什么。美学区的种植治疗经常需要尝试即刻负载，这就要求更高层次的相互合作、协调和沟通。

1.1 治疗计划的重要性

任何种植牙治疗的成功都起始于准确、合理、有序的治疗计划。Branemark 医生（图 1.1）最早引入骨整合这一多学科努力的成果，并要求来自外科和修复专业的临床医生作为一个团队进行协同训练。对于美学区种植，即使只是单颗牙齿缺失仍然有许多因素需要考虑。美学区的单颗牙缺失往往是最困难并最具挑战性的。在对患者缺牙情况进行临床评估之前，首先要确认其缺牙的原因。如果牙齿缺失的原因没有在第一时间得到重视和解决，一旦种植体植入并发生整合，由于牙齿缺失导致并持续存在的牙槽骨缺损有可能导致种植体及其所支持的修复体发生问题。持续的牙龈组织炎症（种植体周围黏膜炎）（图 1.2）可以引起牙槽骨丧失（种植体周围炎）（图 1.3），最终导致种植治疗的失败。比如，由于创伤而引起的牙齿缺失，通常会伴随骨组织和（或）软组织的缺失。如果存在这些缺损，在植入种植体之前，首先需要进行一次甚至多次增量手术以恢复缺损组织。只有将牙槽嵴尽可能重新恢

P. K. Moy (✉)
Dental Implant Center, University of California, Los Angeles, CA, USA
e-mail: pmoy@dentistry.ucla.edu

T. R. Schoenbaum
Division of Constitutive and Regenerative Sciences, University of California,
Los Angeles, CA, USA
e-mail: tschoenb@ucla.edu

S. Alawie
Beverly Hills Dental Lab, Beverly Hills, CA, USA

复到原来的外形和骨量时，美学区的种植治疗才会取得最佳效果，因为只有这样种植体才能够植入到理想位置以更好的支持修复体。 如果牙齿缺失是由于牙周疾病导致，不仅要考虑缺损软硬组织的重建，还要注意缺牙区相邻牙齿的牙周状态及其对计划进行的牙种植体可能产生的影响。Sgolastra 等[1]对纵向前瞻性研究进行系统评价时，具有统计学差异且强有力证据确定牙周炎是种植体失败的危险因素；具有

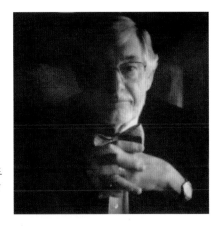

图 1.1　P. I. Brånemark 医生是现代口腔种植技术的奠基者，他在钛种植体骨结合领域的开创性工作，使得当今的口腔治疗发生了革命性的变化

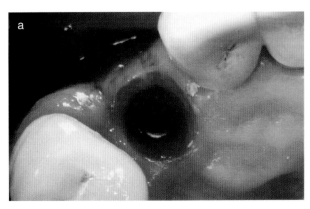
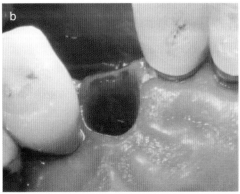

图 1.2　种植体周围黏膜炎表现为不同程度的软组织病变，包括炎症、探诊出血、脓液、瘘管和肿胀

图 1.3　种植体周围炎通常是种植体周围黏膜炎没有很好控制而导致的结果。种植体周围炎会导致种植体周围发生非典型性、持续侵袭性骨吸收。如不予以干预，最终可以导致种植体脱落

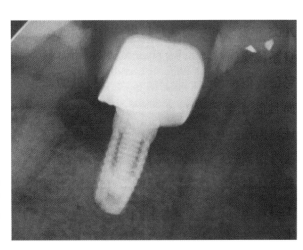

统计学意义且中等强度证据证实牙周炎是种植体周围炎的危险因素；而中等强度证据表明牙周炎患者的种植体周围骨吸收量更多，但没有统计学意义。种植治疗的长期效果和软硬组织量的维持，对于判定美学区种植治疗是否成功十分重要。如果发现病例有美学风险因素，并需要进行相应处理，则必须采用以修复为导向的、跨学科的系统治疗方法[2]。

1.2 系统的跨学科治疗方法

1.2.1 患者全身健康状况的评估

患者的全身健康状况通常会影响种植治疗的临床效果，种植外科医生必须了解这些情况，并采取相应的预防和（或）纠正措施，为植牙患者提供最佳的治疗效果。很多系统疾病对口腔种植治疗的临床结果有负面影响[3]，例如糖尿病、长期使用类固醇、口腔颌面部恶性肿瘤放射治疗、绝经后激素替代治疗以及吸烟等，这些都与高种植失败率相关。通常是由于典型的血管化不良引起软组织延迟愈合或愈合不良，继而导致种植体和周围骨组织的暴露。2005 年发表的一篇文章指出，虽然这些全身系统疾病被视为牙齿种植治疗的相对禁忌证，但种植牙的总体失败率是较低的，而且临床上不存在种植治疗的绝对禁忌证。然而，在制订治疗计划的过程中，应该考虑到这些可能导致失败风险升高的不良身体状况，并在取得患者的知情同意时予以强调说明。当患者被确诊有影响软硬组织愈合的系统疾病时，种植治疗前应确

保相关问题比较稳定并得到有效控制。

1.2.2 口腔状况的评估

口腔状况的评估应包括余留牙列、修复体的可维护性、牙周健康状况、缺牙区软硬组织的量以及邻牙结构的评估。其中与种植部位相邻的牙列情况评估尤为重要。由根尖周脓肿、牙周疾病残留的感染及软组织退缩导致邻牙牙根暴露等问题在种植治疗前必须得到有效治疗。

1.2.3 心理（患者动机）状况的评估

临床医生在处理美学区问题时，必须了解患者对治疗效果的预期。在了解这一信息后，临床医生在结果的预期以及维护的要求等方面对患者进行沟通和指导是非常必要的。Walia 和他的同事[4]发现患者寻求种植治疗的初衷（动机）和他们对种植治疗的期望程度（治疗结果的满意度）并不一致。得益于社交媒体提供的大量信息，患者更清楚种植牙是修复缺失牙齿的一种可行的治疗方法。然而患者对美学区种植治疗的相关并发症并不了解，尤其是软硬组织量及其轮廓有缺损时。有不同的研究报告了患者在寻求牙齿种植治疗时的真实目的。Rustemeyer 和 Brernerich[5]的研究中发现 68% 的女性患者和 41% 的男性患者认为美学是治疗结果中非常重要的内容。另一篇系统性综述[6]发现牙齿种植治疗较高的花费常常给患者带来不切实际的期望。但即便如此，Pjeteursson 等[7]在他们的 10 年前瞻性研究中发现 90% 的患者对种植治疗功能和美学方面的效果均表示非常满意。美学区采用种植修复缺失牙

时，临床医生需要全面了解患者的动机，以及他们在完成治疗后的期望。同时，必须向患者解释由于龈乳头缺失或硬组织轮廓不足导致美学效果不良的可能性以及发生这种风险的概率。此外还要与患者讨论种植治疗前通过外科技术改善这些缺陷的必要性。

1.3 美学区种植治疗计划中的修复学考量

修复学的三大基本考量为：功能、生物学和美学（表 1.1）。

1.3.1 功能考量

医生必须了解由于基台失败、牙冠或固定桥失败以及螺丝断裂或松动而带来的风险。纯钛和铸造合金基台发生断裂的风险最小。但美学区种植修复时金属基台最主要的缺点是局部透色。单件式氧化锆一体化基台通常具有最高的断裂风险（图1.4）。将氧化锆基台粘接到钛基底上有可能解决这一问题（图1.5）。目前只有一项研究试图了解氧化锆 / 钛基台的强度[8]。

表 1.1　美学区种植的修复学考量

功能考量	生物学考量	美学考量
基台断裂	粘接剂残留	牙龈变色
牙冠折裂	合金不良反应	牙冠的比色
螺丝折断	螺丝松动	边缘暴露
螺丝松动	牙龈退缩	牙龈退缩
	适合性差的种植部件	螺丝通道口显露
	金属或瓷材料内有气孔	

这种设计似乎降低了在循环加载过程中发生断裂的风险；然而，这取决于所使用的种植体种类、钛基底、粘接方案、氧化锆的厚度以及制作的技工室等。总之并非所有的氧化锆 / 钛基台是完全一样的。有关氧化锆基台与钛基底脱离的个案报告越来越多。尽管存在的问题是明显的，但可以通过重新粘接相对容易地解决这一问题。技工室的工作人员必须确保严格遵循粘接流程，并确保钛基底尽可能长。很多种植修复体的钛基底存在高度不足的问题。

氧化锆 / 钛基台的另一个优点是：如果氧化锆破裂，将断裂部分取出和移除是相对简单和可预测的。这与全氧化锆基台失败形成鲜明对比。全氧化锆基台的断裂通常发生在与种植体连接的颈部，在植体内部滞留一小圈氧化锆，尤其在一些锥形连接中，去除十分困难。如果残留的氧化锆碎片不能直接拉出，则必须通过钻磨取出，这会对种植体内部的连接面造成明显损坏。因此，应避免使用氧化锆一体基台（无钛基底）。

对于美学区种植体上的牙冠，目前所使用的大多数陶瓷材料均有足够的强度，但对于有桥体的固定桥，通常最好避免使用二硅酸锂材料，因为使用这种材料制作的修复体，在连接部位发生断裂的可能性较高，而金属烤瓷或氧化锆可能是更好的选择。

螺丝的松动和断裂（图1.6）过去经常发生，是常见的临床困扰。应用改进的合金材料（如用钛合金代替金合金）、扭矩扳手的广泛使用以及改良螺丝上的涂层等

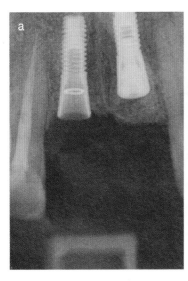
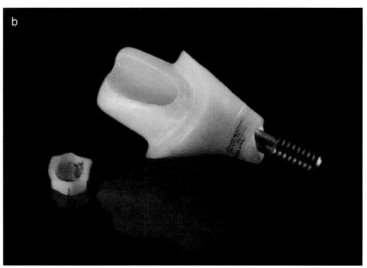

图 1.4 全氧化锆基台在种植体接口内发生折断。因此，使用无钛基的纯氧化锆基台具有一定的风险。氧化锆基台折断的根向部分在 X 线片上显示为阻挡射线的高密度环。由于残留在种植体内的氧化锆部分可能楔入其中，一般需要钻磨取出，临床操作往往比较困难（David Wagner 医生供图）

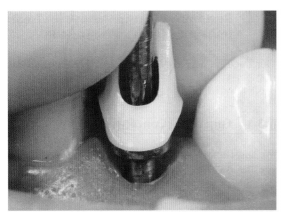
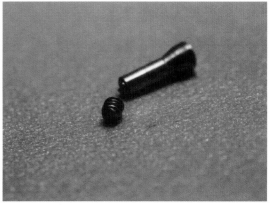

图 1.5 当需要使用氧化锆基台时（通常是高位笑线和薄龈生物型患者），应同时制作钛基底，这样可以提高其强度及降低基台折断而需要重新处理的风险，以避免需要重新处理而带来的挑战

图 1.6 如果操作不当，即使先进工艺制作的钛质螺丝也会发生折断。要特别小心保证基台被动就位，而且不要超过生产厂家建议的扭力值。如图所示，螺丝在修复体戴入过程中发生折断，残留在种植体内部的螺纹部分被小心取出

（图 1.7）在一定程度上减少了松动情况的发生。发生松动和断裂情况的大幅降低主要归功于种植体和基台连接部分的改进。

早期的外六角连接根状种植体并不是为支持单牙修复而设计的。事实上，外六角形最初被设计主要用来衔接可用的驱动装置，而支持修复体则是次要作用。外六

角部分的高度通常小于1mm，因此这部分仅能提供非常少的抗力和固位，而几乎将所有的非轴向力量施加于螺丝上，随时间延长会导致螺丝松动或断裂。因此，常规建议所有在外六角种植体上使用的修复体应选择螺丝固位，而非粘接固位，以方便螺丝的更换和重新拧紧。

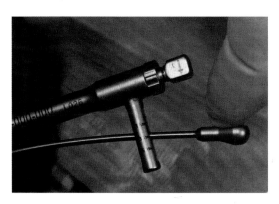

图1.7 在种植修复体载入时使用扭矩扳手是必要的。它帮助临床医生确保螺丝达到适当的预加载，而不会使螺丝或种植体产生金属疲劳而导致折断。绝大部分螺丝（并非全部）的扭力设计为30~35Ncm

目前有多达数百种不同的内连接的种植体可供选择，尽管它们的工艺设计有很大不同，但作为一般原则，它们之间的连接更为密合和坚固，从而使得螺丝发生松动的情况大为减少。其中有些连接设计非常之好，以至于即使在取出螺丝之后，基台也很难被取出。因此美学区种植修复应使用内部连接的种植体。另外，大多数（但不是全部）数据[9-12]显示平台转移设计将有助于维持种植体周围的骨和软组织水平的稳定。

咬合方面的处理对于美学区种植牙的长期疗效至关重要，Stevenson医生将在本书第15章对这一主题进行深入探讨。

1.3.2 生物学考量

首先，也是最重要的生物学考量是修复体的选择和设计要使种植体周围炎或种植体周围黏膜炎的发生风险变得最小。基台残留的粘接材料是引发种植体周围炎最常见的原因。不可否认，遵循一些相对常识性的指导原则可以降低这个风险，在这些原则中最重要的部分是：所有粘接固位修复体的基台都应该是个性化基台，这样

修复体粘接时可以清楚地看到其边缘部分（图1.8）。有关粘接固位修复体的正确操作，更多信息详见第14章。掌握低风险粘接规程对于修复医生非常重要，因为临床上不可避免地会出现种植修复体无法进行传统螺丝固位的情况（图1.9 a、b）。对于唇向倾斜的种植体可以应用舌侧固位螺丝作为替代解决方案，但其制作非常困难，几乎也没有证据去支持这种用法。在种植体植入手术前，通过适当合理的计划及手术医生/修复科医生的相互密切合作，可以最大限度地减少这种情况的发生。

其他引起种植体周围炎/黏膜炎的修复因素还包括：机体对金属合金的反应、螺丝松动、牙冠和铸造基台适合性差（图1.10），适合性差的第三方配件，以及在修复体的金属或烤瓷材料中存在气孔等。如果这些问题没有得到解决，种植体周围黏膜炎将进一步发展导致植体周围发生非典型性骨质吸收。

修复科医生可能影响种植体周围生物

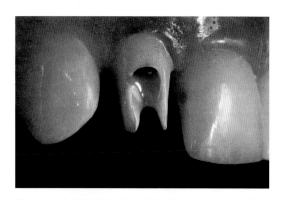

图1.8 使用粘接固位修复体时，边缘的位置是减少残留粘接剂和降低种植体周围炎风险的关键因素。如图氧化锆/钛基底基台的边缘在近中侧、唇侧和远中侧放置在 −0.5mm（即龈下0.5mm），在腭侧则放置在0mm（即与龈缘平齐）。这样保证易于将多余的粘接剂进行清除并检查确认，而几乎不会产生美观方面的问题

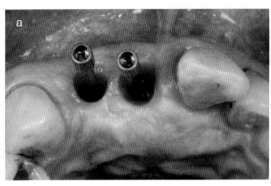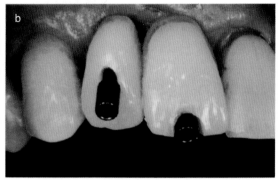

图1.9 遗憾的是，并非所有的种植体都被放置在理想位点而螺丝孔从腭侧穿出，也不是所有的制造商都提供有角度的螺丝通道。如果没有正确理解如何粘接修复体才能避免在基台表面残留粘接剂，则很难处理如图所示的这类病例

学形态的另一个方面是基台穿龈轮廓区，基台嵌入种植体部分的形态及其穿出牙龈组织的部分将对种植体周围软组织的健康、可清洁性以及美观程度产生非常重要

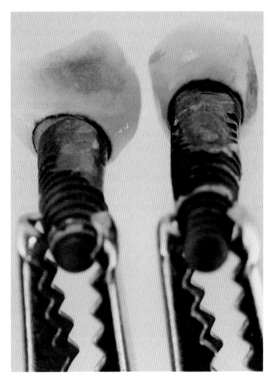

图1.10 设计不良的基台和密合性差的修复体成为细菌的滋生场所，继而引起种植体周围炎。图示牙冠边缘有明显的间隙，没有粘接剂填充。这一间隙使得菌斑和细菌聚集生长，最终可以导致种植牙的丧失

的影响。有关基台穿龈轮廓的设计和作用的更多信息请参见本书第13章。

在修复体戴入前，基台的清洁对于修复科医生和技工人员也是至关重要的。无论什么样的设计，大部分从技工室出来的基台和牙冠的表面都有大量的微粒碎渣，Canullo等最近发表了一项有关临床医生是否进行以及如何清洁和消毒种植修复体组件的调查[13]：世界范围内在如何进行种植体各部件清洁消毒方面（有蒸汽、氯己定、高压灭菌器等）存在巨大差别。大多数情况下在手术种植部位放置的种植配件没有进行足够的清洁；即使用上述方法进行了清洁消毒，种植配上仍然残留大量的颗粒碎屑。初步研究表明，在放置基台前对其进行适当清洁（如使用氩等离子体），可以有效维持种植体周围骨的水平。最起码，种植基台和修复体应经过彻底的蒸汽清洁和消毒。

1.3.3 美学考量

美学区种植修复的美学考量包括：软组织的颜色、软组织的轮廓以及牙冠/修复体的颜色。有很多针对基台材料对软组

织颜色影响的研究，但却未能得出统一的结论。大多数研究显示金属色（如金合金、钛）会导致牙龈组织产生最大程度的变色，而陶瓷类材料（如氧化锆、二硅酸锂、氧化铝）则对其颜色变化影响最小（图1.11）。当然，使用陶瓷类材料制作的基台发生折裂的风险增高，而金属基台则不存在这一问题。如前面功能考量部分所述，氧化锆基台应设计在钛基底上。对于特定病例要在这种功能性风险和美观要求之间进行权衡。作为中介材料，阳极氧化或有涂层的钛（粉红或金色）（图1.12）使软组织变灰暗的程度低于无涂层金属。阳极氧化过程可以由生产制造商、技工室甚至可以在医生的诊室完成。Wadhwani等人[14]详细描述了如何自己动手进行阳极氧化操作。软组织的厚度也是形成和维持软组织自然颜色的关键因素。如果在种植体周围存在颜色灰暗的问题，可以考虑使用以下两种方法予以解决：应用移植方法增加软组织的厚度，或用一种如前所述更美观的材料替换现有的基台。

对于功能风险和美观要求都很高且具有挑战性的病例需要精心选择解决方案，以减少失败的可能性。在治疗开始之前就

进行适当的计划和合作。可以在手术前确定使用的种植体种类和植入方向，以应对可能出现的问题和风险。如果种植体可以植入到理想的位置，对于在美学区单颗牙齿的种植，螺丝固位的氧化锆/钛基底冠加基台被证明是一种理想的修复方案。本书第15章Linkevicius和Puisys对这一治疗方案有精彩的评论。但我们必须明白这种修复方法需要一个专业的细心的技师，以确保基台使用时间尽可能长并被妥善粘接。

种植体周围软组织的处理需要跨学科的合作。手术医生要负责为种植体植入创建和维持足够的骨组织，同时充足的骨量又可以有效地支持种植体周围的组织。患者因素（如吸烟、糖尿病）同样可以影响剩余骨组织的质和量。当邻近种植部位牙根发生骨吸收，将牙槽骨恢复到理想位置往往是十分困难的。一般情况下，软组织状态通常代表了其下方的骨质结构，但通过移植方法增加软组织的厚度，也可以成功掩盖部分的骨缺损。较厚的软组织不容

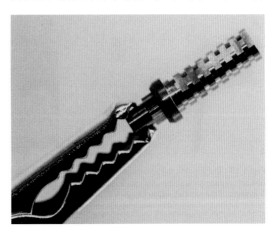

图1.12 通过钛基台的阳极氧化处理，可以改善轻度到中度的软组织变色。图示临时基台必须经过阳极氧化处理，使得穿龈部分呈粉红色调，在牙冠部分呈金色色调。这个过程可以在诊室用简单的材料轻易完成

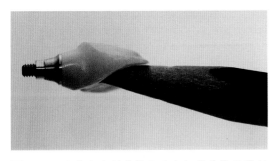

图1.11 钛基底上制作氧化锆支架是美学区薄龈生物型和高位笑线患者合适的修复设计。图中修复体使用了螺丝固位设计

易发生非典型性退缩和重塑，因此保证了种植体周围具有更好的长期美学效果。

通过小心谨慎使用临时性修复体，修复科医生可以对软组织轮廓进行微调（图1.13 a、b），软组织最终的形态和位置在一定范围内可以通过改变临时修复体的形状进行改变。通常穿龈或桥体部分轮廓较凸会使软组织朝牙根方向移动；反之，轮廓平坦或较凹将使软组织向牙冠方向移动。有一些限制和变量会影响临时修复体对软组织的改变程度。一般来讲，软组织的形态应该在制取终印模之前的临时修复期就得到完善。在临时修复期进行额外的手术或是修改修复体，都比在最终修复完成后再去矫正缺陷要容易得多。有关制作临时修复体的过程，和使用临时修复体来改变软组织位置更详细的内容见第10章和第13章。

1.4 美学区种植治疗计划制订过程中的外科考量

在治疗计划的制订过程中，外科医生对外科方面的考量应当模拟修复考量和修复要求，以便为预期修复提供最佳的手术结果。因此，手术医生必须知道修复计划（种植修复的类型、穿龈轮廓和邻面接触区等）。否则，手术医生可能只根据术区骨的情况将种植体植入，而不是尽量将种植体植入到最理想的修复位置。因此，手术医生必须提前了解有关修复体的相关具体信息，以便将种植体放置在理想位置。这些信息包括修复体的轮廓、基台穿龈轮廓、中央窝的位置，以及牙冠与植体的连接方式等。

1.5 功能考量

1.5.1 咬 合

种植牙可以承受较大的垂直向咬合力。当侧向力过大时，局部应力集中会导致种植体周围骨质吸收（图1.14）。因此，当患者有磨牙习惯或有磨牙症时，应佩戴磨牙殆垫，以抵消上、下颌间的非生理的侧向运动，从而防止过度的侧向力，以及在种植牙周围发生过多的骨吸收。

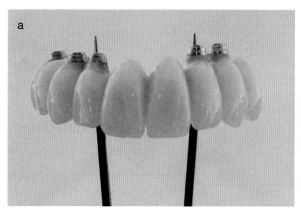
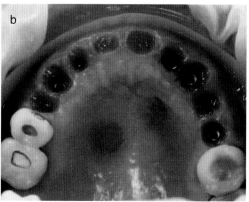

图1.13 a.为了塑形软组织，临时修复体在种植体周围精心设计卵圆形桥体和缩窄的穿龈部分。b.放置临时修复体3个月后的软组织轮廓

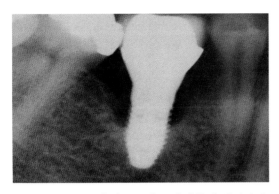

图1.14 图示X线片显示在后牙种植体周围发生非典型性骨吸收。在没有发现明显的原因前，应将过度的咬合力视为可能的病因

1.5.2 两个牙齿缺失是用一颗还是两颗种植牙修复

当局部缺牙情况是两个连续缺失牙齿时，缺牙间隙的大小是决定需要用一颗还是两颗种植牙去代替两个缺失牙的关键指标。这在切牙区尤为重要。

1.5.3 种植体之间的距离

种植体之间的距离将决定牙龈乳头的形状、轮廓和大小。如果种植体与种植体之间或种植体与邻牙之间太过靠近，将会丧失牙龈乳头（图1.15 a、b）。如果种植体与种植体之间或种植体与邻牙之间相距

太远，则牙龈乳头会变得过于平坦（图1.16 a、b）。当这种情况在后牙区发生时，食物嵌塞会成为患者的长期困扰。

1.6 生物学考量

1.6.1 牙龈生物型 [15-16]

在实施种植治疗前就应提前考虑到种植体周围软组织的厚度（实际或视觉厚度）。一般而言，对于薄龈生物型的病例在手术过程中要小心处理，修复过程中要考虑使用阳极氧化的钛或氧化锆组件。另外薄龈生物型患者的牙龈也更容易退缩，一旦发生需要制订适当的补救措施。

1.6.2 牙周组织的健康状况

相邻牙齿的牙周状况会对种植牙周围软组织产生直接的影响。

1.6.3 种植体周围组织的健康预后

必须注重对种植牙患者的教育，以增强他们维护种植牙周围的牙龈组织健康的概念。患者单牙或多牙缺失最常见的病因是牙周疾病。如果患者不能保持天然牙的

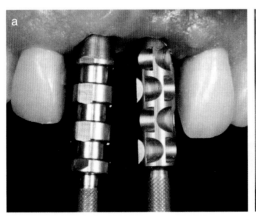
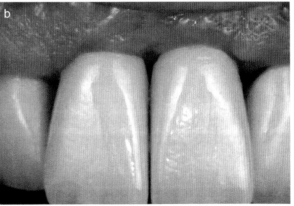

图1.15 前牙区必须特别注意相邻的两个种植体，如果两颗种植牙之间的距离太近，可能会加剧两者之间牙龈乳头的缺陷

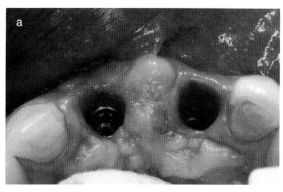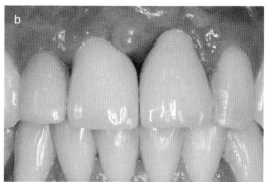

图 1.16　另一方面，如果种植体（a，b）彼此放置得太远，则会对重建理想的牙龈乳头产生挑战

牙龈组织健康，他们在维护种植牙周围的牙龈组织健康时同样会存在问题。随着患者年龄的增加以及身体关节的变化，可能导致手的灵活性越来越差，患者保持后牙区种植牙周围牙龈组织清洁的困难程度，会变得更加突出。如果患者表现出口腔卫生不良或没有很好地进行日常口腔清洁护理，应考虑将固定修复改为活动修复。

1.7　美学考量

1.7.1　笑　线

对于美学区种植牙的患者，首先要检查患者休息放松时、微笑时及大笑时笑线的高低。这项检查有助于确定患者面部的对称性以及在大笑、微笑和放松休息等面部活动时的牙龈显露量。该评估将帮助手术医生确定维持组织体积和轮廓的关键特征。对于高位笑线患者，治疗过程中要特别谨慎，这种患者术后一旦有任何组织轮廓异常或形态缺损，都会特别容易显现，而引起患者对治疗效果的极度不满。

1.7.2　UCLA 种植美学分析

这是一种简单、廉价的用于识别患者

牙齿缺陷、差异和不对称以及软硬组织缺陷的方法。该分析需要牵拉口唇，拍摄患者上颌前牙的临床照片，照片应该显示到前磨牙，上颌牙齿中线位于照片的中央（图1.17）。绘制三条水平线，上面一条线为龈缘线，是连接一侧尖牙的龈缘顶点到对侧尖牙龈缘顶点的直线；中间那条线为近中牙乳头线，是连接双侧尖牙近中牙龈乳头顶点的直线；下面那条线为切缘线，是连接双侧尖牙牙尖尖端的直线。绘制这三条线后，很容易发现前牙区的任何不对称、不规则和缺陷情况。该分析可以用作临床医生回顾病例的资料，同时可以记录治疗前后的临床状况（图1.17，图1.18）。

1.7.3　植入位点

过去一直用三维（3D）概念描述植入位点。这一概念的形成是由于 20 世纪 80年代末和 90 年代初的诊断手段有限，只有二维平面放射片，当时自由手植入是种植体植入的标准。当手术医生植入种植体时，他们习惯的三维定位是近远中位置、颊舌 / 腭角度（图 1.19）和冠根向（深度）位置（图 1.20）。现代数字化技术，特别是锥形束计算机断层扫描（CBCT）的应用，

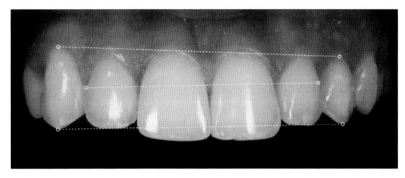

图 1.17　如图是 UCLA 美学种植分析系统。A. 龈缘线，是两侧尖牙龈缘顶点的连线；B. 近中牙龈乳头线，是两侧尖牙近中牙龈乳头顶点的连线；C. 切缘线，它连接两侧尖牙的牙尖尖端。如图所示为左侧尖牙种植牙植入和修复后，使用 UCLA 美学种植分析系统，快速判定其对称性和大小比例，结果较为良好（但不完美）

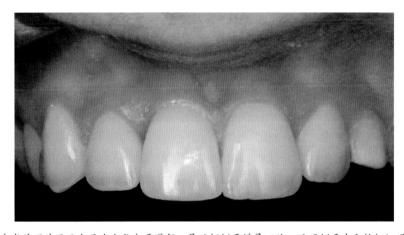

图 1.18　患者术前照片显示由于左上乳尖牙滞留，导致颊侧牙槽骨凹陷，及两侧牙齿和软组织明显不均匀对称

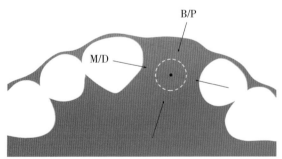

图 1.19　五维种植体植入考量的前两个维度。如图所示为近远中向和颊腭向骨孔位置。M/D：近中 / 远中；B/P：颊侧 / 腭侧

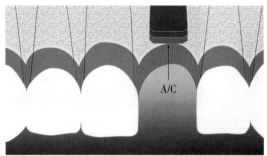

图 1.20　第三个维度为根冠向的植入深度。这一维度是指钻孔的深度以及种植体相对于预期牙龈顶点的位置。A/C Depth：冠 / 根向深度

使得临床医生能够观察患者硬组织的三维重建影像。临床医生可以观察患者局部组织的轴向、冠向以及矢状位影像结构，从而大大增强了手术医生将种植体植入到理想三维位置的能力。

治疗计划制订的辅助软件的推出引入了四维概念，第四维即牙弓的位置。根据种植体在牙弓中的位置以及是上颌牙弓还

是下颌，种植体植入的倾斜度应有所不同。例如，在下颌第一磨牙的位置植入种植体，其植入的轴向应略微向舌侧倾斜。这与颊舌向角度不同，如果要使螺丝固位的种植修复体的螺丝通道开口于修复体的中央窝，则必须考虑到这一轴向倾斜。牙弓位置的倾斜决定了修复体牙冠的外形。恰当的牙弓位置确保了上下颌牙弓功能尖的正确关系（图1.21）。在处理无牙殆牙弓时，第四维概念会更为重要。在下颌牙弓，随着植入位点由前向后变化，舌侧倾斜越来越明显。如果手术医生尝试将种植体彼此平行，则非常容易看到后牙区种植体的植入位点的偏差。

随着种植体的植入手术从徒手到数字化导板引导（CBCT设计程序），再到数字化手术导航（动态引导），第五维的概念越来越受到重视。当手术医生使用动态导航植入种植体时，重点是将钻针尖端

部分放置在计算机屏幕上的十字线图像上。从十字线向深处代表了种植体的根尖位置。一旦钻头穿过牙槽嵴顶部的皮质骨层，手术医生的注意力就集中在计算机屏幕上显示的外圈部分，这代表着种植体主体的角度偏差。最后当种植体完全就位时，种植体的颈部应正好位于牙槽嵴顶处（图1.22）。所以第五纬度也称为种植体的锥

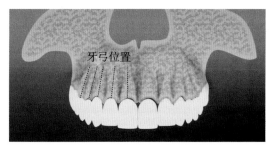

图1.21 第四轴是牙弓位置。当围绕牙弓移动时要考虑颌骨的倾斜角度。在上颌骨，它形成类似锥形，种植体的根尖向腭侧倾斜；而在下颌骨，由于下颌骨舌侧是凹陷的，它与上颌骨的情况往往是相反的。横截面的CBCT断层将帮助临床医生确定特定患者的种植体植入适当角度

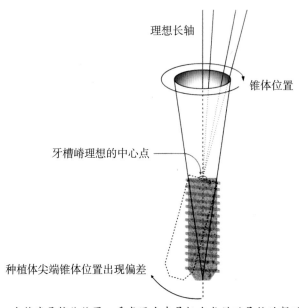

图1.22 最后一个维度是锥体位置。手术医生在导板内或借助导航的帮助种植时会有锥形的旋转。临床医生要特别注意这一条轴，以确保骨孔/种植体根尖范围的正确定位，这条轴同样也会影响到修复体内螺丝通道的开口位置

体位置，随着植入位点钻孔预备的进行，手术医生的关注点应不断前移且保持角度偏差在尽可能小的范围。即使角度偏差小于 1°，种植体的颈部位置也会发生较大变化，并足以改变种植体在修复体上的开孔位置。随着技术和器械的不断改进，手术医生必须适应使用先进技术，将种植体植入到五维方向均为理想的位置。

参考文献

[1] Sgolastra F, Petrucci A, Severino M, et al. Periodontitis, implant loss and peri-implantitis. A meta-analysis. Clin Oral Implants Res, 2015, 26(4):e8–16.

[2] Levine RA, Nack G. Team treatment planning for the replacement of esthetic zone teeth withdental implants. Compendium, 2011, 32(4):44–50.

[3] Moy PK, Medina D, Shetty V, et al. Dental implant failure rates and associated risk factors. Int J Oral Maxillofac Implants, 2005, 20:569–577.

[4] Walia K, Belludi SA, Kulkarni P, et al. A comparative and a qualitative analysis of patient's motivations, expectations and satisfaction with dental implants. J Clin Diagn Res, 2016, 10(4):ZC23.

[5] Rustemeyer J, Bremerich A. Patients' knowledge and expectations regarding dental implants: assessment by questionnaire. Int J Oral Maxillofac Surg, 2007, 36(9):814–817.

[6] Yao J, Tang H, Gao XL, et al. Patients' expectations from dental implants: a systematic review of the literature. Health Qual Life Outcomes, 2014, 12(1):153.

[7] Pjetursson BE, Karoussis I, Bürgin WB, et al. Patients' satisfaction following implant therapy. Clin Oral Implants Res, 2005, 16(2):185–193.

[8] Kelly JR, Rungruanganunt P. Fatigue behavior of computer-aided design/computer-assisted manufacture ceramic abutments as a function of design and ceramics processing. Int J Oral Maxillofac Implants, 2016, 31(3):601–609.

[9] Al-Nsour MM, Chan HL, Wang HL. Effect of the platform-switching technique on preservation of peri-implant marginal bone: a systematic review. Int J Oral Maxillofac Implants, 2012, 27(1):138–145.

[10] Canullo L, Fedele GR, Iannello G, et al. Platform switching and marginal bone-level alterations: the results of a randomized-controlled trial. Clin Oral Implants Res, 2010, 21(1):115–121.

[11] Fickl S, Zuhr O, Stein JM, et al. Peri-implant bone level around implants with platform-switched abutments. Int J Oral Maxillofac Implants, 2010, 25(3):577.

[12] Lazzara RJ, Porter SS. Platform switching: a new concept in implant dentistry for controlling postrestorative crestal bone levels. Int J Perio Rest Dent, 2006, 26:9–17.

[13] Canullo L, Tallarico M, Chu S, et al. Cleaning, disinfection, and sterilization protocols employed for customized implant abutments: an international survey of 100 universities worldwide. Int J Oral Maxillofac Implants, 2017, 32(4):774–778.

[14] Wadhwani CP, Schoenbaum T, King KE, et al. Techniques to optimize color esthetics, bonding, and periimplant tissue health with titanium implant abutments. Compendium, 2018, 39(2):110–119.

[15] Ferreira CF, Buttendorf AR, de Souza JG, et al. Prevalence of peri-implant diseases: analysis of associated factors. Eur J Prosthodont Restor Dent, 2015, 23(4):199–206.

[16] Goncalves Motta SH, Ferreira Camacho MP, Carvalho Quíntela D, et al. Relationship between clinical and histologic periodontal biotypes in humans. Int J Periodontics Restorative Dent, 2017, 37(5):737–741.

第 2 章　美学区种植的影像学评估

Mohammed A. Husain, Sotirios Tetradis

摘　要

　　本章主要讨论临床牙科医生在美学区进行种植治疗时可供参考的二维和三维影像，其中着重于介绍锥形束计算机断层扫描（CBCT）的独特优势。对 CBCT 技术的基本原理和技术参数进行阐述，以便为图像质量的最优化提供指导。本章也介绍了 CBCT 系统化评估的方法，以确保对成像进行全面评估，特别是对种植体植入位点重要解剖结构的分析；还对美学区最常见的解剖变异和骨组织的病理学改变及其在牙齿种植治疗中的特殊意义进行了讨论。最后，本章介绍了以 CBCT 为基础的计算机设计和引导外科手术，提高手术和修复成功的概率。

2.1　引　言

　　影像学检查是美学区种植术前和术后评估的基本诊断手段。在临床医生进行种植体植入前，必须获得牙槽嵴的形态、体积和轴向等有关信息。另外还必须评估相邻区域重要解剖结构，是否存在解剖变异以及排除病理学变化等。在这方面，临床医生可以有多种选择，包括：传统的平面放射成像，如根尖周 X 线片和曲面断层片；先进的横断面成像模式，如计算机断层扫描（CT）和锥形束计算机断层扫描（CBCT）。在美学区种植时使用以上这些成像模式均各有优缺点。在很多情况下，需要同时使用平面 X 线片和断层扫描片，从而对种植区域进行最佳评估 [1]。本章将讨论临床常见的影像学检查方法，尤其是 CBCT 在美学区种植的术前计划和术后评估中的具体应用。

2.2　根尖周 X 线片

　　根尖周 X 线片是一种有用的诊断工具，用于缺牙部位的初步筛查 [2]。根尖周 X 线片易于获取，患者接受非常低的放射剂量，并且提供比其他牙科放射影像更高的分辨率，甚至高于 CBCT 等三维成像模式 [2-3]。根尖周 X 线片对缺牙部位牙槽骨的密度和结构提供了良好的整体评估，并能展示相邻牙齿细节信息（图 2.1）。根尖周 X 片的判读往往相对简单，因为其所展示的解剖结构对于所有牙科医生来说都

M. A. Husain (✉) · S. Tetradis
Section of Oral and Maxillofacial Radiology, UCLA School of Dentistry,
Los Angeles, CA, USA
e-mail: mhusain@dentistry.ucla.edu; stetradis@dentistry.ucla.edu

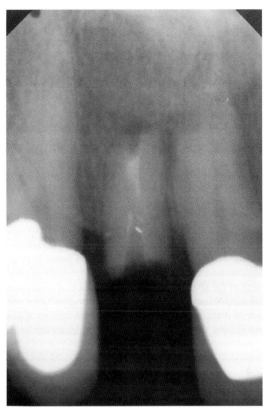

图 2.1 为右侧上颌侧切牙残根的根尖周 X 线片。牙齿显示既往有根管治疗史，根尖牙周韧带间隙变宽。另外显示有轻微的骨吸收，但骨小梁结构大致正常

三维结构提供诊断信息[5]。此外，牙槽嵴在三维空间的定位（如颊侧或舌侧可能的凹陷区域等）也无法进行判定。

2.3 曲面断层片（全景片）

曲面断层 X 线片是口腔临床最常用的口外放射检查方法之一，在制订种植治疗计划的诊断初期非常有用。曲面断层 X 线片最大好处是其包括上颌和下颌广泛的解剖范围，临床医生可以相对容易地观察上、下颌牙弓的关系，诸如上颌窦、鼻腭管和下颌管等邻近的重要解剖结构，以及在口内 X 线片上不明显的病理改变。此外，曲面断层 X 线片可以快速评估上颌窦体积和局部气化的范围。患者仅接受相对较低的辐射剂量就可以得到所有上述信息。

曲面断层放射片仍存在许多局限。最重要的可能是曲面断层 X 线片中失真变形限制了垂直向和水平向测量的准确性和可靠性[1-2,4,6-7]。其他局限性还包括 X 线片上存在的解剖结构重叠范围以及图像的有限分辨率。与根尖周 X 线片一样，曲面断层 X 线片是二维图像，不能对牙槽嵴颊舌向三维结构进行评估。曲面断层 X 线片的特殊之处还在于有许多相邻的颌面结构会叠加到牙槽区域。在上颌前牙区域，常见的叠加为鼻部的软组织、舌背以及颈椎上段（图 2.2）。在一些情况下，发生口腔气道叠加，在上颌牙齿的根部显示为广泛的射线透射区域。这是因为在拍摄 X 片时，患者的舌头未抬高顶到硬腭而导致的。在下颌骨前部，颈椎的叠加可能使牙槽骨的评估复杂化。曲面断层

非常熟悉。根尖周 X 线片金属伪影相对较小，使其在种植治疗术中和术后评估中的作用尤为突出。然而，根尖周 X 线片有以下缺陷：①它能够提供的解剖面积过小，通常只包括约三个牙齿的区域[4]。因此，下颌神经管和上颌窦底等牙齿区域外的重要结构无法得到完整显示。②由于 X 线束的角度变化会导致成像容易发生变形（伸长或缩短），因此限制了线性测量的可靠性。这一问题在缺牙区尤其明显，因为在没有牙齿的情况下难以确认放射线束和检测部位的平行性[1]。③根尖周 X 线片是二维重叠图像，因此不能对牙槽嵴的颊舌向

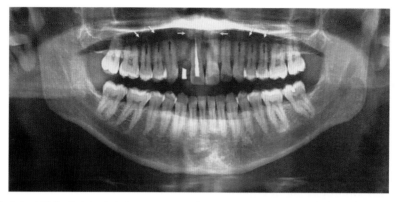

图2.2　用曲面断层影像对缺失的上颌右侧侧切牙部位进行初始评估。注意相邻解剖结构的叠加程度，显示鼻软组织重叠（黄色箭头），舌背组织重叠（黑色箭头），口腔气道空腔的叠加（白色箭头）

片拍摄的另一个挑战是前部区域的窄焦点槽，因为落在焦点槽外侧的解剖结构是扭曲变形的。这些固有的局限性使曲面断层放射检查不足以对牙种植部位进行全面的评估[1-2]。

2.4　横切面断层成像

横断面成像是指那些在轴向、冠状向或矢状平面上产生多个薄的、连续的截面图像的成像方式（图2.3）。计算机断层扫描（CT）和锥形束计算机断层扫描（CBCT）是在口腔医学中不同程度使用的横断面成像模式的示例。横断面成像，特别是CT成像的主要优点是解剖结构的三维图像直接可视化，而不会出现影像重叠的问题；以及由CT生成的横断面影像进行线性测量的可靠性[8]等特征使得医生在进行种植治疗设计时，能够对牙槽嵴进行全面评估[1]。故而美国口腔颌面放射学会（AAOMR）推荐在种植体植入颌骨任何部位（包括美学区）前，应采用横断面成像方法进行评估[1]。目前可用的横断面成像方法中，CBCT因其相对较低的辐射剂量、高空间分辨率和视野可调等优点被认为是最适合牙科的影像检查[9]。有关牙种植影像模式的总体比较评价，请参见表2.1。

表 2.1　种植治疗各种影像方式比较

成像模式	优点	缺点
根尖牙片	高分辨率，简单易行 辐射量低，花费低廉	覆盖的解剖区域有限，二维， 容易变形失真
曲面断层	广泛的解剖覆盖范围 低辐射暴露，相对廉价	二维图像，图像放大率不均衡、 不可预测，分辨率低
CBCT	精确的三维呈现解剖结构，可靠的 线性测量，良好的分辨率	复杂，价格昂贵，与二维成像 比辐射剂量更高

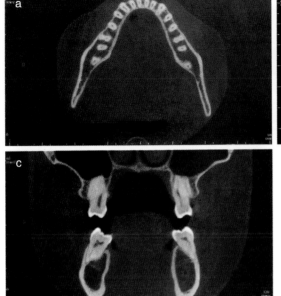
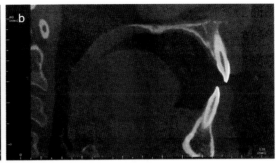

图 2.3 使用中等视野获得的锥形束计算机断层扫描多平面视图（MPR）图像。a. 显示下颌牙弓的横断面视图。b. 中切牙的矢状面视图。c. 磨牙区域的冠状面视图

2.5 CBCT 的成像原理

CBCT 核心部件包括 X 射线源和安装在旋转机架上的探测器。在扫描采集过程中，X 射线源和接收器围绕被检测的物体（患者的头部或牙弓某一特定区域）旋转，进行部分或全部回旋运动（180°~360°）。当 X 射线源旋转时，X 射线源向患者发射脉冲式锥形辐射束。射线被患者的组织阻挡衰减并由检测器记录。由于锥形束的脉冲特性，检测器实际记录的是一系列二维投影图像，称为基本图像。典型的 CBCT 扫描可以显示大约 300 个基本图像，每个图像都可以比作在略微不同的倾斜角度下获得的颅骨的投影[10]。扫描完成后，通过复杂的计算机运算转化将这些原始图像进行重建，从而创建被检查区域的三维图像[11]。这个被叠加重建过程创建的图像，可以用各种方式进行观测，以评估需要检查的目标区域。在三个正交平面（轴向、冠状和矢状面）通过这些单个切片进行滚动是最简单的方法。弯曲的"全景"模式、断面模式和多种方式的三维效果图，为全方位评估各种硬组织结构提供了多种选项。这种三维视图的互动和操控通常可以在生产制造商专用的查看软件或任何第三方 DICOM 查看软件中完成。

2.6 CBCT 扫描仪

目前市场上有至少 20 家公司生产制造的多种 CBCT 扫描仪[12]。CBCT 设备的主要区别在于可用的视野（FOV），最小立体像素值（类似于 3D 像素）和患者体位。不同的 CBCT 设备其可见视野差异很大，尽管分为小型、中型和大型视野，但这三种类别之间存在相当大的重叠。通常认为小视野扫描可以用于仅捕获牙弓的一部分（< 8 cm），中视野扫描捕获整个牙弓的牙槽骨（8~15 cm），大视野扫描

（＞ 15 cm）则可以捕获包括颌骨在内的所有颌面部结构[9]。有些 CBCT 设备提供单一固定视野，而有些则可以提供有限或更广泛的视野范围。那些提供更广泛范围的产品通常更为昂贵。提供小或中视野的 CBCT 一般足够用于种植治疗的规划。

在比较 CBCT 设备时，立体像素的大小是另一个考量，因为较小的立体像素有助于提供更高分辨率的图像。要特别注意的是：较高的分辨率并不一定意味着更好的图像，因为小的立体像素同时降低了放射扫描信号采集期间的信噪比。改善信噪比的方法是增加患者的辐射暴露。虽然更高分辨率的图像通常是有利的，但是种植治疗规划过程中影像的高分辨率不是最重要的。因此，选择具有绝对最低立体像素的 CBCT 不是最重要的考虑因素。不同 CBCT 设备患者的位置可能明显不同。

患者可能需要在站立位、坐立位或仰卧位进行成像。这些不同对残障人士的可及性具有影响，这可能是临床操作中需要考虑的重要因素。

2.7 辐射剂量

来自 CBCT 扫描的辐射剂量通常相当于是传统 CT 的一小部分，但是高于大多数二维放射检查方法，例如侧位头影测量 X 线片、曲面断层 X 线片和牙齿咬合片检查[13]。根据所进行扫描的视野和所使用的特定 CBCT 设备，检查的辐射剂量可能有很大差异。小视野的 CBCT 扫描的平均剂量约为 47 微西弗（μSv），中等视野 CBCT 约为 98 微西弗，而一个大视野 CBCT 则为 117 微西弗。这些剂量均小于全口牙片检查，全口牙片的辐射剂量可以达到 170 微西弗[14]。有关常见影像学检查的实际辐射剂量，请参阅表 2.2。

表 2.2　口腔和医学临床常见放射线照相检查的实际辐射剂量[a]

放射线检查方法	实际辐射剂量（微西弗）	相当于背景辐射的天数相当于背景辐射的天数
曲面断层片	20	2
全口牙片	177	21
侧面头影测量片	5	1
CBCT（小视野＜ 8cm）	47	6
CBCT（中视野 8~15cm）	98	12
CBCT（大视野＞ 15cm）	117	14
胸部 X 线片（正面和侧面）[b]	100	12
计算机断层扫描，颌面部无造影剂	913	109
计算机断层扫描，腹部[b]	8000	958

a. Adapted from Mallya, SM (2016) Principles of cone beam computed tomography//Fayad, M Johnson, B . 3D Imaging in Endodontics. Springer

b. 引自 Mettler F, et al,2008.Effective doses in radiology and diagnostic nuclear medicine.catalog. Radiology

2.8 程序优化

大多数 CBCT 扫描仪都有许多可由用户自行更改的技术参数。这些参数包括 X 射线曝光量、视野大小和基本扫描幅数。优化这些技术参数对于最大限度地减少患者辐射暴露和最大程度提高图像质量非常重要（表 2.3）。

每次 CBCT 检查均需调整的最重要的技术参数就是视野(FOV)。与大视野相比，小视野往往可以获得更佳的图像质量，患者的辐射暴露也更小 [9]。所以要根据临床需要选择尽可能小的 CBCT 视野。在美学区，多数情况下小视野（＜ 8 cm）就可以满足需要，但如果需要观察上下颌牙弓就需要采用中视野（8~15 cm）。

X 射线曝光量与 X 射线管电压（kVp）和管电流（mA）相关，其可根据不同患者而进行调整。考虑到患者身体的大小和密度不同，尤其是儿童患者，他们对电离辐射作用最为敏感，调整这些曝光参数是非常重要的。但并非每个 CBCT 设备都允许用户更改这些参数。大多数情况下在照射之前，可以通过选择机器内预设的儿童、成人或体型较大成人设置来间接改变参数。

大多数 CBCT 设备提供高速（"快速扫描"）和高分辨率模式。这两种模式都

表 2.3 优化 CBCT 影像规程的三种方法

1	选择适合检查目的的最小视野
2	根据患者年龄大小调整 X 线的辐射参数
3	考虑对容易发生身体移动的患者使用高速模式

是通过调整扫描期间获得的基础投影的数量来操作 [9]。高速模式采用较少的基础投影，而高分辨率模式则相对于标准模式而采用额外基础投影。在高速模式下，较少的基础投影可以实现更快的扫描，具有低辐射剂量的优点，但其图像质量较差。对于高分辨率扫描，情况正好相反。额外的基础投影需要更长时间的扫描，辐射剂量因此加大，但却具有优异的图像质量。对于身体容易发生移动和幼儿患者，应考虑采用高速模式。以种植为目的的放射影像通常不需要高分辨率模式，并且后者由于扫描时间加长，患者在扫描期间发生身体移动的可能性增加，图像质量通常不高。

2.9 CBCT 的判读

获得 CBCT 扫描资料的医生需要全面观察整个图像，以确认是否存在病变 [15]。或将扫描资料传送给口腔颌面放射科医师进行评估。应采用系统的方法对 CBCT 扫描资料进行评估，以最大限度地提高放射检查的诊断准确率，并确保即使在目标区域以外的异常情况也不会被漏诊（表 2.4）。CBCT 评估建议在多平面（MPR）视图中进行。在该视图中，可以看到轴向、冠状和矢状三个正交平面中的断面图像。轴向断层表示通过成像的一系列横向或水平切片，冠状断层则是一系列连续的正面切片，而矢状断层是一系列侧向切片。在进行 CBCT 的判读时，最好不要从检查的目标区域开始，这样做可以减少一些偶然性病变遗漏的可能。相反，判读时应该从轴向视图开始，从成像容积的上缘开始，逐

表 2.4　CBCT 判读的关键步骤

1	沿轴向，冠状和矢状所有断层滚动
2	注意任何异常发现，利用自然解剖的对称性作为指导
3	观察所有断面的可疑区域
4	将所有发现分类为解剖变化、生理性钙化或潜在病理变化
5	确定这些发现是否需要随访。如果是，是使用放射学检查，还是转诊或需要活检
6	临床记录
7	继续对目标区域进行观察、研读

渐滚动至下缘；接下来，再在矢状面视图中，从一侧边缘移到另一侧边缘；最后在冠状面视图中从前端移到后端。在滚动读片时，需要特别注意成像区域的解剖结构以便检测异常情况。尽管如此，在许多情况下，还需要以患者天然解剖的对称性来评估异常情况。当识别出异常情况时，应该在所有三个维度平面中观察异常，以最大程度评估其放射学特征。可以进行额外的重建以进一步显现异常结构。对异常区域彻底检查后，这些异常可以被分为解剖变异、临床上无重要意义的解剖结构、或潜在的病理改变。可疑的病变应予以记录，给出可能的诊断，并注明需要放射检查随访，转诊和（或）活体组织检查。如果对 CBCT 扫描影像的判读存在疑义，应考虑将其转诊至口腔颌面放射科医师。在认真观察了整个影像之后，再将观察重点放在目标区域上。

三维体绘制视图是 CBCT 最具有吸引力的成像功能，软件环境下可以观察任意平面和任意角度的视图。但因为三维体绘制视图所得到绘图是从可变的阈值函数生成的，所以从中得出诊断结论时应十分谨慎。所有诊断都应基于平面上的 CBCT 断面视图。三维视图可用作辅助放射学证据，对于全面评估患者的解剖结构最有帮助。颌面部骨骼的不对称、骨折和生长变化更容易在三维视图中观察到。

2.10　美学区的正常解剖

美学区小视野 CBCT 扫描通常包括上颌和下颌前部的牙槽骨，以及鼻腔和上颌窦的一部分。这些区域的牙槽骨应该显示有一定厚度且完整的骨皮质。骨小梁应该呈网眼状并且密度均匀。上颌骨前部可能影响种植体植入的主要生理结构是鼻腭管，该管在形状上应该是对称的，其容纳开口于切牙孔并分布于硬腭前部黏膜的鼻腭神经。在下颌前部，可经常观察到下颌舌侧孔和下颌舌侧管，它们是舌动脉终末分支进入下颌骨前部。应特别注意下颌舌侧管的直径，因为它反映了血管的血液携带能力。如果比较宽大，在手术过程中一旦损伤，可能会导致大量的出血[16]。

在鼻腔和上颌窦区域，应能够观察到低密度的气道空腔。因为解剖改变，这些气腔大小可以在左右两侧明显不同。在鼻腔的下方可以看到鼻甲，呈现软组织密度，并且可以表现完全不对称。这是正常现象，它代表了鼻腔循环的生理过程。

2.11 美学区域中的五种常见解剖变异

特发性骨硬化区域是颌骨中最常见的解剖变异之一（图 2.4a），这一变异也会在美学区域中出现。特发性骨硬化在上颌骨和下颌骨中的发生率约为 6%，也有报道发生率高达 30%[17]。特发性骨质硬化的区域表现为高骨密度部位，并且在影像上呈现为局部相对均匀的放射线阻射影，其被检测到的机会较小。除非范围广泛，否则这种变异不会对植入体的植入产生不利影响。由于骨质密度增加，种植体被放置在这些区域中时，在钻孔过程中所遇到的阻力会相对提高。

牙槽骨形态的改变是美学区种植治疗中常见且重要的解剖学变化。牙槽嵴的形态和体积在不同患者可呈现非常显著的变化。特别是牙槽骨颊侧凹陷及其深度，以及牙槽嵴的角度会限制或改变种植治疗方案（图 2.4b）。在上颌牙弓，颊侧凹陷最严重的部位是上颌侧切牙区域[18]。这是一个重要的解剖改变，需要加以重视以避免颊侧骨皮质的穿孔和糟糕的术后美学效果。牙齿缺失、种植牙失败、严重的牙周病以及创伤等均会引起牙槽嵴的中度或严重缺损。有正畸治疗史也可能会对牙槽骨的空间产生正面或负面的影响。

上颌美学区域常见的神经血管解剖变异是曲小管（canalis sinuosus），此血管神经管内为上颌前牙槽神经和动脉的副支。在影像中，通常从鼻窝外侧起始，向下运行穿过牙槽嵴的腭侧到达上颌侧切牙和尖牙区（图 2.4c）。在制订治疗计划时，应注意曲小管的存在，因为如果一旦被损伤，术中出血会增加[19]。

多生牙在颌骨中是相对常见的。上颌骨前部正中是多生牙最常发生的位置。多生牙总体发生率为 0.15%~1.9%[20]。这些牙齿通常是过小牙并且是倒置的，位于上颌中线中切牙牙根的腭侧（图 2.4d）。多生牙的存在可能会干扰种植体的植入，并常常与一些良性病变相关，例如牙源性囊肿。因此，在种植体植入之前对这一问题的评估很重要，并可能需要改变种植体的选择和植入位置。

在制订下颌前牙种植治疗计划时，需要考虑的最重要的解剖变异之一是下颌神经管的前襻。仅仅将种植截骨钻孔部位置于颏孔的近中，是不足以避免在手术期间下颌神经的损伤。这是因为下颌神经在通过颏孔出口前通常进入前襻。前襻的长度平均为 2mm，但最多可以达到 6mm 甚至更长[21]。在该区域手术前应注意前襻的确切位置和形状。

2.12 美学区的五种常见病理变化

除了龋齿和牙周病，颌骨最常见的骨性病变为根尖周炎。在放射学上，它表现为因为牙髓感染和坏死而导致牙根尖部位（PARL）的骨密度降低。这些病变体积较小时，在组织学上可以呈现根尖周肉芽肿或根尖囊肿。如果病灶较大，直径超过 1cm，并表现出具有致密的皮质边界，则更可能是根尖囊肿[22]。根尖囊肿是颌骨最常见的囊性病变，多见于上颌骨前部，与侧切牙或尖牙相关(图2.5a)。像其他良性囊肿一样，它们可能导致牙齿移位，牙根吸收和骨皮质扩张。治疗根尖囊肿通常需要牙髓治疗，根尖手术或拔牙等综合性手段。

根尖周牙骨质–骨发育不良（PCD）是颌骨最常见的异常，其特征在于局部正常的骨结构发生变化。在局部区域，正常的骨小梁结构由杂乱的纤维组织和牙骨质混合物所代替。在放射影像上呈现为与牙

齿根尖紧密相关的混合密度区域。最常见的PCD与下颌切牙相关，但它也可能发生在上颌前牙部位（图2.5b）。随着时间的推移，病变逐渐成熟，影像上通常表现为从透射影变为阻射影。该异常可由放射诊断确诊，无需特殊治疗。从牙齿种植的角度来看，受PCD影响的颌骨区域血管分布减少，因此认为其对感染的易感性更高[23]。牙瘤是一种良性肿瘤样病变，由成熟的牙齿组织牙釉质\牙本质和牙髓构成。牙瘤可以是软组织囊中有组织良好的

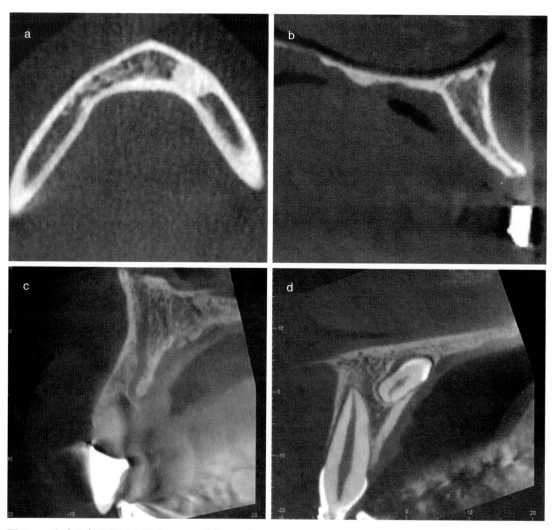

图2.4 美学区常见解剖变异的CBCT图像。a.左侧下颌尖牙区的骨硬化。b.缺失的上颌右侧侧切牙根方唇侧有明显的凹陷。c.曲小管走行于左上中切牙腭侧。d.右上中切牙腭侧可见位于硬腭中的多生牙

畸形牙齿结构（组合性牙瘤），或者呈现杂乱无章的牙齿组织（复合性牙瘤）。复合性牙瘤最常发生在上颌骨前部，可能会导致邻牙的阻生或错位。病变会在患者生长发育期发展，大小有自限性，临床无症状，可以通过简单的切除手术进行治疗[24]。一般建议在种植手术前切除牙瘤和进行骨增量。

鼻腭管囊肿是仅在上颌骨前部发生的常见囊性病变，并且占颌骨囊肿约10%[25]。鼻腭管囊肿是由鼻腭管道内的胚胎上皮残余经过增殖和囊性变性所形成。病变非常缓慢，放射学表现为鼻腭管内圆形或椭圆形扩张性病变（图2.5c）。病变可引起上颌切牙的牙齿移位或吸收。患者通常无症状，但可能会出现前硬腭肿胀和（或）有囊液流出。 如果在上颌前部的影像检查中看到增大的切牙管，则通常建议进行影像

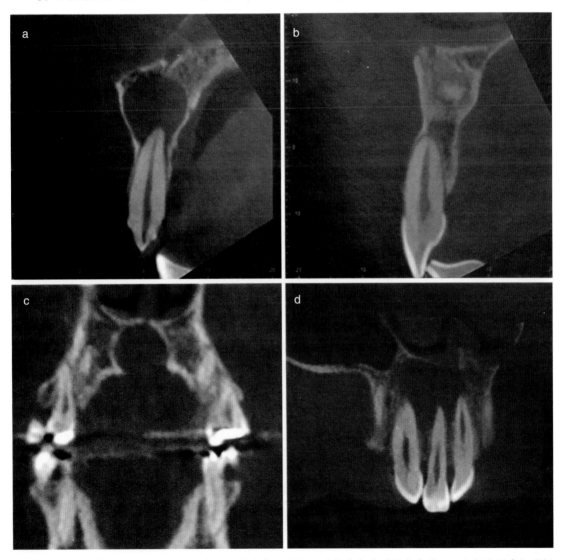

图2.5 涉及美学区病变的 CBCT 图像。 a.与上颌右侧侧切牙根尖相关的根尖囊肿。b.上颌左侧中切牙根尖上方混合密度的根尖周牙骨质 - 骨发育不良。c.鼻腭管囊肿导致鼻腭管明显扩张。d.上颌右侧尖牙至中切牙根尖周围的牙源性角化囊性瘤

学随访，以检测鼻腭管内的间距是否有增大，从而明确诊断。然而，如果观察到管腔有明确的不对称扩大，多数情况没有症状，则建议对病灶进行切除活检。

尽管良性肿瘤最常见于颌骨后部，但亦可能出现在上下颌骨前牙美学区域。临床最常见的两种颌骨良性肿瘤为牙源性角化囊性瘤（KOT）和成釉细胞瘤。放射学上，两者都是可导致颌骨明显扩张，牙齿移位和吸收，有致密白色骨质线，并呈扇形的透射影像（图 2.5d）。这些病变与颌骨的大多数其他牙源性囊肿不同，因为肿瘤的中心部位没有与牙冠或牙根相关。建议对疑似肿瘤性病变进行切取或切除活检。治疗范围则从肿瘤摘除到颌骨切除。

2.13 植入位点的影像学评估

CBCT 的初始评估应在多平面（MPR）视图中进行，但植入位点的评估最好是通过目标区域，并在重新格式化的断面上完成。大多数 CBCT 软件都有指定的标签或模块用于种植术前评估（图 2.6）。该标签选项通常包括"全景"重建、横断面切片和一系列牙槽断面。所描绘的"全景"重建源自横断面上选择的切割槽。应确保切割槽遵循上颌骨和（或）下颌骨的弯曲度，并使各个断面垂直于牙槽骨。这样才能保证在各个断面上进行的二维测量能真正反映出预期的解剖学评估。通常可以在横断面上观察到一系列垂直于切割槽的线条，即指示牙槽断面的位置。如果在全景重建中看到一个或一系列标记，就可以在

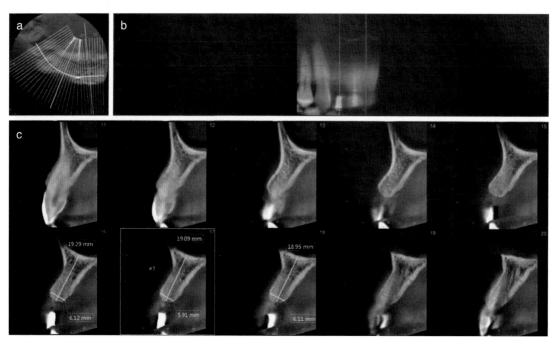

图 2.6 用于种植治疗计划的重新格式化的 CBCT 图像。a. 上颌牙槽嵴的横断面观，以及垂直于牙槽嵴横断面进行的切割定位。b. 上颌前部的全景重建。c. 通过右侧上颌尖牙至中切牙区域的矢状断面，显示在缺失的右上侧切牙处的测量结果

上颌骨或下颌骨横断面上相应位置进行定位。用户可以改变连续牙槽断面之间的间隔和厚度。间隔应调整至使整个目标区域断面都可以观察。增加单个断层的厚度是一个减轻图像噪点的有效策略，而且可以更好地观察下颌神经管。但断层的厚度一般不应超过 2mm，否则测量的准确性可能会受到影响。 种植术前影像学检查的主要目标之一是定量评估牙槽骨的体积，以便选择适当大小的种植体。种植体应与相邻种植体保持 3~4mm 间距，与天然牙保持 1.5~2mm 的距离，与颊侧和腭侧骨皮质边缘有 > 1mm 的距离，以防止种植体周围骨吸收和骨皮质裂开[26-27]。 在没有重要解剖结构的情况下，上颌骨牙槽骨的测量应从牙槽嵴延伸到牙槽骨的基底部。下颌牙槽骨的测量从牙槽嵴开始，延伸到下颌神经管的上壁。牙槽骨的测量应在缺牙区域的连续断面上进行。为了保证牙槽骨测量正确地定位于最终修复体的位置，患者在 CBCT 扫描时必须佩戴放射导板。放射导板通常在诊断模型上根据种植体的植入位点使用丙烯酸制成。导板应当指示根据牙冠确定的种植体大概角度和最终牙冠的外部轮廓。植入角度对可用牙槽骨量的评估是十分重要的，而牙冠外部轮廓（特别是修复体的牙龈边缘）对于确定植入种植体的理想深度更是至关重要的。在拟植入部位的牙齿上放置高阻射的材料（如在丙烯酸材料中混合钡元素）以显示植入角度；通过将铅箔添加到导板的唇侧表面来显示牙齿的外部轮廓。使用放射导板有助于线性和角度测量的定位，提高了最终修复体与牙槽嵴相对位置关系的精确性和协调性。

然后可以将放射导板转换成手术导板以指导种植体植入时的钻孔。

目标部位牙槽骨的定量测量不仅有助于确定牙槽骨量不足的类型和程度，以及为了成功植入种植体是否需要骨增量手术，还有助于确定采用何种骨增量手术类型。牙槽骨明显缺损需要进行骨增量的病例将在本书第二部分讨论。当采用先植骨再分期种植时，在骨增量手术之后、种植体植入前需要进行额外 CBCT 检查，临床医生可据此评估骨增量手术是否成功。临床医生可以测量术后牙槽嵴改善的程度，并确认移植材料是否成功成骨（图 2.7）。在放射线影像中，移植材料应该看起来与相邻的骨完全融合，尽管一些类型的移植材料会比患者自身骨具有更高的密度。 如果移植骨材料与周围牙槽骨断开，预计骨愈合失败。在植入手术之前获得这些信息可以最大限度地减少术中的意外情况。

目标部位的影像学评估不应仅限于牙槽骨体积的测量。其他几个因素在预测种植治疗成功可能性方面发挥着重要作用。在即拔即种的情况下尤其如此。应该在 CBCT 视图上观察和测量与现有牙齿相邻的唇侧皮质骨的厚度，因为它是拔牙后垂直向骨吸收程度和重建程度的重要预后因素。在上颌牙槽骨中牙齿如果较偏向于唇侧，倾向于其唇侧皮质骨就较薄或完全没有（图 2.8），且拔牙后垂直向和水平向的骨吸收更加明显。对于这种的情况，应该考虑分两个阶段进行种植体植入和（或）在种植体植入前进行骨增量[27]。与现存牙齿相关的病变也应该在 CBCT 上进行仔细评估，因为它有损害邻近区域骨组织的可能。根尖周病变或根尖周的骨吸收通常会延伸至唇侧骨皮质并发生穿孔（图2.9），增加了垂直向骨丧失和软组织塌陷的可能性。与相邻牙齿的距离及其骨附着水平是预测美学效果的重要考虑因素。这两个特征应该在CBCT视图上进行仔细评估。错位牙齿或有牙根延伸至缺牙区时会影响种植体的理想定位。如果种植体位置太过接近邻近牙齿的牙根，会增加侧方骨吸收和种植体周围骨吸收的风险[26-27]。在这种情况下，应考虑使用正畸方法移动错位的牙根[27]，或选择锥形/较短的种植体或改变种植体植入位置。相邻牙齿的冠状和矢状横断面也应重建以评估它们的骨附着水平（图2.10）。这是因为种植牙周围牙龈乳头是否完整是关系到最终美学结果的关键因素，而

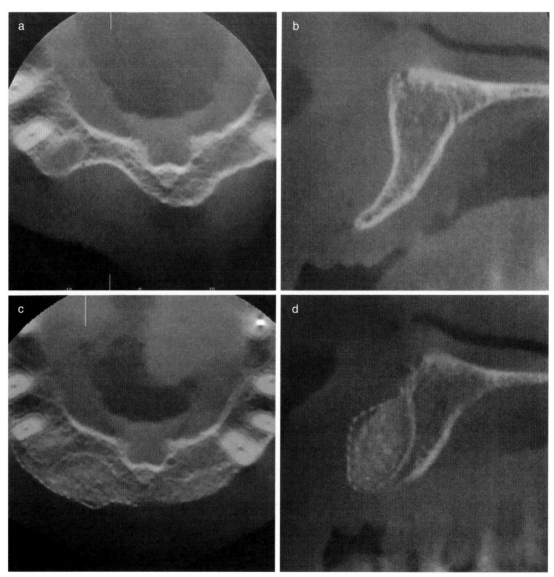

图2.7 牙槽嵴水平骨增量术前和术后CBCT图像。 a、b.由于侧切牙区域存在明显的唇侧倒凹，在轴向和矢状面图像上显示水平性牙槽嵴缺损。c、d.牙槽嵴骨增量后的轴向和矢状面图像显示，在牙槽嵴唇侧面由不可吸收膜覆盖的适合性良好的骨移植材料

这与相邻牙齿邻面骨高度直接相关[26, 28]。

预期进行种植的位点其骨质骨量应采用CBCT进行评估。如需要对骨密度进行主观的视觉评估。对大多数患者而言，骨密度在平均到良好之间，表明很大程度会有成功的骨整合[13]。在有些情况下，可以观察到明显疏松的骨小梁，下颌神经管缺乏明显的皮质骨界限。这些发现可能改变临床医生的治疗方案，特别要避免对下颌神经可能的伤害。有学者已尝试采用Hounsfield单位对牙槽骨密度进行量化评估[29]。原则上，这种方法试图将CBCT图像的灰度值与相对骨密度相关联。然而，除了骨密度因素外其他变量对灰度值[9]显示

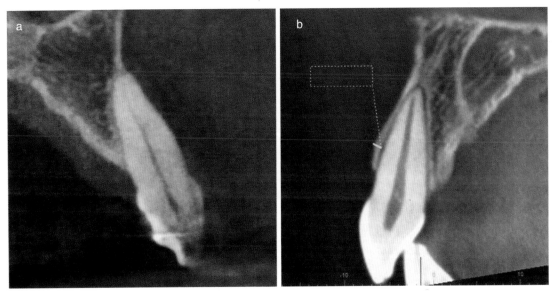

图2.8 CBCT断层影像显示唇侧皮质骨厚度明显不同。a. 右上侧切牙的唇侧骨皮质疑似沿牙根裂开。b. 左上中切牙沿牙根有更厚的唇侧皮质骨，在近牙颈部测量约1mm

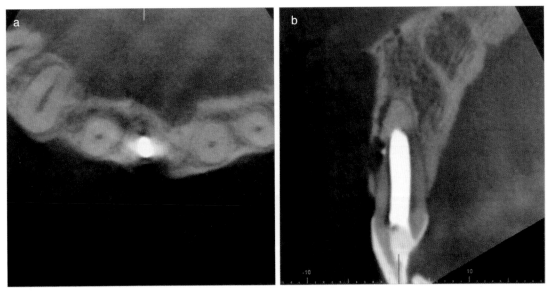

图2.9 CBCT影像显示与上颌右侧中切牙相关的外部吸收和根尖周骨吸收。a. 横断面视图。b. 矢状面视图

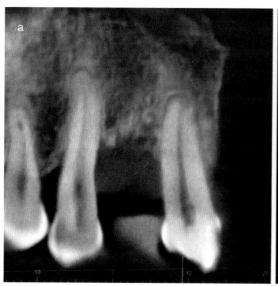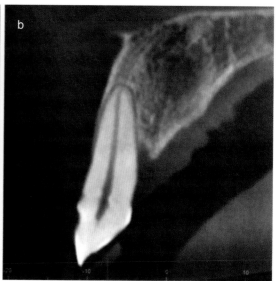

图 2.10 缺牙区相邻右上侧切牙牙齿的 CBCT 影像，显示骨附着的明显丧失。a. 斜冠状视图。b. 矢状断面视图

的影响使得这种方法在牙科 CBCT 影像中变得不可靠，小视野扫描尤其如此 [30-31]。

2.14 虚拟种植体植入

用于种植术前计划的 CBCT 影像的另一个优势是能够在计算机上模拟种植体的植入。在大多数 CBCT 软件中，临床医生可以选择种植体；指定其制造商以及型号和尺寸；并且在 CBCT 影像中虚拟植入在理想位置。用户可以在所有三个维度（M–D、B–L 和 S–I）及其在空间中的定位来操纵种植体的位置。除了标准的轴向、冠状面和矢状面断层之外，还可以在三维视图中观察种植体。直接在重建的 CBCT 影像上全方位观察种植体，更容易发现骨缺损的区域，以及种植体与预期修复体和相邻解剖结构之间的空间关系（图 2.11）。这种有效的模拟可以帮助确认预期植入种植体周围是否有充足的牙槽骨，还可以帮助确

定是否需要骨移植及骨移植的类型，是否需要定制基台，有关手术 / 修复计划是否需要其他改变等。

用于模拟种植的第三方 CBCT 软件通常具有更复杂的模块。通过这些软件，可以使临床医生能够通过定制的外科导板引导种植手术，将计算机模拟的手术计划准确地在患者身上施行。为了使用这样的软件，必须首先将患者的 CBCT 数据导出为 DICOM 格式。在进行相应的操作时，每个制造商的专有软件都略有不同。DICOM 是一种通用的文件格式，它是医学和牙科领域传输图像数据的标准。它与其他文件格式的区别在于患者标识符被嵌入到影像数据中。DICOM 数据可以上传到各种第三方 3D 图像软件中制订虚拟的治疗计划。

数字化种植导板手术为更精确和更可预见地将计算机模拟手术计划在患者身上实现提供了可能。为了成功创建个性化的

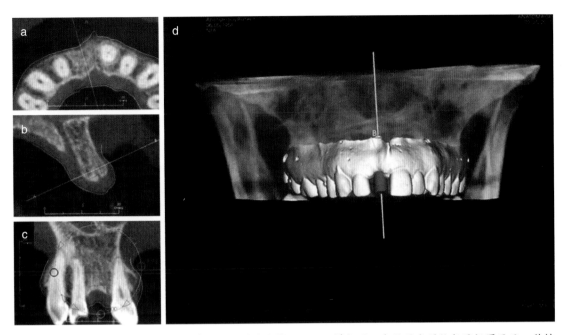

图 2.11　右上中切牙缺牙区域的计算机模拟种植体植入。a~c. 横断面、矢状面和冠状断面视图显示：种植体的轮廓位于牙槽嵴内。d. 三维视图显示：虚拟右上中切牙种植体相对于相邻牙齿和上颌骨结构的方向。注意光学扫描数据与 CBCT 数据的融合（图片由 Anatomage 公司提供）

手术导板，需要获得有关牙齿和黏膜的其他信息。这些信息可以通过光学扫描研究模型或直接扫描患者口腔获得。光学扫描获得的数据与 CBCT 数据相融合，可以更精确地描绘黏膜和牙齿的轮廓，否则可能被伪影所遮挡。这是一个重要的步骤，因为定制的数字化手术导板必须与周围的牙齿和黏膜完全贴合才起作用。虚拟治疗计划完成后，手术计划文件将输出并打印完成定制式手术导板。外科手术导板的形状类似于正畸夹板，在计划施行种植的部位固定有金属套管。这些套管引导植体植入到预先计划的位置和方向。

2.15　3D 模型

　　精确的上下颌骨立体光刻模型可以由

CBCT 扫描的断面成像数据产生。这是通过将目标区域从 CBCT 数据中进行分割，再生成数字化 3D 图像来完成的。图像以 3D 打印机可打印的 STL 文件被导出。解剖模型可以准确再现患者的解剖结构，包括下颌神经管的走向，而且可以形成实物供临床医生和患者直接观察（图 2.12）。在复杂病例中，医生对打印出来的缺牙区牙槽模型进行近距离直观的观察，可以更深入地了解患者的解剖结构。对于这类复杂病例，该模型还可以为临床医生提供在实际种植体植入之前，进行模拟手术或制作个性化移植材料支架。此外，使用这种模型，还有利于临床医生和患者针对种植治疗流程，患者局部解剖的特殊性所带来的独特挑战，以及种植治疗的目标等问题进行交流。

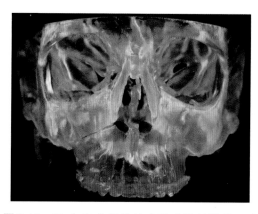

图 2.12 3D 打印上颌骨的半透明解剖模型正面观。注意牙冠和牙根部分被染成红色。（图片由 3D Systems 提供）

2.16 术中和术后评估

术中影像可用于验证种植体的角度和放置位置是否恰当，也可能需要观察邻近重要解剖结构。出于这些目的，可以优先选择根尖片，因为其具有高分辨率，易于采集和辐射剂量低等特点。从瞬时显示的角度来看，数字化影像更具优势。

术后根尖片是评估种植体位置、种植体周围骨水平和骨整合程度的首选方法。对于无症状的患者，术后通常不需要进行 CBCT 评估，因为种植体周围的骨组织经常被伪影遮蔽[1]。值得注意的是，与种植体相关的 CBCT 影像中的伪影往往在种植体的近中和远中最为明显；而 CBCT 对植体颊侧和舌侧相邻骨的评估通常更加可靠。种植体周围典型的骨吸收和沿种植体存在模糊的骨接触时，是骨整合失败或发生种植体周围炎的放射学表征。

在种植术后发生并发症时，CBCT 是极其有用的工具，往往会提供二维 X 线片上无法观察到的重要诊断信息。对于术后出现感觉异常的患者，CBCT 可以确定种植体是否侵犯到神经管，以决定是否需要将种植体取出。种植体植入后如果初始稳定性差，CBCT 影像可以提供关于种植体位置的准确信息，更为重要的是能够帮助发现是否有皮质骨板的穿孔（图 2.13）[13]。

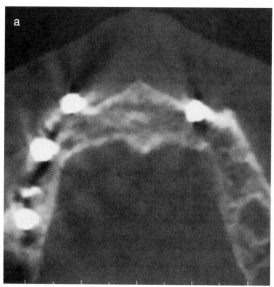
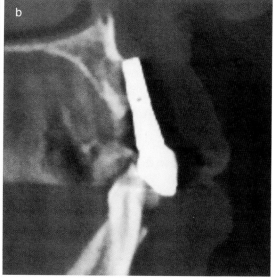

图 2.13 CBCT 影像显示上颌两侧侧切牙种植体位置偏于颊侧。a. 横断面视图显示两个种植体的唇侧皮质骨板缺失。b. 上颌右侧侧切牙种植体的矢状面视图显示，植体位置明显偏于唇侧，唇侧皮质骨完全裂开

结 论

影像检查是成功制订种植计划和完成治疗不可或缺的诊断工具。在不同治疗阶段选择合适的影像学检查，在获得诊断信息最大化的同时，可以最大限度地降低辐射剂量。CBCT 是一种独特的牙科成像模式，它能够直接观察患者解剖结构的三维影像，而且对目标部位可以进行精确的线性测量。CBCT 判读的规范性和对正常解剖学的理解，可以帮助医师从影像中最大程度获得诊断信息。大多数 CBCT 软件也可以作为虚拟的模拟植入工具，以实现可预测的手术和修复结果。

参考文献

[1] Tyndall DA, Price JB, Tetradis S, et al. Position statement of the American Academy of Oral and Maxillofacial Radiology on selection criteria for the use of radiology in dental implantology with emphasis on cone beam computed tomography. Oral Surg Oral Med Oral Pathol Oral Radiol, 2012, 113(6):817–826.

[2] Mupparapu M, Singer SR. Implant imaging for the dentist. J Can Dent Assoc, 2004, 70(1):32.

[3] Nair MK, Nair UP. Digital and advanced imaging in endodontics: a review. J Endod, 2007, 33(1):1–6.

[4] Chan HL, Misch K, Wang HL. Dental imaging in implant treatment planning. Implant Dent, 2010, 19(4):288–298.

[5] Benavides E, Rios HF, Ganz SD, et al. Use of cone beam computed tomography in implant dentistry: the International Congress of Oral Implantologists consensus report. Implant Dent, 2012, 21(2):78–86.

[6] Guerrero ME, Noriega J, Castro C, et al. Does cone-beam CT alter treatment plans? Comparison of preoperative implant planning using panoramic versus cone-beam CT images. Imaging Sci Dent, 2014, 44(2):121–128.

[7] Yim JH, Ryu DM, Lee BS, et al. Analysis of digitalized panorama and cone beam computed tomographic image distortion for the diagnosis of dental implant surgery. J Craniofac Surg, 2011, 22(2):669–673.

[8] Suomalainen A, Vehmas T, Kortesniemi M, et al. Accuracy of linear measurements using dental cone beam and conventional multislice computed tomography. Dentomaxillofac Radiol, 2008, 37(1):10–17.

[9] Mallya SM. Evidence and professional guidelines for appropriate use of cone beam computed tomography. J Calif Dent Assoc, 2015, 43(9):512–520.

[10] Scarfe WC, Farman AG. What is cone-beam CT and how does it work? Dent Clin N Am, 2008, 52(4):707–730, v.

[11] De Vos W, Casselman J, Swennen GR. Cone-beam computerized tomography (CBCT) imaging of the oral and maxillofacial region: a systematic review of the literature. Int J Oral Maxillofac Surg, 2009, 38(6):609–625.

[12] Nemtoi A, Czink C, Haba D, et al. Cone beam CT: a current overview of devices. Dentomaxillofac Radiol, 2013, 42(8):20120443.

[13] Klokkevold PR. Cone beam computed tomography for the dental implant patient. J Calif Dent Assoc, 2015, 43(9):521–530.

[14] Mallya SM. Principles of cone beam computed tomography. 3D imaging in endodontics. Berlin: Springer; 2016. p. 1–14.

[15] Carter L, Farman AG, Geist J, et al. American Academy of Oral and Maxillofacial Radiology executive opinion statement on performing and interpreting diagnostic cone beam computed tomography. Oral Surg Oral Med Oral Pathol Oral Radiol Endod, 2008, 106(4):561–562.

[16] Loukas M, Kinsella CR Jr, Kapos T, et al. Anatomical variation in arterial supply of the mandible with special regard to implant placement. Int J Oral Maxillofac Surg, 2008, 37(4):367–371.

[17] Yonetsu K, Yuasa K, Kanda S. Idiopathic osteosclerosis of the jaws: panoramic radiographic and computed tomographic findings. Oral Surg Oral Med Oral Pathol Oral Radiol Endod, 1997, 83(4):517–521.

[18] Zhang W, Skrypczak A, Weltman R. Anterior maxilla alveolar ridge dimension and morphology measurement by cone beam computerized tomography (CBCT) for immediate implant treatment planning. BMC Oral Health, 2015, 15:65.

[19] Oliveira-Santos C, Rubira-Bullen IR, Monteiro SA, et al. Neurovascular anatomical variations in the anterior palate observed on CBCT images. Clin Oral Implants Res, 2013, 24(9):1044–1048.

[20] Russell KA, Folwarczna MA. Mesiodens-diagnosis and management of a common supernumerary tooth.

J Can Dent Assoc, 2003, 69(6):362–367.

[21] Uchida Y, Noguchi N, Goto M, et al. Measurement of anterior loop length for the mandibular canal and diameter of the mandibular incisive canal to avoid nerve damage when installing endosseous implants in the interforaminal region: a second attempt introducing cone beam computed tomography. J Oral Maxillofac Surg, 2009, 67(4):744–750.

[22] Gahleitner A, Watzek G, Imhof H. Dental CT: imaging technique, anatomy, and pathologic conditions of the jaws. Eur Radiol, 2003, 13(2):366–376.

[23] Alsufyani NA, Lam E. Osseous (cemento-osseous) dysplasia of the jaws: clinical and radiographic analysis. J Can Dent Assoc, 2011,77:b70.

[24] de Oliveira BH. Compound odontoma-diagnosis and treatment: three case reports. Pediatr Dent, 2001, 23(2):151–157.

[25] White SC, Pharoah MJ. Oral radiology: principles and interpretation. New York: Elsevier; 2014.

[26] Al-Sabbagh M. Implants in the esthetic zone. Dent Clin, 2006, 50(3):391–407.

[27] Jivraj S, Chee W. Treatment planning of implants in the aesthetic zone. Br Dent J, 2006, 201(2):77–89.

[28] Kan JY, Rungcharassaeng K, Umezu K, et al.Dimensions of peri-implant mucosa: an evaluation of maxillary anterior single implants in humans. J Periodontol, 2003, 74(4):557–562.

[29] Oliveira ML, Tosoni GM, Lindsey DH, et al. Influence of anatomical location on CT numbers in cone beam computed tomography. Oral Surg Oral Med Oral Pathol Oral Radiol, 2013, 115(4):558–564.

[30] Pauwels R, Jacobs R, Singer SR, et al. CBCT-based bone quality assessment: are Hounsfield units applicable? Dentomaxillofac Radiol, 2015, 44(1):20140238.

[31] Pauwels R, Nackaerts O, Bellaiche N, et al. Variability of dental cone beam CT grey values for density estimations. Br J Radiol, 2013, 86(1021):20120135.

第 2 部分

位点准备：局部软、硬组织增量

第3章 种植前、种植同期进行组织增量的适应证

Senichi Suzuki, Taichiro Morimoto, Akitoshi Sato, Hajime Igarashi

摘 要

为了实现美学区种植体能够在理想位置植入，最终获得让患者满意的美学修复效果，种植位点的处理是非常重要的，临床医生为此采用了多种方法。要想实现理想的种植位点处理，医生必须充分了解口腔生物学、解剖学，外科手术和修复的原则，这样才能为每位患者在最恰当的时机选择最佳的治疗方案。种植位点的处理应当着眼于种植体周围的美学结果长期稳定。尽管通常情况下可以采用骨组织和（或）软组织增量来重塑种植位点，但有时为了使种植体能够在理想的位置植入，在一些存在骨缺损的位点，还需要采用一些复杂及技术难度较高的术式。考虑到手术失败和创伤的风险，医生应该根据风险评估在不同的情况下选择不同的手术方法。在本章将会介绍在三个不同时间阶段（拔牙前、拔牙过程中、拔牙后愈合阶段）理想的种植位点处理方法和理念。

3.1 引 言

当患者牙齿出现问题需要进行口腔种植治疗时，他们可能已经没有足够的骨量和软组织来支持种植体了。缺牙位点可能存在牙槽嵴宽度不足，垂直向和水平向的骨吸收，牙槽骨唇颊侧倒凹，角化龈缺乏等诸多问题[1-2]。

导致牙槽骨缺损的因素多种多样：
- 牙齿拔除
- 牙根折裂
- 牙根内吸收或外吸收
- 根尖周病变
- 根管治疗失败
- 牙齿龋坏
- 牙周疾病
- 外伤
- 先天性缺牙

为了提高治疗的可预期性，实现种植体的长期稳定，进行种植位点的处理非常重要。特别是在美学区为了达到良好的治疗效果，牙槽骨和角化龈的质和量尤其关

S. Suzuki (✉)
Private Practice, Ebina City, Japan
e-mail: lion@kd5.so-net.ne.jp

A. Sato
Private Practice, Tokyo, Japan
e-mail: mic-sato@topaz.plala.or.jp

T. Morimoto
Private Practice, Fukuoka, Japan
e-mail: t.morimoto@morimotodental.com

H. Igarashi
Private Practice, Kyoto, Japan
e-mail: info@igarashi-dent.com

键[3]。如果种植体植入时没有进行种植位点的处理，随后可能遇到美学、生物学或功能等一系列问题。为了避免美学区种植的失败，医生必须了解种植位点处理的概念和种植体周围的生物学原则[4]。本章后续将结合以下的治疗方法，介绍美学区种植体植入时软硬组织管理的基本原则。

1. 拔牙前位点：小范围牵引牙齿移动（MTM）。

2. 拔牙过程中位点：即刻种植，牙槽嵴保存。

3. 拔牙后愈合位点：只进行牙槽嵴增量，或者同期进行牙槽嵴增量和种植体植入。

3.2 拔牙前：小范围牵引牙齿移动

通常在种植体植入前需要对种植位点进行处理时，医生会采用骨组织和软组织增量的手段。本章介绍的是另外一种非手术的治疗方式——利用正畸来小范围牵引牙齿移动。已经有文献报道了这种方法的优点，并在一些具有挑战性的美学区案例中取得了不错的效果[5]。在拔牙前，采用正畸手段将牙齿向冠方牵引，特别是对于单牙即刻负荷的病例，将会具有巨大的优势[6-7]。

由于拔牙后唇侧骨板的吸收和种植后即刻修复，最终种植修复体的边缘位置可能会向根方移动2~3mm[8]。这一结果无法避免，因为前牙的唇侧骨板通常很薄，并且对拔牙的创伤非常敏感。

可以在种植体植入的同时在拔牙窝的唇侧进行骨和软组织的增量，以抵挡唇侧骨板的吸收和龈缘位置的改变，但也不能完全阻止这种情况的发生[9]。

正畸牵引是一种可以选择的治疗手段，不仅可以增加垂直骨高度和骨体积，还改善了种植体植入位点的软组织状态。

正畸牵引的优点为：

1. 避免额外的手术创伤；

2. 降低手术失败的风险；

3. 技术相对简单；

4. 微创；

5. 可预期性高；

6. 费用低。

3.3 采用正畸牵引处理口腔种植位点

1. 使用正畸弓丝和托槽：这种方法可以通过牵拉牙齿使种植位点获得充足的骨量[10]。方法相对简单，并可控制龈缘的位置。当然，缺点是会增加整个种植治疗的时间。

2. 使用牵引钩和橡皮圈牵引牙根：如果种植位点只剩牙根，可将一个小牵引钩粘在牙根上，并用马里兰桥通过橡皮圈将牙根向上牵拉。这种方法操作简单比较常用[5]。

3.4 牵引周期

通常情况下，需要2~3周的时间才能将牙齿牵引到预期位置。等待8周左右，牙槽骨与软组织会随着牙齿的移动形成新的牙周组织（图3.1，图3.2）。

牵引完成后，牙齿需要稳定维持在当前的理想位置。这样的好处是：

1. 防止反弹：应该尽可能等待较长的时间，防止牙周韧带将牵引出的牙齿拉回。

2. 保留随牙齿牵引形成的新骨和软组

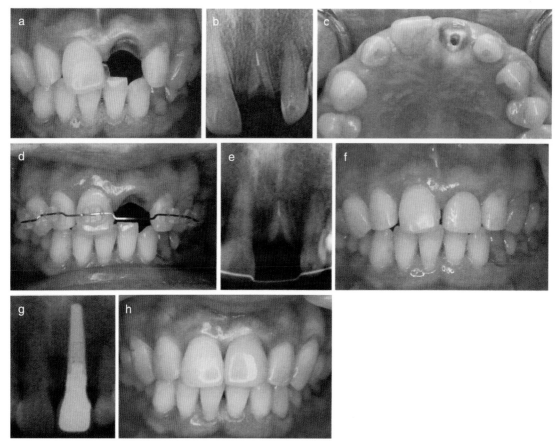

图3.1 使用正畸弓丝和托槽。a. 上颌左侧中切牙因为外伤导致冠折。b. 最初的X线片。c. 因为松动和预后差，需要拔除。d. 通过正畸弓丝和托槽向冠方牵引上颌左侧中切牙根，使牙根小范围移动，从而使后期种植体周围获得足够的软组织和骨组织，获得较好的美学效果。e. 牵引后X线片，牵引完成后，牙齿在该位置维持8周以确保新生骨和软组织的稳定。f. 牵引后，牙齿周围获得充足的软硬组织，随后拔除牙齿，进行即刻种植修复。g. 最终修复后的X线片。h. 最终修复9年后随访，龈缘位置轻度向根方退缩但仍然在美学可接受的范围

织。相比于花费更多时间和费用的常规正畸治疗（全牙弓），MTM更简单、安全和实惠。

3.5 拔牙过程中：即刻种植和牙槽嵴保存

3.5.1 美学区种植体的唇侧骨板

美学区种植的相关文献有很多，这些文献报道了几种替代无法保留牙齿的方法[11-14]。其中大部分研究通过分析种植体植入后近中和远中的骨高度，来评估骨组织的吸收。当然CBCT（锥形束计算机断层扫描）的应用可以帮助临床医生更清楚地分析颊侧和腭侧骨组织的情况[15]。

口腔美学区种植要想达到理想的美学效果，需要足够高度和宽度的唇侧骨板，这样才能获得理想的牙龈组织形态。所以在美学区关注唇侧骨板是非常有必要的。

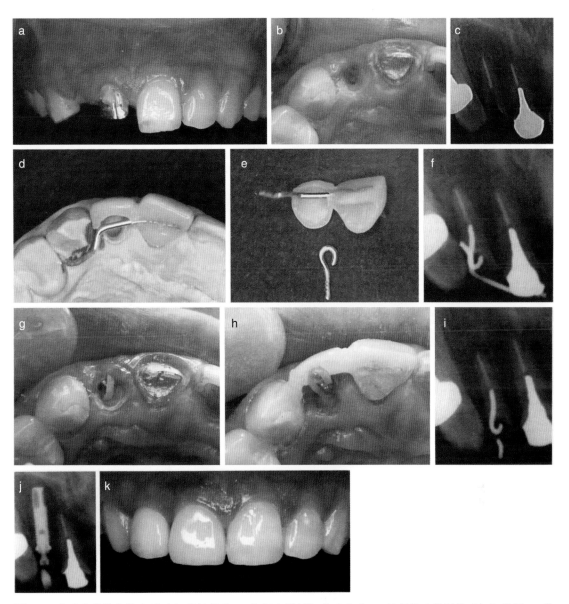

图3.2 采用牵引钩和橡皮圈进行牙根牵引。a.上颌右侧侧切牙正面观。b.根折导致唇侧软硬组织缺损。c.最初的X线片。d、e.利用牵引钩和橡皮圈制作正畸牵引装置。f.牵引期间的X线片。g.当牙根被牵引到一定高度，磨除部分暴露的牙根，再将新的牵引钩粘在剩余的牙根上。通过新的牵引钩和橡皮圈调整牵引方向。牵引完成后，将牙根固定在当前位置，维持至少8周的时间。h.在第二阶段的正畸牵引中使用了一个临时的修复体，牵引钩的位置被重新调整。i.第二阶段牵引完成后的X线片。j.种植体种植同期临时修复的X线片。k.最终修复后9年的口内照片，种植体周围的骨和软组织健康、稳定

最近一篇系统性回顾描述了即拔即种后唇侧骨板水平向和垂直向吸收的情况[16]。而关于单颗牙即刻种植即刻修复的骨吸收情况的文献报道较少，大多文献中随访的时间为1年或者更短的时间，唇侧骨板水平向和垂直向平均吸收了1mm或者不足1mm[17-19]。因此，单颗牙即刻种植即刻修复后唇侧骨板的长期稳定性目前仍未得到很好的证实，即使是短期的稳定性，证据也不够充分。关于唇侧骨板对于拔牙后进

行即刻种植的重要性的最新发现将在后续的章节进行讨论。

对"上颌前牙区单个位点拔牙后即刻种植即刻修复后唇侧骨板的改变：一项重叠 CBCT 的研究"（Morimoto COIR 2015）[18] 的分析。

这篇回顾性研究采用 CBCT 分析了美学区单颗种植体即刻种植即刻修复后唇侧骨板的改变（图 3.3~ 图 3.10）。

总共有 12 颗无法保留的患牙被拔除并进行了即刻种植和即刻修复。在种植体和周围牙槽骨之间的间隙填入了合成羟基磷灰石（HA）（图 3.11~ 图 3.13）。研究采用 CBCT 测量了大约 1 年后种植体唇侧

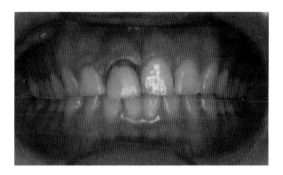

图 3.3　无法保留的右上颌中切牙，术前口内正面照和根尖片

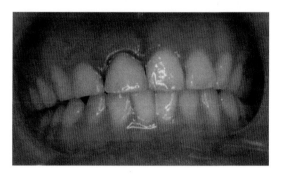

图 3.5　即刻术后的口内正面照和根尖片，右上颌中切牙被拔除，并进行了即刻种植和临时修复

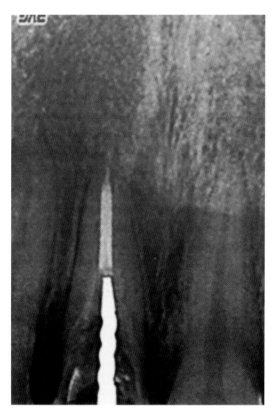

图 3.4　无法保留的右上颌中切牙，术前口内正面照和根尖片

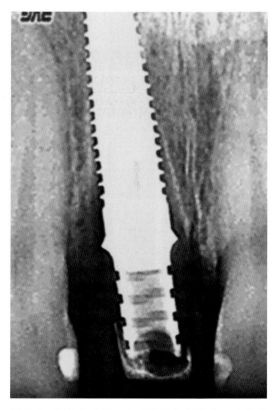

图 3.6　即刻术后的口内正面照和根尖片，右上颌中切牙被拔除，并进行了即刻种植和临时修复

骨板的情况，并与之前的测量结果进行重叠比较。以其中一个病例 CBCT 横断面的影像为例，图片展示了研究中具体需要测量的指标（图 3.14）。最终测量的结果进行了 Spearman 相关分析。所有水平向的

测量都以种植体平台所在的水平面（IPL）为基准（图 3.15 和表 3.1）。

1. 研究结果显示，术后唇侧牙槽骨厚度（C）与术前唇侧骨面与种植体表面之间的距离（E）在统计学上存在

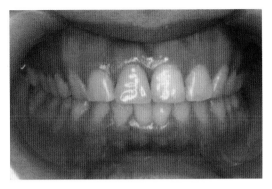

图 3.7　1 年后的口内正面照和根尖片，右上颌中切牙即刻种植后，最终进行了烤瓷冠修复

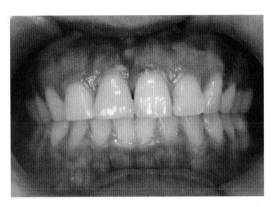

图 3.9　4 年后口内正面照和根尖片

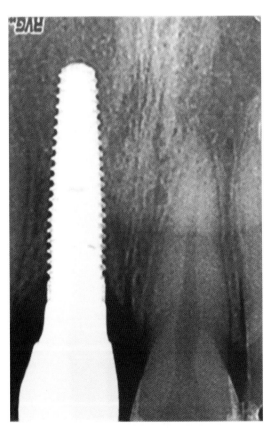

图 3.8　1 年后的口内正面照和根尖片，右上颌中切牙即刻种植后，最终进行了烤瓷冠修复

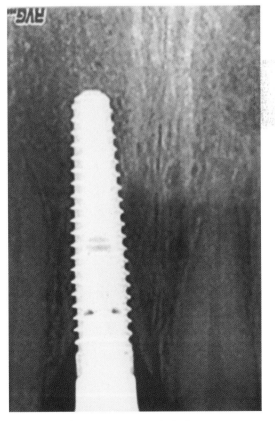

图 3.10　4 年后口内正面照和根尖片

相关性（rs=0.839,*P*=0.001），术后唇侧牙槽骨厚度（C）与水平向跳跃间隙的宽度（E-A）在统计学上也存在相关性（rs=0.620,*P*=0.032）。

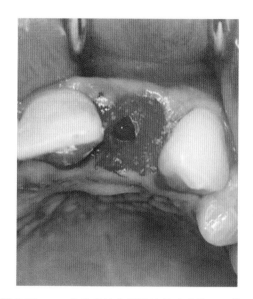

图3.13 HA充满种植体周围的间隙后就可以戴入临时修复体了

2. 水平向跳跃间隙的宽度（E-A）并不影响唇侧骨板吸收的量（E-C,B-D）。

3. 术前唇侧骨板厚度（A）与唇侧骨板垂直向或水平向的吸收无相关性（E-C,B-D）。

种植体周围软硬组织在愈合过程中的长期改变尚未得到充分评估，目前只有少量长期临床研究报道[20-22]。然而，从目前发表的数据结果来看，最终美学效果似乎是稳定且令人满意的。图3.16中展示的是一例单颗牙即刻种植即刻修复后12个月时的效果。图3.17还从一张CBCT横断面影像展示了其术后4年零1个月后的效果。4年后，种植体周围的唇侧骨板比较稳定，没有出现明显的吸收，在随访期间，种植位点也没有出现过明显的修复并发症。

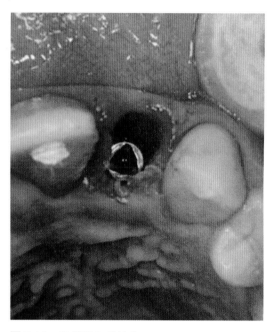

图3.11 即刻植入种植体

3.5.2 术前唇侧骨板在拔牙后即刻种植中的作用

无法保留的患牙在拔除后不可避免地

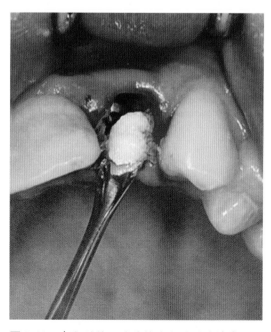

图3.12 在即刻植入的种植体和周围牙槽骨之间的间隙内填入合成羟基磷灰石（HA）

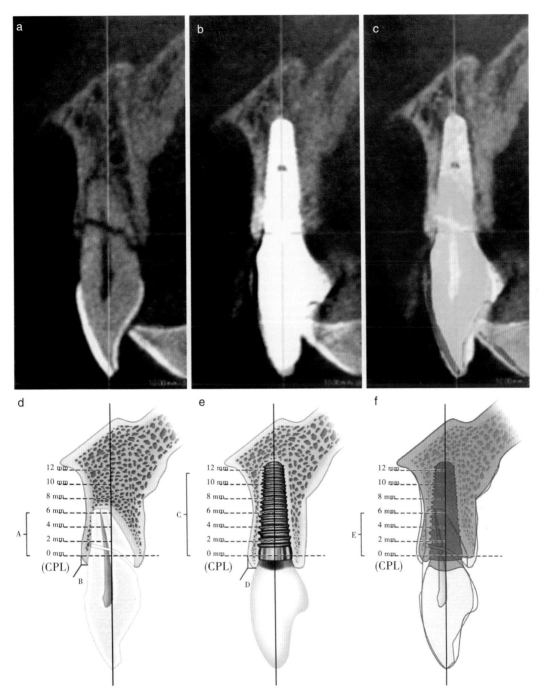

图 3.14　第一个病例，种植位点的 CBCT 横断面影像，术前天然牙拔除前的影像（左图），术后完成一颗种植体的即刻种植和临时修复的影像（中图）和术后 14 个月时与之前的重叠影像（右图）。
a. 术前矢状面图。b. 术后矢状面图。c. 重叠矢状面图。d. 术前测量图示。e. 术后测量图示。f. 重叠测量图示，在重叠的图示中，术前的影像是灰色的部分。A 代表最初唇侧骨板的厚度，B 代表术前相对于重叠后种植体平台的水平面（IPL）其上方的垂直骨高度，C 代表术后剩余唇侧骨板的厚度，D 代表术后相对于重叠后种植体平台的水平面（IPL）其上方的垂直骨高度，E 代表 DOBI（术前唇侧骨面与种植体表面之间的距离）

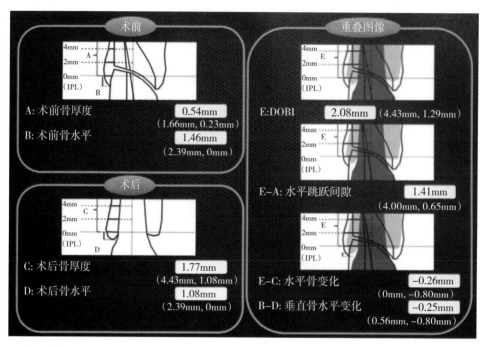

图 3.15 唇侧骨板水平向和垂直向的测量：中位数（最大值，最小值）（mm）。水平向的测量以种植体平台所在平面（IPL）为基准。术前唇侧牙槽骨外表面与种植体表面之间的距离（DOBI）

表 3.1 使用 Spearman 等级相关系数分析评估各参数之间的相关性

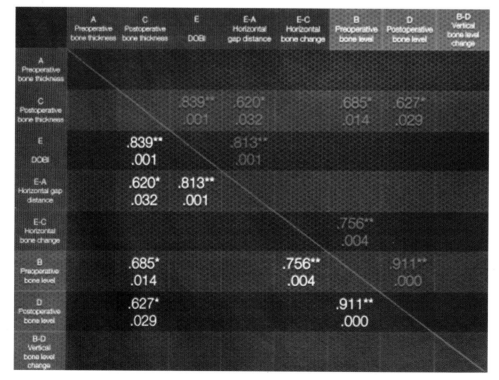

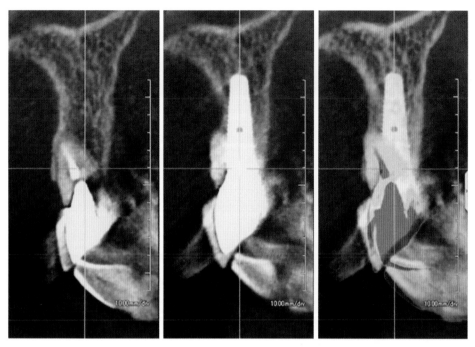

图 3.16 第二个病例。种植位点的 CBCT 横断面影像。术前天然牙拔除前的影像（左图），术后完成一颗种植体的即刻种植和临时修复的影像（中图）和术后 12 个月时与之前的重叠影像（右图）

要面临束状骨吸收的问题。在一些动物实验中已经证实了拔牙后会发生颊侧骨质的丧失[23-24]，牙齿拔除后牙槽骨要经历改建和重塑[25]。因为即刻种植包含了牙齿的拔除，拔牙后会影响后期的美观，所以目前主要的关注点都集中在美学区域。

为了抵抗拔牙后的骨吸收，需要在唇侧骨板和种植体之间的间隙内填入骨移植材料，即使在间隙很小的情况下也需如此。填入骨移植材料的目的是维持种植体周围软硬组织形态，特别是唇侧骨板。即使这样边缘骨仍然会吸收，骨移植材料并不能完全阻止唇侧牙槽骨的丧失[26-27]。但它可以确保在术前的原始骨吸收后，依然保持术后唇侧骨板在理想的厚度[19]。因此，唇侧的原始骨可以看作是一个缓慢吸收的屏障膜，为骨再生维持住良好的空间。如果唇侧的骨板既有皮质骨又有松质骨且足

够厚，那么在拔牙后有可能会保持其原有的骨厚度。

不幸的是，上颌前牙区的唇侧骨板厚度不如磨牙区那么厚。所以前牙区和后牙区的治疗方法自然有所不同。文献报道的美学区唇侧骨板的厚度通常不足 1.0mm[28-30]。即便是上颌前牙区所谓的较厚的唇侧骨板，实际上也并不能一直维持住和术前一致的骨组织轮廓形态。在牙齿拔除后，无论医生在位点里填充什么都会发生吸收。术前唇侧骨板的厚度与唇侧骨板水平向或垂直向的吸收没有显著的相关性[18]。在另一项研究中也显示了相似的结果，即刻种植和修复后，上颌前牙区术前唇侧骨板厚度与最终软组织和美学的效果无显著的相关性[31]。拔牙窝内和拔牙窝外联合植骨可能有助于克服这种情况。而另一方面，一项最近的研究则发现在上颌前磨牙区即刻种

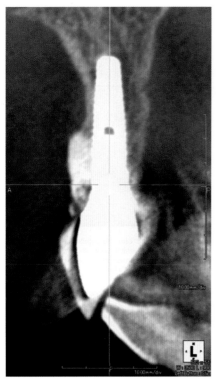

图 3.17 即刻种植后 4 年零 1 个月：CBCT 横断面影像的结果

植后，骨组织的改变与术前牙槽骨厚度和跳跃间隙的宽度具有相关性[32]。但是因为超过一半的种植体是位于前磨牙区，并且测量的是术中距牙槽嵴顶 1mm 处的骨宽度，所以这个结果很难和前面提到的研究进行比较。

3.5.3 即刻种植中跳跃间隙的处理

曾有观点认为，当跳跃间隙小于 1.0mm 时，不需要填充任何骨移植材料。但目前的主流观点认为，无论跳跃间隙有多小，都需要填入骨移植材料。

在跳跃间隙植骨的目的不仅是为了最大限度地减少唇侧骨板的吸收，也是为了增加术后唇侧骨板的厚度。骨移植材料的种类可能会影响最终的效果[11]。

即刻植入种植体周围的间隙应该填入吸收速率相对较慢的骨移植材料，而骨移植材料所起的支架特性则可以使其在愈合期间起到很好的空间维持作用[33]。研究表明，在美学区，每颗种植体唇侧骨板的理想厚度至少为 2mm[34-35]。每个患者所必需的唇侧骨板厚度应该由其解剖学结构[36]、外科手术[37] 和修复效果要求[38] 等多个方面所决定。

留下一定距离的跳跃间隙并不能完全阻止水平向的骨吸收，但是可以在拔牙导致的不可避免的骨吸收后，保存适当的牙槽骨厚度。跳跃间隙的水平向距离与术后唇侧骨板的厚度相关，此外，跳跃间隙的水平向距离加上术前唇侧骨板的厚度也与术后唇侧骨板的厚度密切相关[18]。因此可以在拔牙前的设计阶段，通过在 CBCT 横断面上测量牙槽嵴的总宽度，结合所选种植体的直径和植入位置来计算跳跃间隙的水平向距离和术前唇侧骨板厚度，可以预测最终剩余的唇侧骨板厚度。还有一些其他研究从拔牙窝尺寸的角度评估了适宜的种植体直径[39-40]。

3.5.4 即刻种植非埋入式愈合的优势

要想实现口腔种植理想美学修复效果的最终目标，需要保证种植体周围有与相邻天然牙协调一致的健康的牙龈组织。牙龈组织的稳定与其下方的骨组织状况密切相关。为了维持良好的软组织状态，首先需要获得稳定的骨组织[41-42]。对于单颗牙的即刻种植，为实现种植体周围可预期的美学效果有五个关键因素[43]：牙齿的相对位置、牙周组织的状况、牙龈生物型、牙齿的形态和骨嵴的位置 [37-38,44-48]。

有研究者分析了种植植入时机与骨吸收之间的关系 [49]。在长期的观察中发现：即刻、早期和延期植入种植体，其边缘骨吸收具有可比性 [20,50]。

如果单颗牙的即刻种植能够获得很好的初期稳定，为了获得理想的美学修复效果应该进行临时修复 [51]。这是因为即刻种植可以较好地保存原始牙弓的轮廓。如何较好地维持植骨材料、以达到理想的术后唇侧骨板厚度，这与牙龈组织的处理有关。良好的牙龈组织封闭有利于植骨材料的稳定。种植体即刻植入后可以选择临时基台进行即刻修复或者选择个性化的愈合基台 [52-54]。个性化的愈合基台应该具有牙根的形态，以便可以很好地支撑种植体周围的牙龈组织。个性化的愈合基台也可以用于牙列缺失的情况 [55]。Tarnow 等人报道了在即刻种植中使用个性化愈合基台或者临时修复体并联合骨移植材料后，获得了更为理想的边缘骨形态 [56]。还有研究显示此方法可以较好地维持软组织的体积 [57]，有效支撑种植体与邻牙间的龈乳头。采取位点保存的方式是实现不了这种效果的。

如果只需要保持术前的软硬组织就可满足未来最终修复的要求，那么为了理想的修复效果建议采用即刻种植。在这个过程中，需要克服解剖结构的限制，使种植体能够获得初始稳定性和形成适宜的、可容纳骨移植材料的原始唇侧骨板外形 [37]。如果发现种植体周围的组织存在缺损，那么在种植体植入的同期还需要进行软组织 / 骨组织增量。对于即刻种植的病例，一定要经过仔细的诊断、选择和设计，才能获得可预期的种植体周围美学效果 [58]。

3.5.5 即刻种植位点的软组织管理

为了达到最终可预期的美学修复效果，足量且优质的软组织是必不可少的因素。上颌前牙区的即刻种植，有时仅仅在跳跃间隙植骨并不能获得理想的效果，这时还需要在种植体基台周围移植结缔组织以对现有的牙龈组织进行增量 [59-61]。换句话说，在种植体即刻植入的同期，用软组织覆盖种植体基台周围因拔牙而敞开的空间是有益的。当然，这并不能进一步阻止边缘骨的吸收。如果可能的话，为了在美学区获得理想的修复效果，通常建议使用软组织移植，但术后组织长期的稳定性仍然需要更多研究的支持。

3.5.6 牙槽嵴保存

牙槽嵴保存用于维持拔牙位点周围现存的骨组织和软组织，阻止牙槽骨的吸收，帮助后期种植体可以实现以修复为导向的植入 [62-65]。

文献显示：即使在进行牙槽嵴保存之后，牙槽嵴依然会发生水平向和垂直向的骨改变，而最值得关注的问题是牙槽嵴宽度的减少 [66-67]。相较于使用了基台的即刻种植而言，牙槽嵴保存缺乏牙龈组织的支撑，在愈合后唇侧骨板和软组织都会出现丢失。

牙槽骨的萎缩有时无法为美学区种植体的植入提供一个理想的基础，在某些情况下，并不能进行即刻种植。例如：急性炎症，大范围骨缺损和种植体无法获得初始稳定性。延期或者早期种植才是这些状况不佳位点更好的治疗方案。未来改良的手术方式或者不同的骨移植材料也许会改善牙槽嵴增量的效果。

3.6 愈合位点：只进行骨增量或骨增量同期植入种植体

对于拔牙后的愈合位点，很多情况下都会存在牙槽骨缺损和软组织缺损。特别是在前牙区，唇侧的骨板通常比较菲薄，拔牙后牙槽骨会进一步出现吸收。此外，在多颗牙连续缺失的病例中，通常会出现牙槽骨大面积的垂直向和水平向吸收并伴随软组织和龈乳头的丧失[68]。

如果不采取一些手段来改善种植位点这种糟糕的情况，那么在美学区将很难取得种植的成功。因为这些患者将会存在一系列的美学问题，如龈乳头缺失、龈缘线形态不佳、种植牙冠过长等。

在对种植位点进行处理之前，进行准确的诊断和制订完善的治疗计划是尤为重要的。需要多少骨和软组织，该采取哪种手术方式都是需要考虑的。垂直向和水平向骨增量的体积则与第3章之前提到的种植体植入的五维方向有关。口腔医生要以最终理想修复体为导向，根据笑线、口腔美学评估、口内状况、研究模型、X线片和CT进行准确的诊断和制订完善的治疗计划[69]。

3.6.1 种植位点的理想诊断和治疗计划

1. 口外
诊断前口腔美学评估。

检查笑线、中线、牙齿位置、龈缘等。

根据微笑美学的设计理念，综合美学相关因素制订整体治疗计划。数字化虚拟设计在这个过程中是非常有帮助的。

2. 口内检查
缺牙位点的情况：检查牙齿的位置/形状、咬合情况、牙龈情况、牙龈生物型。

3. 研究模型和诊断蜡型
缺牙位点的情况：检查牙齿的位置/形状、咬合情况等。

4.X线片和CT评估
三维方向查看牙槽骨的高度、宽度等。

为了在美学区制订出一个良好的治疗计划，口腔技师的参与是非常重要的，临床医生需要他们为整个治疗计划设计一个理想的修复体形态[70]。

除了上述方面，更重要的是患者关心的问题和是否同意整个治疗计划。医生必须考虑患者的治疗期望、年龄、性别、职业、病史和经济状况等因素。

在确定了理想种植体植入的五维方向和根据术前综合诊断和微笑设计制作修复体外形后，在手术开始之前，医生必须还要决定骨组织和软组织增量手术的方式。

当患者不接受医生根据微笑设计为他制订的治疗计划，也不希望改善种植位点周围组织，只希望通过种植来恢复他缺失的牙齿时，医生应该尝试让患者理解为其制订的改善目前缺牙区状况的方案，并告诉患者究竟哪种才是理想的种植治疗方案。这个环节很重要，有助于避免后面的风险和问题（图3.18~图3.24）。

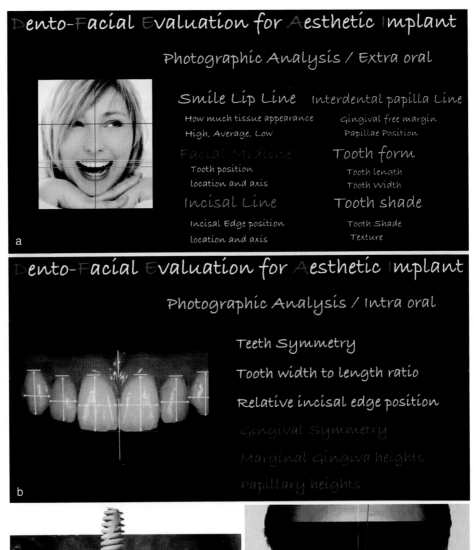

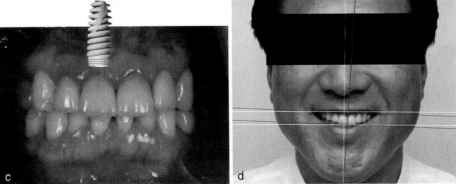

图 3.18　诊断前口内和口外的美学评估。a、b. 必须检查整个口腔和颌面部的对称性，并找出存在的问题。c、d. 例如，这是一个 #8 牙因为根折要进行种植修复。仅仅的口内检查并不足以帮助医生做出准确的诊断，医生还需要进行包括颌面部诊断在内的更为全面的检查，并对患者详细解释整个治疗计划

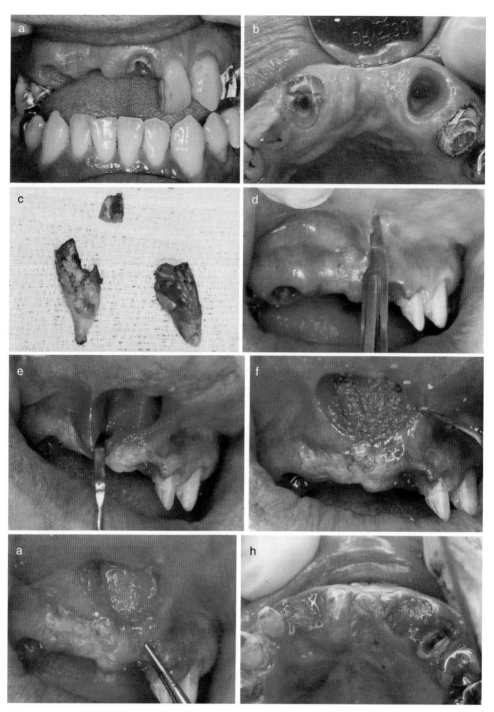

图3.19 只进行骨增量的病例。a~c.上颌尖牙和中切牙牙根纵折，拔除残根。d~g.在根方的前庭沟处做切口，暴露牙槽骨，填入颗粒状小牛骨，表面覆盖可吸收膜。h.同时使用小牛骨对拔牙窝进行了位点保存

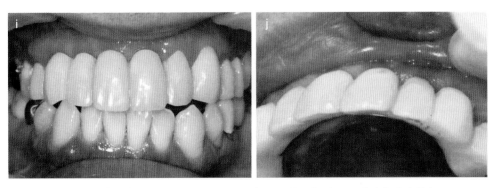

图 3.19（续） i、j. 维持了骨组织形态，为种植体理想位置植入提供了足量的水平向骨组织

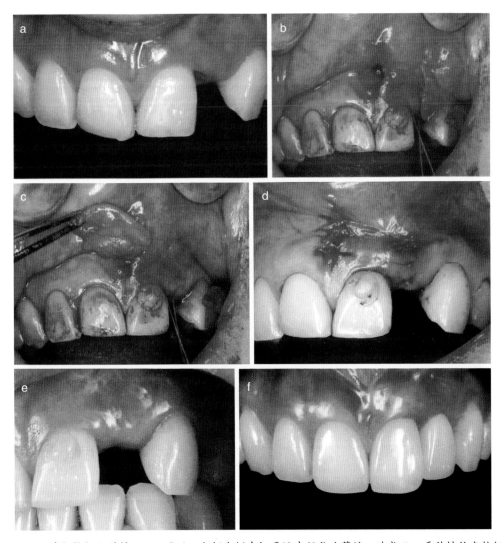

图 3.20 只进行软组织移植。a. 正面照，上颌左侧中切牙远中龈乳头萎缩，造成 #10 牙种植位点软组织情况不理想。b~d. 采用 VISTA 技术对 #10 牙进行上腭结缔组织移植（ VISTA 经前庭沟切口的骨膜下隧道技术 ）[71]。e. 结缔组织移植术后，龈乳头实现重建并改善了牙龈生物型。f. 最终左上颌侧切牙种植修复体周围有良好的软组织和骨组织支持

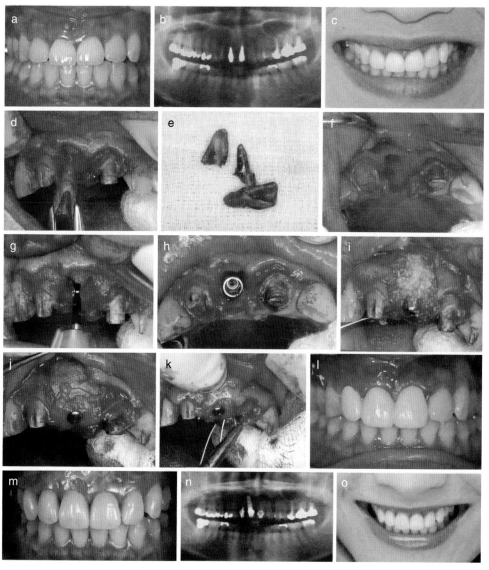

图 3.21 骨组织和软组织增量同期植入种植体。a~c. 正面照，右上颌中切牙牙根纵折，需要拔除。d、e. 采用常规方法拔除患牙。f. 因为牙根纵折导致唇侧骨板存在缺损。g、h. 种植体植入的三维位置理想。i. 采用小牛骨进行骨增量。j、k. 从上腭取结缔组织移植在种植位点。l. 正面照，术后进行临时修复。m. 最终修复完成后的口内照。n. 全景片显示种植体的位置。o. 3 年后随访的微笑照

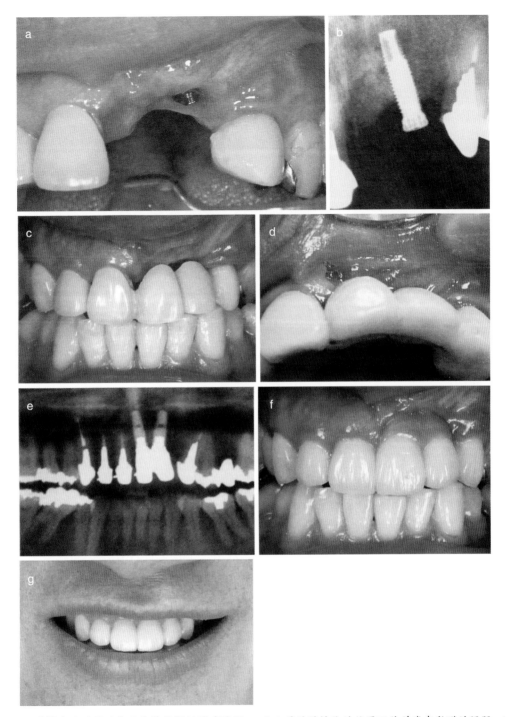

图 3.22 种植失败后导致大面积骨缺损的治疗过程。a.#10 牙的种植体的位置不佳并存在黏膜的问题。b. 术前的 X 线片，种植体周围骨丧失，种植体不得不被取出。c、d. 种植体被取出后，可见明显的垂直向和水平向骨缺损和不足的角化龈。患者拒绝进一步的骨增量手术。e. 骨组织吸收，在两颗种植体植入的位置形成一个骨平面。f. 最终修复后口内照，采用全瓷冠联合牙龈瓷。g. 6 年后随访的微笑照，采用螺丝固位修复

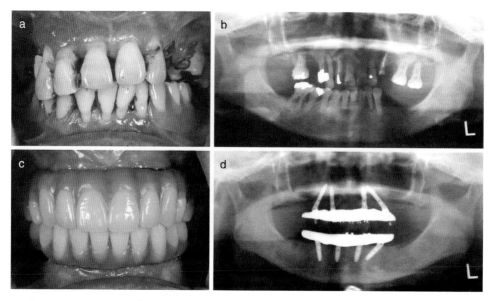

图 3.23　全口治疗。a、b. 一位有严重牙周疾病的 53 岁女性患者：大部分的牙齿预后很差，无保留价值。因为牙齿松动和疼痛，患者进食困难，要求进行全口治疗。患者上颌的所有余留牙被拔除，然后植入 4 颗种植体并进行固定修复，下颌也是采用同样的治疗方案[72-73]。c. 最终修复后的口内照，使用牙龈瓷恢复缺失的软组织。d. 5 年后随访的全景片

3.7 种植位点处理的时机

种植位点处理可以与种植体植入同期或非同期进行。

1. 只进行增量手术（种植体植入手术之前）。

2. 增量手术同期进行种植体的植入。

注意：骨组织和软组织增量手术可以在种植体植入完成后，二期手术或者修复阶段进行。然而，种植体植入后再进行骨增量的成功率将大大降低。因此，应该优先选择在种植体植入之前进行软硬组织增量。

3.7.1　只进行增量手术（种植体植入手术之前）

种植体植入前对位点周围进行软硬组织重建对实现种植体美学、健康和功能的长期可预测性非常重要。众所周知的骨组织增量技术有 GBR（引导骨组织再生术，见第 5 章），牙槽嵴劈开术和上颌窦底提升术。在开展这些技术的过程中还需要配合使用多种材料，例如自体骨、同种异体骨、异种骨和生长因子（像 rh-BMP2）。

软组织增量术除了经常用到的软组织移植术，如 CTG（结缔组织移植）和 FGG（游离龈移植）外，还可以使用 AlloDerm（异体真皮基质）、富血小板血浆（PRP）、富血小板纤维蛋白（PRF）和 CGF。

这些技术的具体步骤和材料的选择请参考本书的第 5、6、7 章。

增量技术一方面为缺牙位点创建理想的种植环境，对于一些大范围缺损的病例可以有助于后期种植体植入；但另一方面，该技术也会带来诸多问题，比如延长治疗周期，需要多次侵入性手术和患者的经济负担加重。

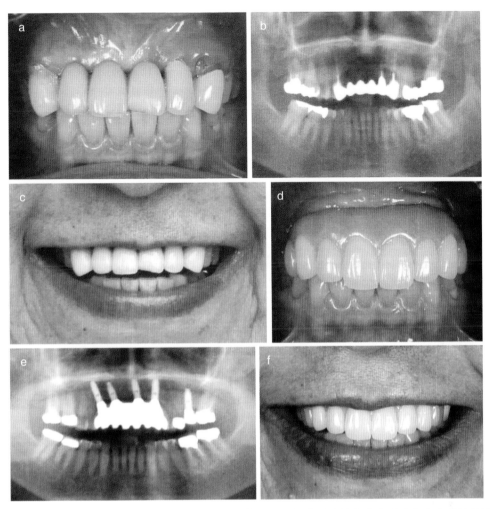

图 3.24 微创的治疗过程。a. 一名 78 岁的女性患者，她上颌前牙的桥修复体因为基牙的牙根折裂而无法继续使用。患者不能接受创伤较大的手术，在拆除失败的桥修复体、拔除折裂的牙根后，进行了牙槽骨的修整术，以便后期通过牙龈瓷来恢复良好的美学修复效果。即刻植入 4 颗种植体，当天戴入了固定的临时修复体。b. 术前全景片：存在骨组织和软组织缺损，无法实现理想的种植修复。c. 微笑时存在美学问题。d. 最终修复体用粉色饰瓷恢复缺失的软组织并采用螺丝固位修复。e. 术后 5 年的全景片。f. 戴入修复体后的微笑照

3.7.2 增量手术同期进行种植体的植入

增量手术同期进行种植体的植入最大的优势在于可以缩短整个治疗周期。按照传统的治疗程序，在种植体植入前需要等待 4~8 个月，以便植骨区的新骨成熟。

尽管这种方式可以缩短治疗的时间，但是存在骨移植材料感染的风险，骨移植材料感染后将会影响到种植体，进一步导致种植体表面的感染。因此，这种手术方法的难度相对较大。

作者认为以下几个因素是增量手术同期进行种植体的植入成功的关键：

1. 病例选择；
2. 良好的切口和软组织瓣设计；
3. 减张切口；

4.使用正确的缝合技术进行初期的伤口关闭；

5.围手术期的管理。

3.8 种植位点处理中的切除理念

种植位点的处理除了之前提到的软、硬组织增量，还有一种方式是对其进行截骨和软组织切除。这种方式需要最终使用修复体的上部结构来恢复缺失的软组织。这种方式可能有以下几种适用条件：

1.严重骨缺损的病例。

– 外伤或者先天性骨缺损

– 之前种植失败的病例（通过手术很难恢复缺损骨组织）

2.全口种植病例（或者相似的治疗理念）。

– 根据患者的要求和（或）必要性

3.需要避免手术创伤（需要减少侵入性手术次数）。

– 系统性疾病

– 患者要求

如果选择用上部修复体来恢复缺失的软硬组织，医生应该密切关注天然软组织和修复体人工牙龈交界线（转换区）的位置，特别是对于高笑线的患者。为了避免美学的失败，医生应该了解患者笑线（唇线）和龈缘线之间的关系，确保修复体制作时笑线和龈缘线处于正确的位置。如果患者微笑时"修复体上部结构 – 天然软组织的交界线"暴露，那么就是美学失败。为了防止这种情况的发生，必须进行足量的牙槽嵴修整。

3.9 小 结

种植位点的处理对提高种植修复的预后和实现美学区可预期的美学、功能、健康效果至关重要。医生应该采用软硬组织增量技术或者切除手术等一系列可用的治疗方法来改善患者种植位点不良的情况。同时，医生还需要了解有关的治疗理念、手术方式、材料选择，特别是治疗时机，只有这样，才能为每位患者提供最佳的治疗方案，以实现种植的长期成功。

参考文献

[1] Grunder U. Stability of the mucosal topography around single-tooth implants and adjacent teeth: 1-year results. Int J Periodontics Restorative Dent, 2000, 20(1):11–17.

[2] Kan JY, Rungcharassaeng K, Umezu K, et al. Dimensions of peri-implant mucosa: an evaluation of maxillary anterior single implants in humans. J Periodontol, 2003, 74(4):557–562.

[3] Saadoun AP, Touati B. Soft tissue recession around implants: is it still unavoidable?--Part I. Pract Proced Aesthet Dent, 2007, 19(1):55–62. quiz 64.

[4] Touati B. Biologically driven prosthetic options in implant dentistry. Pract Proced Aesthet Dent, 2004, 16(7):517–520.

[5] Pontoriero R, Celenza F Jr, Ricci G, et al. Rapid extrusion with fiber reaction: a combined orthidontic-periodontic treatment modality. Int J Periodontics Restorative Dent, 1987, 7(5):30–43.

[6] López SG, Gaya MVO, Capilla MV. Esthetic restoration with orthodontic traction and singletooth implant: case report. Int J Periodontics Restorative Dent, 2005, 25:239–245.

[7] Mantzikos T, Shamus I. Case report: forced eruption and implant site development. Angle Orthod, 1998, 68:179–186.

[8] Mantzikos T, Shamus I. Forced eruption and implant site development: soft tissue response. Am J Orthod Dentfacical Orthop, 1997, 112:596–606.

[9] Kwon EY, Lee JY, Choi J. Effect of slow forced eruption on the vertical levels of the interproximal

bone and papilla and the width of the alveolar ridge. Korean J Orthod, 2016, 46(6):379–385.

[10] Maeda S, Sasaki T. Modality and risk management for orthodontic extrusion procedures in interdisciplinary treatment for generating proper bone and tissue contours for the planned implant: a case report. Int J Implant Dent, 2015, 1(1):26.

[11] Chochlidakis KM, Geminiani A, Papaspyridakos P, et al. Buccal bone thickness around single dental implants in the maxillary esthetic zone. Quintessence Int, 2016, 48(4):295–308. [Epub ahead of print].

[12] Cosyn J, Eghbali A, Hanselaer L, et al. Four modalities of single implant treatment in the anterior maxilla: a clinical, radiographic, and aesthetic evaluation. Clin Implant Dent Relat Res, 2013, 15(4):517–530

[13] Kan JY, Rungcharassaeng K, Lozada J. Immediate placement and provisionalization of maxillary anterior single implants: 1-year prospective study. Int J Oral Maxillofac Implants, 2003, 18(1):31–39.

14. Wöhrle PS. Single-tooth replacement in the aesthetic zone with immediate provisionalization: fourteen consecutive case reports. Pract Periodontics Aesthet Dent, 1998, 10(9):1107–1114.

[15] Razavi T, Palmer RM, Davies J, et al. Accuracy of measuring the cortical bone thickness adjacent to dental implants using cone beam computed tomography. Clin Oral Implants Res, 2010, 21(7):718–725.

[16] Lee CT, Chiu TS, Chuang SK, et al. Alterations of the bone dimension following immediate implant placement into extraction socket: systematic review and meta-analysis. J Clin Periodontol, 2014, 41(9):914–926.

[17] Lee EA, Gonzalez-Martin O, Fiorellini J. Lingualized flapless implant placement into fresh extraction sockets preserves buccal alveolar bone: a cone beam computed tomography study. Int J Periodontics Restorative Dent, 2014, 34(1):61–68.

[18] Morimoto T, Tsukiyama Y, Morimoto K, et al. Facial bone alterations on maxillary anterior single implants for immediate placement and provisionalization following tooth extraction: a superimposed cone beam computed tomography study. Clin Oral Implants Res. 2015;26(12):1383–1389.

[19] Roe P, Kan JY, Rungcharassaeng K, et al. Horizontal and vertical dimensional changes of peri-implant facial bone following immediate placement and provisionalization of maxillary anterior single implants: a 1-year cone beam computed tomography study. Int J Oral Maxillofac Implants.

2012;27(2):393–400.

[20] Cooper LF, Reside GJ, Raes F, et al. Immediate provisionalization of dental implants placed in healed alveolar ridges and extraction sockets: a 5-year prospective evaluation. Int J Oral Maxillofac Implants. 2014;29(3):709–717.

[21] Kan JY, Rungcharassaeng K, Lozada JL, et al. Facial gingival tissue stability following immediate placement and provisionalization of maxillary anterior single implants: a 2- to 8-year follow-up. Int J Oral Maxillofac Implants. 2011;26(1):179–187.

[22] Malchiodi L, Cucchi A, Ghensi P, et al. Evaluation of the esthetic results of 64 nonfunctional immediately loaded postextraction implants in the maxilla: correlation between interproximal alveolar crest and soft tissues at 3 years of follow-up. Clin Implant Dent Relat Res. 2013;15(1):130–142.

[23] Araújo MG, Sukekava F, Wennström JL, et al. Ridge alterations following implant placement in fresh extraction sockets: an experimental study in the dog. J Clin Periodontol. 2005;32(6):645–652.

[24] Botticelli D, Berglundh T, Lindhe J. Hard-tissue alterations following immediate implant placement in extraction sites. J Clin Periodontol, 2004, 31(10):820–828.

[25] Carlsson GE, Bergman B, Hedegård B. Changes in contour of the maxillary alveolar process under immediate dentures. A longitudinal clinical and x-ray cephalometric study covering 5 years. Acta Odontol Scand, 1967, 25(1):45–75.

[26] Chen ST, Darby IB, Reynolds EC. A prospective clinical study of non-submerged immediate implants: clinical outcomes and esthetic results. Clin Oral Implants Res, 2007, 18(5):552–562.

[27] Degidi M, Daprile G, Nardi D, et al. Immediate provisionalization of implants placed in fresh extraction sockets using a definitive abutment: the chamber concept. Int J Periodontics Restorative Dent, 2013, 33(5):559–565.

[28] Demircan S, Demircan E. Dental cone beam computed tomography analyses of the anterior maxillary bone thickness for immediate implant placement. Implant Dent, 2015, 24(6):664–668.

[29] Sanz M, Cecchinato D, Ferrus J, et al. A prospective, randomized-controlled clinical trial to evaluate bone preservation using implants with different geometry placed into extraction sockets in the maxilla. Clin Oral Implants Res, 2010, 21(1):13–21.

[30] Vera C, De Kok IJ, Reinhold D, et al. Evaluation of buccal alveolar bone dimension of maxillary anterior and premolar teeth: a cone beam computed

tomography investigation. Int J Oral Maxillofac Implants, 2012, 27(6):1514–1519.

[31] Arora H, Ivanovski S. Correlation between pre-operative buccal bone thickness and soft tissue changes around immediately placed and restored implants in the maxillary anterior region: a 2-year prospective study. Clin Oral Implants Res, 2016, 29:1188–1194. [Epub ahead of print].

[32] Ferrus J, Cecchinato D, Pjetursson EB, et al. Factors influencing ridge alterations following immediate implant placement into extraction sockets. Clin Oral Implants Res, 2010, 21(1):22–29.

[33] Tarnow DP, Chu SJ. Human histologic verification of osseointegration of an immediate implant placed into a fresh extraction socket with excessive gap distance without primary flap closure, graft, or membrane: a case report. Int J Periodontics Restorative Dent, 2011, 31(5):515–521.

[34] Grunder U, Gracis S, Capelli M. Influence of the 3-D bone-to-implant relationship on esthetics. Int J Periodontics Restorative Dent, 2005, 25(2):113–119.

[35] Spray JR, Black CG, Morris HF, et al. The influence of bone thickness on facial marginal bone response: stage 1 placement through stage 2 uncovering. Ann Periodontol, 2000, 5(1):119–128.

[36] Zhang W, Skrypczak A, Weltman R. Anterior maxilla alveolar ridge dimension and morphology measurement by cone beam computerized tomography (CBCT) for immediate implant treatment planning. BMC Oral Health, 2015, 15:65.

[37] Kan JY, Roe P, Rungcharassaeng K, et al. Classification of sagittal root position in relation to the anterior maxillary osseous housing for immediate implant placement: a cone beam computed tomography study. Int J Oral Maxillofac Implants, 2011, 26(4):873–876.

[38] Chung SH, Park YS, Chung SH, et al. Determination of implant position for immediate implant placement in maxillary central incisors using palatal soft tissue landmarks. Int J Oral Maxillofac Implants, 2014, 29(3):627–633.

[39] Chappuis V, Bornstein MM, Buser D, et al. Influence of implant neck design on facial bone crest dimensions in the esthetic zone analyzed by cone beam CT: a comparative study with a 5-to-9-year follow-up. Clin Oral Implants Res, 2016, 27(9):1055–1064.

[40] Rosa AC, da Rosa JC, Dias Pereira LA, et al. Guidelines for selecting the implant diameter during immediate implant placement of a fresh extraction socket: a case series. Int J Periodontics Restorative Dent, 2016, 36(3):401–407.

[41] Jensen OT. Dental extraction, immediate placement of dental implants, and immediate function. Oral Maxillofac Surg Clin North Am, 2015, 27(2):273–282.

[42]. Koh RU, Rudek I, Wang HL. Immediate implant placement: positives and negatives. Implant Dent, 2010, 19(2):98–108.

[43] Kois JC. Predictable single-tooth peri-implant esthetics: five diagnostic keys. Compend Contin Educ Dent, 2004, 25(11):895–6. 898, 900 passim; quiz 906–907.

[44] Kan JY, Morimoto T, Rungcharassaeng K, et al. Gingival biotype assessment in the esthetic zone: visual versus direct measurement. Int J Periodontics Restorative Dent, 2010, 30(3):237–243.

[45] Lemes HD, Sartori IA, Cardoso LC, et al. Behaviour of the buccal crestal bone levels after immediate placement of implants subjected to immediate loading. Int J Oral Maxillofac Surg, 2015, 44(3):389–394.

[46] Olsson M, Lindhe J, Marinello CP. On the relationship between crown form and clinical features of the gingiva in adolescents. J Clin Periodontol, 1993, 20(8):570–577.

[47] Seibert J, Lindhe J. Esthetics and periodontal therapy//Lindhe J, editor. Textbook of clinical periodontology. 2nd ed. Copenhagen: Munksgaard, 1989: 477–514.

[48] Weisgold A. Gmtoun of the full crown restoration. Alpha Omegan. 1977;10:77–89.

[49] Schropp L, Wenzel A. Timing of single implant placement and long-term observation of marginal bone levels. Eur J Oral Implantol, 2016, 9(Suppl 1):107–122.

[50] Berberi AN, Sabbagh JM, Aboushelib MN, et al. A 5-year comparison of marginal bone level following immediate loading of single-tooth implants placed in healed alveolar ridges and extraction sockets in the maxilla. Front Physiol, 2014, 5:29.

[51] De Rouck T, Collys K, Wyn I, et al. Instant provisionalization of immediate singletooth implants is essential to optimize esthetic treatment outcome. Clin Oral Implants Res, 2009, 20(6):566–570.

[52] Gamborena I, Blatz MB. Evolution, contemporary protocols for anterior single-tooth implants. IL: Quintessence Publishing, 2015:163–322.

[53] Schoenbaum TR, Chang YY, Klokkevold PR, et al. Abutment emergence modification for immediate implant provisional restorations. J Esthet Restor Dent, 2013, 25(2):103–107.

[54] Su H, Gonzalez-Martin O, Weisgold A, et al. Considerations of implant abutment and crown contour: critical contour and subcritical contour. Int J Periodontics Restorative Dent, 2010, 30(4):335–343.

[55] Urban IA, Klokkevold PR, Takei HH. Abutment-supported papilla: a combined surgical and prosthetic approach to papilla reformation. Int J Periodontics Restorative Dent, 2016, 36(5):665–671.

[56] Tarnow DP, Chu SJ, Salama MA, et al. Flapless postextraction socket implant placement in the esthetic zone: part 1. The effect of bone grafting and/or provisional restoration on facial-palatal ridge dimensional change-a retrospective cohort study. Int J Periodontics Restorative Dent, 2014, 34(3):323–331.

[57] Chu SJ, Salama MA, Garber DA, et al. Flapless postextraction socket implant placement, part 2: the effects of bone grafting and provisional restoration on peri-implant soft tissue height and thickness- a retrospective study. Int J Periodontics Restorative Dent, 2015, 35(6):803–809.

[58] Vignoletti F, Sanz M. Immediate implants at fresh extraction sockets: from myth to reality. Periodontol, 2014, 66(1):132–152.

[59] Langer B, Langer L. Subepithelial connective tissue graft technique for root coverage. J Periodontol, 1985, 56(12):715–720.

[60] Ross SB, Pette GA, Parker WB, et al. Gingival margin changes in maxillary anterior sites after single immediate implant placement and provisionalization: a 5-year retrospective study of 47 patients. Int J Oral Maxillofac Implants, 2014, 29(1):127–134.

[61] Rungcharassaeng K, Kan JY, Yoshino S, et al. Immediate implant placement and provisionalization with and without a connective tissue graft: an analysis of facial gingival tissue thickness. Int J Periodontics Restorative Dent, 2012, 32(6):657–663.

[62] Horváth A, Mardas N, Mezzomo LA, et al. Alveolar ridge preservation. A systematic review. Clin Oral Investig, 2013, 17(2):341–363.

[63] MacBeth N, Trullenque-Eriksson A, Donos N, et al. Hard and soft tissue changes following alveolar ridge preservation: a systematic review. Clin Oral Implants Res, 2016, 26:982–1004. [Epub ahead of print] Review.

[64] Mardas N, Trullenque-Eriksson A, MacBeth N, et al. Does ridge preservation following tooth extraction improve implant treatment outcomes: a systematic review: group 4: therapeutic concepts & methods. Clin Oral Implants Res, 2015, 26(Suppl 11):180–201.

[65] Sottosanti JS. Aesthetic extractions with calcium sulfate and the principles of guided tissue regeneration. Pract Periodontics Aesthet Dent, 1993, 5(5):61–69. quiz 69.

[66] Iasella JM, Greenwell H, Miller RL, et al. Ridge preservation with freeze-dried bone allograft and a collagen membrane compared to extraction alone for implant site development: a clinical and histologic study in humans. J Periodontol, 2003, 74(7):990–999.

[67] Lekovic V, Kenney EB, Weinlaender M, et al. A bone regenerative approach to alveolar ridge maintenance following tooth extraction. Report of 10 cases. J Periodontol, 1997, 68(6):563–570.

[68] Saadoun AP, Le Gall MG, Touati B. Current trends in implantology: part II--treatment planning, aesthetic considerations, and tissue regeneration. Pract Proced Aesthet Dent, 2004, 16(10):707–714. quiz 716.

[69] Al-Sabbagh M. Implants in the Esthetic Zone. Dent Clin, 2006, 50(3):391–407.

[70] Schoenbaum TR, Chang YY. Dentist-technician collaboration in the digital age: enhancing outcomes through photography, teamwork, and technology. J Calif Dent Assoc, 2011, 39(8):559–567.

[71] Zadeh HH. Implant site development: clinical realities of today and the prospects of tissue engineering. J Calif Dent Assoc, 2004, 32(12):1011–1020.

[72] Maló P, de Araújo Nobre M, Lopes A, et al. "All-on-4" immediatefunction concept for completely edentulous maxillae: a clinical report on the medium (3 years) and long-term (5 years) outcomes. Clin Implant Dent Relat Res, 2012, 14(Suppl 1):e139–150.

[73] Maló P, de Araújo Nobre M, Lopes A, et al. All-on-4® treatment concept for the rehabilitation of the completely edentulous mandible: a 7-year clinical and 5-year radiographic retrospective case series with risk assessment for implant failure and marginal bone level. Clin Implant Dent Relat Res, 2015, 17(Suppl 2):e531–541.

第4章　美学区种植的引导骨再生

Joan Pi-Anfruns, Bach Le

摘　要

引导骨再生（GBR）遵循组织再生原则，利用屏障膜的屏障作用保证骨可以在特定的口腔缺损部位再生，利用颗粒状骨移植材料形成的支架和骨移植材料的骨改建引导骨形成。引导骨再生手术成功的关键取决于诸多因素，包括患者自身的愈合能力、规范的手术程序和使用的材料。术后抗生素的使用和定期随访将最大限度降低术后并发症的发生率。引导骨再生手术的成功率在90%以上，引导骨再生手术已成为一种可以预见的手术方式用来解决口腔种植患者骨缺损的问题。

4.1　引导骨再生的历史背景

骨移植是外科医生能够实现理想口腔种植治疗效果的重要一环。拔牙、病理性或者先天性牙槽嵴缺损手术或者外伤治疗后都可能会造成上颌和下颌颌弓的骨缺损。为了解决这些问题，通常会在接下来采用骨移植的再生手术方式。引导骨再生（GBR）是一种联合屏障膜和颗粒状骨移植材料来引导新骨形成的技术，GBR的原理是基于引导组织再生（GTR），阻挡多余的上皮细胞进入骨再生的区域。Melcher[1]在1976年首次描述了GTR的概念，他提出牙周组织的修复潜能取决于可以重新附着于暴露牙根表面的细胞种类。这些发现随后被Nyman和他的同事[2]所证实，如果牙周韧带来源的细胞能够在愈合过程中重新附着于牙根表面，那么就会有新的结缔组织附着在先前牙周受累的牙根表面。1988年，Dahlin和他的同事采用相同的GTR原则来治疗骨缺损，结果表明当成纤维细胞和其他结缔组织细胞被阻挡进入骨缺损区时，具有成骨潜能的细胞通过增殖可以实现骨再生。随后，引导骨再生的概念便诞生了。

4.2　引导骨再生（GBR）的原理和生物学原则

拔牙后的骨改建可能会妨碍种植体植入的位置，影响最终的功能和美学效果。与口腔种植相关的引导骨再生可用于牙槽嵴缺损的修复、恢复种植体周围开裂型和

J. Pi-Anfruns (✉)
Division of Diagnostic and Surgical Sciences, Division of Regenerative and Constitutive Sciences, Dental Implant Center, UCLA School of Dentistry, Los Angeles, CA, USA
e-mail: jpianfruns@dentistry.ucla.edu

B. Le
Department of Oral and Maxillofacial Surgery, Herman Ostrow School of Dentistry at USC, Los Angeles, CA, USA
Private Practice, Whittier, CA, USA

开窗型骨缺损、剩余骨存在缺损和拔牙后位点的即刻种植、治疗种植体周围组织病变[4]。这些骨缺损可以局限于单颗牙齿或延伸至多颗牙齿。种植体周围水平向的骨缺损会导致种植体螺纹暴露、骨开裂或者骨开窗，最常见于颊侧表面；种植体周围垂直向的骨缺损会导致种植体的使用寿命比预期更短、临床牙冠较长、更多的功能需求无法满足和不美观的修复效果。

与天然骨修复一样，移植骨的愈合也主要经历三个阶段：炎症、增殖和改建。引导骨再生的理念基于使用可吸收或不可吸收屏障膜来稳定血凝块，为骨细胞创造一个免受增殖速率更快的软组织细胞干扰的、良好的生长空间[3]。

4.3　美学区术前评估

种植体的正确植入位置和理想修复形态取决于对牙槽骨形态和软组织轮廓的三维评估。这种以修复为导向的种植理念正如第 1 章所述，由修复体和软组织的美学和功能需求所决定。术前评估可分为三个阶段：技工室、临床和影像学。

技工室的评估包括获取研究模型和模型上制作美学蜡型。美学蜡型要能同时恢复缺损的牙槽骨和需要修复的牙齿外形。通过这个蜡型，可以制作一个放射导板。

临床评估应该包括软组织的厚度（生物型）和宽度、大笑时牙龈的暴露量、笑线、唇部支撑和相邻牙的位置，厚龈生物型和充足的角化龈更容易获得理想的美学效果（图 4.1）。

当软组织不足时（宽度＜ 2mm 或薄

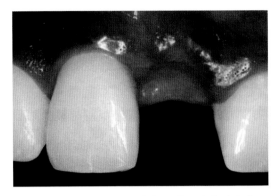

图 4.1　评估缺失的 #9 牙齿，厚龈生物型和充足的角化龈，可以预测到容易获得理想的修复结果

龈生物型），建议在引导骨再生术前先进行软组织移植术来改善软组织的质和量。

影像学的评估是利用锥形束计算机断层扫描（CBCT）并结合第 2 章提到的放射导板从三维的角度进行评估。CBCT 让临床医生可以高精确性地进行预判和设计，提高美学高风险区最终的治疗效果。

4.4　翻瓣的设计和软组织考虑

引导骨再生成功的关键在于对植骨区软组织的全面评估和仔细管理。足够的角化龈（KG）区域是为伤口边缘提供稳定性的关键。每个伤口边缘都最少需要 2mm 宽的角化龈。此外，周围软组织的生物型同样会影响手术的成功。厚度不足 1.2mm 的组织瓣容易发生伤口裂开[5]，这种常见的并发症将影响 GBR 的成功。

伤口初期关闭时，伤口边缘的无张力状态和不受干扰的愈合是缺损部位能够成功实现骨再生的关键。因此，需要有恰当的翻瓣设计。在理想的骨增量手术过程中，组织瓣需要有足够的自由度或移动性，可以实现无张力闭合。牙槽嵴的切口需要至少向两侧延伸一个牙位。

垂直减张切口应尽可能远离美学区，设计在相邻牙齿的远颊线角处。在美学区，应使用保留龈乳头切口以防止邻牙的龈乳头丧失。组织瓣应为底部更宽的倒梯形设计，以确保充足的血供（图 4.2）。

4.5 骨缺损区的处理

骨缺损区的处理是另一个影响 GBR 成功的关键因素。在引导骨再生过程中，建议建立一些血管通道（在骨缺损部位打几个穿通皮质骨的滋养孔）。生物学原理是开放到骨髓腔的通路，增加血供，促进细胞和营养物质迁移到缺损部位[6-8]。在一项使用 GBR 模型的动物实验中，Lee 和他的同事发现在植骨床上预备滋养孔可以改善骨移植材料中的新血管生成，并促进骨再生，特别是在愈合的早期阶段。此外，血管通道还会增加破骨细胞通道或锥形切迹（cutting zone）的数量[9-10]。这些锥形切迹在骨重建中是必不可少的，因为随后立即会有毛细血管和成骨细胞将形成的类骨质填充于锥形切迹中。

这些血管通道可以是直径为 1~2mm 的圆孔或管状的通道。刮骨刀、扩孔钻和超声骨刀等都可用来建立血管通道。无论使用何种设备或者预备何种孔洞形态，通道的深度必须穿透到骨髓腔，好让血液流到植骨部位（图 4.3）。

当建立血管通道时，需要小心，不要损伤邻牙、神经，血管或者组织瓣。

4.6 植骨材料的选择

理想的骨移植材料需要具有骨形成的三个特点：成骨、骨诱导和骨传导。成骨是指骨形成的自然过程，骨诱导是指诱导骨生成的过程，即将不成熟的细胞聚集并刺激其分化为前成骨细胞。骨传导是指为骨提供一个可以长入的支架。

与正常的骨修复过程一样，骨移植材料的愈合主要经历三个阶段：炎症、增殖和改建[11-15]。炎症阶段是在受到创伤后立即开始的，并将持续大概 5d 的时间。炎

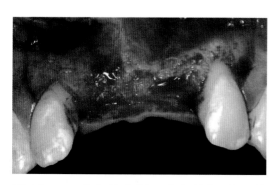

图 4.2 GBR 组织瓣的设计，组织瓣向两侧延伸一个牙位，垂直减张切口的位置位于远颊线角处，倒梯形的组织瓣设计是 GBR 成功的关键

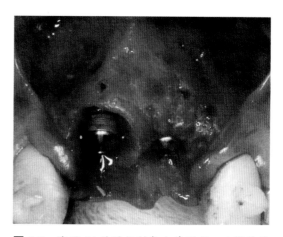

图 4.3 使用 #1 的圆钻制备血管通道，为植骨区提供额外的血供。可以看到在骨髓腔内活动性的出血。当同期植入种植体时，需要在种植体植入前建立血管通道以防损伤到种植体表面

症是由血管损伤引发并激活凝血系统。在该阶段，通过血小板和血管收缩的作用形成血凝块，从而启动愈合过程。中性粒细胞和巨噬细胞主要在这个阶段清理伤口，减少细菌量。增殖阶段将持续 3 周，在这个阶段会有排列紊乱的类骨质或新的编织骨形成。在后续的骨改建阶段，未成熟的骨将会逐渐吸收并被有序的板层骨所取代，整个过程将持续几个月，具体取决于患者的自身情况和所选用骨移植材料的特性。

骨移植材料可根据它们获取的来源进行分类。自体骨移植材料是从待治疗的患者自身所获取的，同种异体骨移植材料是从相同物种的其他个体（尸体）所获取的，异种骨移植材料是从与受体不同的物种（动物）所获取的，人工合成骨移植材料则是由合成材料组成的（表格 4.1）。

不同骨移植材料的来源、组成、结构、颗粒大小和吸收时间都有所差别。在使用时，可以选择单一的骨移植材料，也可以将骨移植材料混合使用以使每种材料的特性最大化[16-17]。理想情况下，任何骨移植材料的吸收速率应与新骨形成的速率相近。材料的某些性质（如结晶度、粒径、表面积、孔隙率）和某些局部因素（如pH、细胞存在、含水量和患者整体的愈合

能力）都可能会影响材料的吸收速率[18]。自体骨相比其他材料具有更高的且更难以预测的吸收速率，一般不建议单独用于引导骨再生。另一方面，异种骨则被证明可以保持其整体体积的稳定性长达 11 年[19-20]，但在临床实践中可能并不是每一个病例都很理想。

骨移植材料中孔隙的存在对于新骨的形成是必需的，因为这样可以允许细胞的迁移和增殖，从而促进血管的生成。此外，多孔的表面改善了骨移植材料与周围天然骨的机械锁合，在临界面形成了更为强大的机械稳定性[21]。骨移植材料颗粒的微观孔隙度和宏观孔隙度将影响材料的生物可吸收性。推荐的骨移植材料的孔径范围为$100\sim400\mu m$[22]。研究结果表明，较高的孔隙率成骨会更快，这可能是由于具有了更大的表面积[23]。孔隙的结构是决定生物材料有效性的另一要素，微孔既可以是网状结构（相互连通的）的一部分也可以包含在其中。已有的研究结果表明相互连通的孔隙结构更具有优势，因为连续的多孔结构更有利于新骨的长入[24]。

骨移植材料的选择取决于几个因素。在决定哪种类型的骨移植材料最为合适时，材料的吸收速率和缺损部位的形状和

表 4.1　不同骨移植材料的吸收速率，从最快（绿色）到最慢（红色）

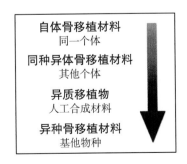

大小是需要考虑的重要因素。如前所述，自体骨不应该单独用于 GBR，因为它的吸收速度非常快。然而，当与其他材料混合使用时，它又可以提供有活性的营养物质。异种骨移植材料中虽然不含活性细胞，但可以提供的体积稳定性的时间最长。因此，这些材料结合起来使用能够提供和聚集必需的细胞并可以在长时间保持骨增量的形态，为新骨形成提供最佳的生长环境。对缺损部位的形状和大小而言：环形或四壁骨缺损比两壁或一壁骨缺损更为有利，单颗牙缺失比连续几颗相邻牙缺失更为有利。

4.7 屏障膜

GBR 的生物学原则主要是依靠机械屏障来保护血凝块，隔离骨缺损区，防止结缔组织长入并让骨前体细胞在骨缺损区增殖。屏障膜可以是可吸收的或者不可吸收的，屏障膜的选择取决于骨缺损部位的情况。例如，在局部存在水平向骨缺损，需要进行小范围的 GBR 时，可以使用可吸收膜。如果缺损部位存在垂直向骨缺损或者又同时合并了水平向骨缺损，那么更建议使用增强的不可吸收膜来提供额外的支撑，防止塌陷。在使用屏障膜时，尤其

是不可吸收膜和钛网应当注意修整膜的边缘，去除任何锐利的边缘，以防止软组织穿孔（表 4.2）。

4.7.1 可吸收膜

目前用于 GBR 的可吸收膜是由天然或者合成聚合物组成。最常见的是胶原蛋白和脂肪族聚酯（聚羟基乙酸或聚乳酸）。胶原膜主要是由小牛或马来源的 I 型胶原组成。这类膜可以通过化学或辐射处理来增强胶原纤维间的黏合，延长其吸收时间，这一过程叫作交联。有些胶原膜是双面结构的，一侧朝向骨组织，一侧朝向软组织。通常由制造商特别说明，在使用时多加注意。可吸收合成屏障膜，由聚羟基乙酸或聚乳酸制成，延长了吸收的时间并通过水解的方式降解。它们的处理和临床操作性更为复杂，在临床不如胶原膜受欢迎。

4.7.2 不可吸收膜

目前可用的不可吸收膜由钛网和聚四氟乙烯（PTFE）组成。1969 年，Boyne 等人[25]首次提出了钛网具有良好的机械性能，可用于维持骨移植材料的稳定，但是其刚性、刚度和锐利的边缘导致其暴露率较高。钛网较高的大孔隙度让软组织嵌入到网格中，与孔形成良好的结合，使其

表 4.2 用于 GBR 的可吸收膜和不可吸收膜的优点和缺点

可吸收膜		不可吸收膜	
优点	缺点	优点	缺点
无需二次手术取出	不可预测的吸收程度	空间维持	需二次手术取出
价格更低	较差的机械性能	封闭但允许细胞迁移	价格更高
并发症发生率更低	不适合大范围骨移植		并发症发生率更高

注意：患者的个人需要和临床医生的偏好将很大程度影响材料的选择

移除时变得更加困难。高密度聚四氟乙烯膜（d-PTFE）从 1993 年开始便有很好的应用记载 [26-27]。膜的亚微米孔径为 0.2μm，阻拦细菌侵入到骨增量区，保护了下方的骨移植材料。这种膜的另一个优点是软组织不会附着在表面，移除时只需要简单的拉动膜就可以了。

4.7.3 膜的固定

在某些临床情况下，为实现骨移植材料的稳定，需要固定屏障膜。在小范围的骨缺损时使用可吸收胶原膜，对稳定的要求可能并不高（一到两颗牙缺失）。相反，大范围骨缺损时则需要不可吸收膜，并需要固定膜来防止愈合期间骨移植材料的移动。骨移植材料的稳定性对 GBR 的成功至关重要。膜的固定可以采用膜钉、大头钉或者螺钉。膜钉和大头钉的设计相似，因此使用也是近似的。当需要使用不可吸收膜时，理想情况下应使用固位钉来固定屏障膜。而螺钉则通常应用于钛网，因为最终表面可能被部分新骨覆盖，所以取出时会较为困难（图 4.4）。

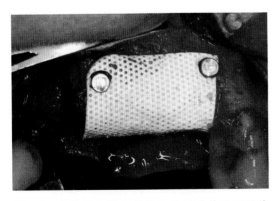

图 4.4 在种植体植入前使用钛增强的不可吸收膜—高密度氟乙烯膜进行水平向，垂直向骨增量 GBR 术，膜使用 2 颗固位钉进行固定

GBR 中使用的屏障膜，无论组成成分如何，都必须满足以下 5 个特点才能实现良好的骨再生效果 [28]。

4.8 生物的相容性

屏障膜不能对周围的组织或者患者身体有害。

4.9 为骨的生长创造并维持一个空间

维持适宜的再生空间是 GBR 成功的关键因素。膜的厚度、组成成分和硬度将决定其支撑效果。如果选择的膜没能维持所需的空间，那么将可能会影响骨增量的最终效果。那些由可吸收胶原组成的膜韧性较好，需要用膜钉或帐篷钉来固定支撑，好为骨再生提供足够的空间。

4.10 屏障作用

膜的封闭性取决于其孔隙率和阻止纤维组织长入植骨部位的能力。膜表面的微孔可以促进表面液体、氧气、骨膜来源的营养物质的扩散，这对骨形成至关重要。孔过大可以使移动更快的细胞渗透进来（上皮细胞或者成纤维细胞），并为细菌的侵入提供了一条直接的通道。如果孔过小，则可能会抑制营养物质的交换。目前用于 GBR 的膜，孔的大小适宜，既可以允许营养物质的交换，同时又可以阻挡软组织细胞的长入。

4.11 组织贴合度

组织整合是伤口稳定愈合的关键。屏障膜必须能够与相邻骨的边界相贴合，屏障膜如果太硬，则不会与骨缺损部位的轮廓很好的贴合，贴合度差的膜无法完全阻止软组织的长入，并且在愈合过程中更容易发生穿孔。

4.12 临床操作性

在外科手术中，屏障膜需要易于操作。如果膜太硬，则可能不容易塑形，并且其锋利的边缘更可能导致局部软组织穿孔。如果膜太软，遇水后则会变得更难操作。

4.13 引导骨再生的缝合原则

充分的拉拢和关闭伤口边缘是 GBR 手术成功的基础。在这过程中需要使用到缝合线，缝合线应该具有生物相容性，在愈合的关键时期能够维持足够的张力，并引起最小的组织反应[29]。缝合线可以为可吸收的或者不可吸收的，由单股或者多股纤维组成[30]。研究表明，多股编织缝线（丝线）相比于单股缝线更容易被细菌污染[31-32]，引发更多的炎症。

缝合的另一个重要方面是张力的控制。缝合线的张力过高，会作用到伤口边缘导致软组织边缘的撕裂[33]。软组织的开裂可能会延长愈合时间[34]，造成下方骨的额外吸收[35]，危及愈合效果[36]，形成不规则的软组织轮廓，并导致最终骨增量体积

的整体减少。

创口边缘的血管化是伤口成功关闭的另一关键因素。缝合过紧和缝合过多，将会损害微灌注并限制血供。伤口边缘血供的减少将会降低 GBR 治疗的成功率。

GBR 中组织瓣的关闭需先采用水平褥式缝合以形成至少 3mm 厚的接触面，然后再采用交替的间断缝合[37]（图 4.5）。

4.14 术后维护

在完成引导骨再生手术后，与其他任何骨移植手术一样，应该开具口服抗生素和止痛片来预防感染和缓解术后疼痛。

应充分告知患者 GBR 术后常见水肿、血肿和出血等并发症。为防止伤口开裂一周内禁止用牙刷直接刷牙。建议使用具有抑菌/杀菌作用的溶剂来冲洗，以尽可能减少缝合线上细菌的聚集。

推荐术后流质饮食，强烈建议不要在植骨区使用可摘义齿。除非有特殊说明，否则应该在术后 1~2 周进行随访，以监测伤口愈合的情况。不满 1 周时不能进行拆线，如果可能的话，缝合线一般建议维持 2 周。

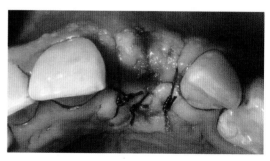

图 4.5 按照 GBR 程序进行水平骨增量后组织瓣的关闭，伤口中间采用一个水平褥式缝合，两侧使用间断缝合进一步关闭伤口边缘

4.15 并发症和处理

伤口开裂和膜暴露是 GBR 手术中最常报道的并发症[38]，其次是感染[39]。为了防止伤口开裂，需要考虑以下几个因素。

4.15.1 术前因素

一些全身性疾病如糖尿病和慢性皮质类固醇治疗将危及愈合。吸烟、过量饮酒和毒品等社会习惯也会干扰伤口的愈合过程。这类患者需要在术前告知养成正确的口腔卫生习惯，以减少菌斑的聚集和细菌的污染。

4.15.2 手术因素

与其他任何外科手术一样，术中需要考虑恰当的组织瓣设计和清洁锐利的切口。充分的肌肉和组织瓣减张可以让组织瓣能够足够的延伸，实现无张力的伤口关闭。此外，应轻柔处理软组织以防止其撕裂。如上述所讨论的，充分的屏障膜固定和褥式缝合将会阻止膜的移位，并进一步防止伤口的裂开。

4.15.3 术后因素

正确的口腔卫生指导将减少术后患者口内菌斑的聚集和细菌的污染。抗生素和抗炎药可以减少感染的机会，降低伤口的张力。活动义齿会对植骨部位施加压力，为尽量减少骨移植材料和屏障膜的移动，应避免使用活动义齿。

参考文献

[1] Melcher AH. On the repair potential of periodontal tissues. J Periodontol, 1976, 47(5):256–260.

[2] Nyman S, et al. New attachment following surgical treatment of human periodontal disease. J Clin Periodontol, 1982, 9(4):290–296.

[3] Dahlin C, et al. Healing of bone defects by guided tissue regeneration. Plast Reconstr Surg, 1988, 81(5):672–676.

[4] Simion M, Trisi P, Piattelli A. Vertical ridge augmentation using a membrane technique associated with osseointegrated implants. Int J Periodontics Restorative Dent, 1994, 14(6):496–511.

[5] Burkhardt R, Lang NP. Role of flap tension in primary wound closure of mucoperiosteal flaps: a prospective cohort study. Clin Oral Implants Res, 2010, 21:50–54.

[6] Lee SH, Lim P, Yoon HJ. The influence of cortical perforation on guided bone regeneration using synthetic bone substitutes: a study of rabbit cranial defects. Int J Oral Maxillofac Implants, 2014, 29:464–471.

[7] Nishimura I, Shimizu Y, Ooya K. Effects of cortical bone perforation on experimental guided bone regeneration. Clin Oral Implants Res, 2004, 15:293–300.

[8] Hämmerle CH, Schmid J, Lang NP, et al. Temporal dynamics of healing in rabbit cranial defects using guided bone regeneration. J Oral Maxillofac Surg, 1995, 53:167–174.

[9] Cha JK, Kim CS, Choi SH, et al. The influence of perforating the autogenous block bone and the recipient bed in dogs. Part Ⅱ: histologic analysis. Clin Oral Implants Res, 2012, 23:987–992.

[10] Shapiro F. Cortical bone repair. The relationship of the lacunar-canalicular system and intercellular gap junctions to the repair process. J Bone Joint Surg Am, 1988, 70:1067–1081.

[11] Siddiqui NA, Owen JM. Clinical advances in bone regeneration. Curr Stem Cell Res Ther, 2013, 8:192.

[12] Roberts TT, Rosenbaum AJ. Bone grafts, bone substitutes and orthobiologics: the bridge between basic science and clinical advancements in fracture healing. Organogenesis, 2012, 8:114.

[13] Einhorn TA. The cell and molecular biology of fracture healing. Clin Orthop Relat Res, 1998, 355:S7.

[14] Aghaloo T, Felsenfeld AL. Principles of repair and grafting of bone and cartilage//Bagheri SC, Horswell BB, Khan HA. Current therapy in oral and maxillofacial surgery. Philadelphia: Saunders, 2012.

[15] Ulma R, Aghaloo T, Freymiller E. Wound healing// Fonseca RJ, Barber HD, Powers MP, et al. Oral and maxillofacial trauma. 4th ed. St. Louis: Elsevier,

2013: 9.

[16] Urban IA, Nagursky H, Lozada JL, et al. Horizontal ridge augmentation with a collagen membrane and a combination of particulated autogenous bone and anorganic bovine bonederived mineral: a prospective case series in 25 patients. Int J Periodontics Restorative Dent, 2013, 33:299.

[17] Rickert D, Sauerbier S, Nagursky H, et al. Maxillary sinus floor elevation with bovine bone mineral combined with either autogenous bone or autogenous stem cells: a prospective randomized clinical trial. Clin Oral Implants Res, 2011, 22:251.

[18] LeGeros RZ. Properties of osteoconductive biomaterials: calcium phosphates. Clin Orthop Relat Res, 2002, 395:81–98.

[19] Mordenfeld A, Hallman M, Johansson CB, et al. Histological and histomorphometrical analyses of biopsies harvested 11 years after maxillary sinus floor augmentation with deproteinized bovine and autogenous bone. Clin Oral Implants Res, 2010, 21(9):961–970.

[20] Lundgren S, Cricchio G, Hallman M, et al. Sinus floor elevation procedures to enable implant placement and integration: techniques, biological aspects and clinical outcomes. Periodontol, 2017, 73(1):103–120.

[21] Karageorgiou V, Kaplan D. Porosity of 3D biomaterial scaffolds and osteogenesis. Biomaterials, 2005, 26:5474–5491.

[22] Hannink G, Arts JJC. Bioresorbability, porosity and mechanical strength of bone substitutes: what is optimal for bone regeneration? Injury, 2011, 42:S22–25.

[23] Hing KA. Bioceramic bone graft substitutes: influence of porosity and chemistry. Int J Appl Ceram Technol, 2005, 2:184–199.

[24] Blokhuis TJ, Termaat MF, den Boer FC, et al. Properties of calcium phosphate ceramics in relation to their in vivo behavior. J Trauma, 2000, 48:179–186.

[25] Boyne PJ, Cole MD, Stringer D, et al. A technique for osseous restoration of deficient edentulous maxillary ridges. J Oral Maxillofac Surg, 1985, 43:87–91.

[26] Bartee BK. Evaluation of new polytetrafluoroethylene-guided tissue regeneration membrane in healing extraction sites. Compendium, 1998, 19:1256–1258.

1260, 1262–1264.

[27] Bartee BK. The use of high-density polytetrafluoroethylene membrane to treat osseous defects clinical reports. Implant Dent, 1995, 4:21–26.

[28] Scantlebury TV. 1982–1992: a decade of technology development for guided tissue regeneration. J Periodontol, 1993, 64:1129–1137.

[29] Leknes KN, Røynstrand IT, Selvig KA. Human gingival tissue reactions to silk and expanded polytetrafluoroethylene sutures. J Periodontol, 2005, 76(1):34–42.

[30] Edlich RF, Panek PH, Rodeheaver GT, et al. Physical and chemical configuration of sutures in the development of surgical infection. Ann Surg, 1973, 177:679–688.

[31] Lilly GE. Reaction of oral tissues to suture materials. Oral Surg Oral Med Oral Pathol, 1968, 26:128–133.

[32] Lilly GE, Armstrong JH, Salem JE, et al. Reaction of oral tissues to suture materials. Oral Surg Oral Med Oral Pathol, 1968, 26:592–599.

[33] Burkhardt R, Preiss A, Joss A, et al. Influence of suture tension to the tearing characteristics of the soft tissues: an in vitro experiment. Clin Oral Implants Res, 2008, 19:314–319.

[34] Selvig KA, Kersten B, Chamberlain A, et al. Regenerative surgery of intrabony periodontal defects using e-PTFE barrier membranes. Scanning electron microscopic evaluation of retrieved membranes versus clinical healing. J Periodontol, 1992, 63:974–978.

[35] Wilderman M, Wentz F, Orban B. Histogenesis of repair after mucogingival surgery. J Periodontol, 1960, 31:283–299.

[36] Nowzari H, Slots J. Microorganism in polytetrafluoroethylene barrier membranes for guided tissue regeneration. J Clin Periodontol, 1994, 21:203–210.

[37] Tinti C, Parma-Benfenati S. Vertical ridge augmentation: surgical protocol and retrospective evaluation of 48 consecutively inserted implants. Int J Periodontics Restorative Dent, 1998, 18(5):434–443.

[38] Hitti R, Kerns D. Guided bone regeneration in the oral cavity: a review. Open Pathol J, 2011, 5:33–45.

[39] Pi-Anfruns J. Complications in implant dentistry. Alpha Omegan, 2014, 107(1):8–12.

第5章 种植体周围的软组织处理

Perry R. Klokkevold

摘 要

虽然种植修复的成功取决于多种因素，但对于前牙区牙列缺损患者而言，为实现良好的美学修复效果，软组织的处理无疑在其中扮演至关重要的角色。种植体周围软组织的形态应符合天然牙的牙周美学。理想情况下，种植体周围的软组织应与天然牙列的牙周软组织相似并自然地融为一体。要想实现该目标，临床医生需要了解牙周和种植体周围的解剖结构，熟知影响天然牙和种植牙周围软组织轮廓的因素。临床医生除了掌握手术原则和方法，还必须能准确评估并诊断现有的牙周状况。

5.1 引 言

软组织处理对于前牙区牙列缺损患者美学修复的成功至关重要。种植体周围的软组织外观应该模仿和符合天然牙的牙周美学。要达到理想的美学效果，种植体周围的软组织应与天然牙列的周围牙周软组织相似并自然地融为一体。要想实现这一目标，医生需要了解牙周和种植体周围的解剖结构，熟知影响天然牙和种植牙周围软组织轮廓的因素。并且，在软组织轮廓不足的情况下，可能需要采用软组织增量来重建或增加缺损的组织结构和轮廓。

本章主要介绍一些用于提高牙列缺损患者种植美学修复可预见性的软组织美学、软组织处理和手术策略。

5.2 理想的软组织美学

什么是理想的牙周（软组织）美学？软组织美学的标准因人而异。每个人都是独一无二的。微笑时，每个人显露出牙龈的程度不同，有的人牙龈显露的非常少或者不露，有的人则会露龈很多（称之为"露龈笑"），抑或是介于两者之间（图5.1）。每个人显露出的牙龈量不同将可能影响他对软组织美学的关注程度。然而，无论牙龈显露多少，个人偏好和美学要求也会因人而异，有的人对此毫不在意，有的人则很在意细节并追求完美，即使在正常的微笑中根本看不到软组织时也是如此。

虽然有些人对美学不太在意，但大多数人至少都会适当关注一点。因此评估

P. R. Klokkevold
Section of Periodontics, University of California, Los Angeles, CA, USA
e-mail: pklokkevold@dentistry.ucla.edu

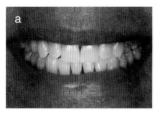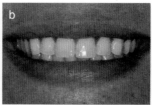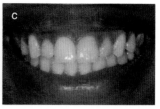

图5.1 a.低位笑线患者：在微笑时，牙龈的显露是有限的，甚至没有。b.中位笑线患者：在微笑时，牙龈有部分显露。c.高位笑线患者：在微笑时，牙龈会明显显露

每个人的美学要求，确定他们的期望是否现实，是否被自身条件所限制，这点非常重要。如果答案是否定的，特别是如果患者确实存在某些不切实际的期望时，则必须和患者明确讨论治疗方案并交代可能会出现的预期结果，让患者在开始治疗前了解治疗后所能达到的目标和治疗本身的局限性。

一般而言，理想的牙周软组织美学由围绕着牙冠和填充在两牙之间邻间隙的健康的、珊瑚粉红色软组织构成。龈乳头充盈至接触点，除了中线龈乳头外，其他龈乳头与对侧同名龈乳头平齐和对称，并紧密贴合牙齿表面。龈缘沿着釉牙骨质界线，在每个牙冠周围形成光滑的拱形，其顶点略微偏向每颗牙齿中线的远中或正好与每颗牙齿的中线重合。龈缘的顶点或最高点通常与牙齿的长轴对齐，并且受牙齿在牙槽骨内的位置和凸度影响。小牙齿（例如

侧切牙）的龈缘高度通常比相邻大牙齿的龈缘低1~2mm（更靠近冠方）。中切牙和尖牙的牙龈缘高度相当。健康的牙周组织结实致密，呈刀刃状，并且与牙齿表面紧密贴合。图5.2显示了在没有修复体或缺牙的情况下天然牙列周围符合理想美学的、健康的牙周软组织。

5.3 种植牙的软组织缺损

天然牙存在时，其牙周组织的外形尺寸都要好于牙齿缺失后或种植修复后。无论是由疾病还是创伤引起的牙齿缺失总会造成或多或少的软硬组织的丧失。当缺乏足够组织来支撑和包绕种植修复体时，位于美学区的种植修复就会变得非常具有挑战性。新的牙科材料、数字化技术，先进的技工室技术和仿真技巧等可以制造出非常逼真的义齿修复体，这种修复体与天然

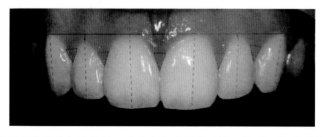

图5.2 天然牙列（指牙列没有进行过修复以及没有出现缺牙的情况）的理想牙周美学如下：软组织轮廓是两侧对称的。龈乳头充满了邻间隙，直至接触点。龈缘受每颗牙齿的轴向倾斜度影响；龈缘沿着釉牙骨质界，最顶点与中线重合或在偏远中的位置，如图中通过牙体长轴的虚线所示

牙齿难分真假。因此，使用种植修复缺失牙要想最终实现理想的美学效果，软组织量不足是最大的挑战，特别是对前牙缺失的患者而言。

首先，在以修复为导向的种植位点必须有足够体积的骨组织来支撑种植体和软组织。请参考第 2 章了解影像学诊断、种植体规划、种植体模拟植入等详细信息，参考第 3、4、7 章了解在需要骨重建的情况下，骨增量 / 位点保存的详细过程。医生在考虑实现软组织美学的细节之前，必须保证有足够的骨量和恰当的植入位置。即使满足了足够的骨量和恰当的植入位置这两个条件，美学区的种植修复依然需要面临软组织缺损所带来的挑战。种植体周围常见的软组织问题包括牙龈退缩（图 5.3）和龈乳头缺失（图 5.4）。

正确的种植体植入位置对于最大程度上实现和保持软组织美观至关重要。一般而言，上颌前牙区种植体的位置应位于距离原始（理想）牙齿中心位置腭侧约 2mm。

这补偿了颊侧面现有或预期出现的牙槽骨水平向骨改建 / 再吸收，并有助于维持种植体的唇侧骨量。除非颊舌向牙槽嵴宽度非常大，否则出于同样的原因（即保存和维持唇侧骨板），应避免在上颌前牙区使用宽直径种植体。

近远中向上，标准直径或窄直径种植体应放置在缺失牙的正下方，并位于理想龈缘根方 3~4mm，这样可以呈现出修复体似乎从软组织中"长出"的状况。这里同样是假定局部位点具备足以支撑种植体的骨组织，或者是可以计划重建足量的骨组织。也许相对于软组织管理而言，种植体位置最关键的一点是唇舌向角度。现有上颌前牙牙槽骨的位置和角度通常要求植入种植体时向唇侧倾斜并且其长轴从修复体的唇面穿出。幸运的是，医生可以使用角度基台或个性化基台来修正适当范围内唇舌向的角度，使其从唇侧颈部穿出变为从舌侧隆突处穿出。然而，如果种植体的长轴从理想龈缘的位置甚至其根方穿出，那

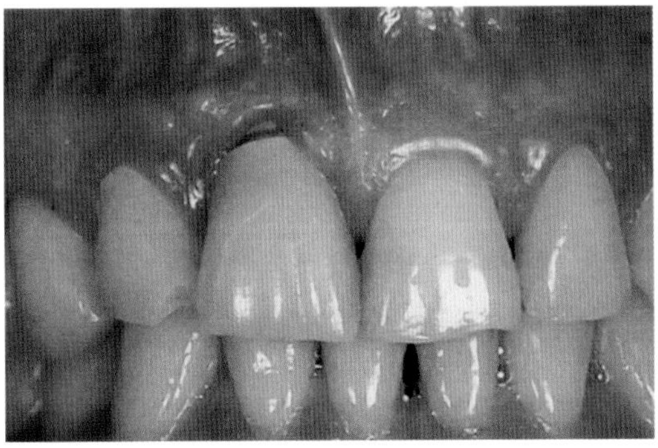

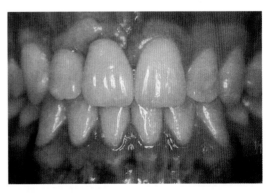

图 5.3 替换右侧中切牙的单颗种植体的唇侧牙龈发生退缩（#8）。拔牙后，同期立即植入一颗大直径种植体，包括唇侧骨板在内的牙槽骨尚完整。在骨结合后（5 个月）完成修复。龈缘在最终修复时和修复后的一段时间内保持稳定，但由于唇侧骨板的改建，龈缘在随后的 18~24 个月内逐渐发生退缩

图 5.4 与对侧天然牙 #9 和 #10 之间的龈乳头相比，相邻种植牙 #7 和 #8 间的龈乳头明显不完整。两个种植体之间的软组织主要由牙槽嵴支撑，种植体周围没有垂直于种植体的穿通纤维来辅助支持嵴顶上的软组织（修复由 UCLA 的 John Beumer 医生完成）

么无论采用角度基台还是个性化基台，几乎都肯定会发生软组织的过度退缩，同时导致临床牙冠过长。因此，必须避免种植体植入时过于唇倾导致从理想龈缘位置的根方穿出。

另一个软组织处理的重要原则是保留牙齿间的龈乳头。众所周知，骨缺损和牙周附着丧失会导致牙龈萎缩和牙齿间的龈乳头高度降低。目前已被充分证实的另一点是，对软组织，尤其是牙齿间龈乳头的外科手术将导致牙龈退缩和软组织高度的缺损，即出现接触区的"黑三角"。牙周炎伴随的附着丧失和骨缺损让软组织缺损问题发生的可能性变得更大。因此，上颌前牙区应避免手术方法治疗牙周病；为防止或最大程度上减少牙齿间软组织高度的缺损，非手术疗法优于手术疗法。即使在没有牙周炎的患者，翻瓣手术后也会造成黑三角。因此，应尽量减少或避免对牙齿间软组织进行手术操作。

5.4 牙周解剖学

天然牙列中的软组织轮廓通过正常的附着于牙槽嵴顶冠方的附着组织支撑。嵴顶牙周解剖结构包括龈沟、长结合上皮附着和结缔组织附着。牙龈表面上皮由多层从膜龈联合处延伸到游离龈缘的角化鳞状上皮组成。在健康牙周中，龈沟衬里上皮由几层非角化的鳞状上皮细胞排列组成。在龈沟根尖部位，单层上皮细胞通过半桥粒连接紧密贴合在牙冠表面或牙根表面，形成相对较弱的"黏附"附着。在长结合上皮附着的根尖区域，垂直插入牙骨质的

结缔组织（Sharpey）纤维让组织牢固地附着在牙齿上。作为正常牙周附着的一部分，致密胶原纤维形成的多向网状结构相互交织并将软组织连接到牙齿和牙槽骨上。这种牙周附着使得牙齿稳定并产生相对固定的软组织基质。牙齿是通过牙周组织进入口腔的非脱落的矿化组织。牙周附着是人体独特的结构，因为牙齿经常暴露于各种口腔微生物菌群当中，所以它主要负责在牙齿周围创建屏障和维持封闭。健康的、不发炎的牙周组织可防止轻柔的牙周探诊穿透局部组织以及避免牙龈退缩。当牙周保持健康时，软组织的长期附着是稳定和可预期的。

Gargiulo 及其同事从组织学上对牙周附着以及龈沟的生物学结构进行了描述[1]。牙齿周围的生物学宽度是一个范围区间，每个人的生物学宽度，每颗牙齿，甚至是每颗牙齿的每个面的生物学宽度都不尽相同，颊侧软组织的平均尺寸约为 3mm，牙齿间"龈乳头"的平均尺寸约 4.5mm[1-3]。从天然牙齿之间的牙槽嵴顶到邻牙接触点测量"龈乳头"的临界高度约为 5mm[4]。天然牙列中当两牙之间邻间隙的垂直距离（牙槽嵴顶到接触点）大于 5mm 时，龈乳头则不太可能会完全充满。与种植体周围软组织相比，健康牙周附着的一个重要区别是在天然牙的牙槽嵴顶上方有一结缔组织附着区（约 1mm），通过埋入的牙周膜纤维将牙周组织附着在牙槽骨的冠方，即使在牙槽骨菲薄或缺失时也是如此。例如，在上颌前牙中常见的是稳定完整的牙周结缔组织附着，它们使得探诊过程中探针没法到达存在裂开型骨缺损的牙根表面。而

种植体周围则没有可插入的结缔组织附着区。因此，种植体周围唯一的"封闭"是通过长结合上皮的黏附来实现，但这种黏附相对较弱。虽然种植体周围软组织中环行胶原纤维的厚度和密度可以帮助稳定种植体周围的封闭，但其中没有穿通的牙周膜纤维（Sharpey 纤维）。由于缺乏支撑的软组织（尤其是薄龈型时），牙龈将会很容易地从种植体 / 修复体上退缩。

5.5 软组织美学的影响因素

牙周软组织美学受许多因素的影响，包括牙齿形状、牙齿位置、相邻牙齿的距离、牙龈生物型，支撑牙槽骨和牙周健康状况。而所有这些因素同样也会影响种植体周围的软组织美学。因为种植体没有穿通的结缔组织纤维（Sharpey 纤维），因此它几乎完全依赖于牙槽骨和相邻牙齿来为软组织提供结构支撑，这是与天然牙最主要的区别。此外，种植体的直径通常比它所替换的牙齿窄。因此，种植体周围的组织必须饱满，并保持更大的体积，这样才能实现与天然牙周组织相似的外观。

5.5.1 牙齿形状、位置和相邻牙齿的距离

牙齿形状影响邻间隙的空间和相应的龈乳头高度。牙龈的整体形态不尽相同，例如，方圆形牙齿牙龈相对扁平、龈乳头短小，而尖圆形牙齿牙龈呈高扇贝形，龈乳头高（图 5.5）。在做一些手术操作时或者牙齿缺失后，高而薄的龈乳头特别容易退缩。

牙齿的位置影响软组织的轮廓。牙齿若在牙弓中比较突（偏唇侧），其龈缘往往更薄，龈缘位置也更靠近根方，并且更容易发生退缩。同样，薄龈生物型的患者，其龈缘也往往更容易发生退缩，而位置更靠近腭侧的牙齿往往唇侧软组织较厚，龈缘则相对不易发生退缩。同样，厚龈生物型的患者，其龈缘能更好地抵抗龈缘退缩。

上颌前牙之间的正常邻接关系形成了一个由龈乳头充填的金字塔形空间。这个金字塔的底部由齿间牙槽骨构成，并由相邻牙齿的牙颈部轮廓组成其边缘，龈乳头的顶端一直向冠方延伸至接触点。同样，相邻牙齿间的组织通过结缔组织纤维埋入牙根表面的牙骨质稳定在牙槽骨的冠方。

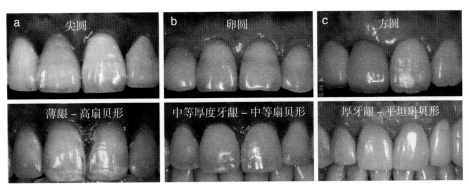

图 5.5 a.尖圆形牙齿的典型表现：高扇贝形牙龈和高拱的邻间龈乳头。b.卵圆形牙齿的典型表现：正常扇贝形牙龈和正常的龈乳头。c.方圆形牙齿的典型表现：平坦扇形牙龈和低矮的龈乳头

如果相邻牙齿间的空间拥挤，挨得很近或彼此重叠，则邻间隙的空间可能会变小或消失，从而造成龈乳头减小。相反，当相邻牙齿之间的距离大于2.4mm，龈乳头则不太可能充满整个邻间隙的空间[5]。在一项评估牙齿间距离对龈乳头影响的研究中，作者指出，当牙根之间近端距离大于4.0mm时，牙齿间的龈乳头将无法充盈[6]。当相邻两牙存在一个间隙时，牙齿间的软组织则变得平坦（图5.6）。当牙齿缺失后，却又没有用轮廓外形合适的修复体来支撑龈乳头时，也能观察到这种现象（图5.7）。当医生使用轮廓外形合适的修复体（即桥体）来修复牙齿时，可以维持住牙齿间的龈乳头（图5.8）。

5.5.2 牙龈生物类型／牙槽骨支撑

在计划种植修复缺失的前牙时，牙龈生物型的评估非常重要。厚龈生物型的个体，软组织美学的维持相对可以预期。然而，对薄龈生物型的个体而言，要想维持软组织的美学就会变得非常有挑战性。所以薄龈生物型的患者软组织处理至关重要。

牙龈形态与其下方的牙槽骨形状一致。在缺乏牙槽骨支撑的区域难以构建美观的牙龈形态。当骨组织高度存在中度至重度缺损时，如需要用种植体替代缺失牙，则必须进行骨增量。软组织增量应用在缺失牙（桥体的部分）时往往比在种植修复体周围，特别是相邻的两种植体之间可获得更多的增量体积（图5.9）[7]。

在考虑手术植入种植体时，临床医生必须考虑种植手术的方法（传统的两阶段法与一阶段法）和种植体植入的时间（即刻、延迟或分期植入）。对于需要骨增量

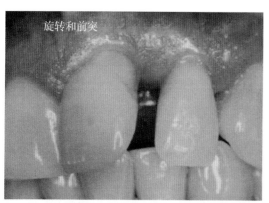

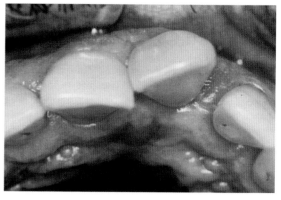

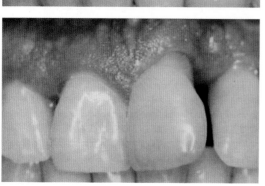

图5.6 相邻牙齿之间存在间隔，以致不能形成典型的金字塔形齿间间隙。因此，牙齿间软组织呈扁平形态，没有龈乳头。这个病例展示了间隙空间对牙齿间软组织的影响。当牙齿间间距＞4 mm且伴有明显间隙时，牙齿间软组织便呈现扁平形态

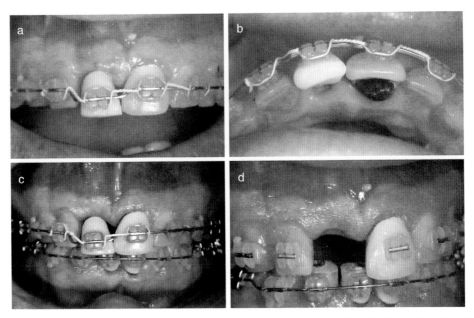

图 5.7　如果没有理想轮廓的临时修复体支撑软组织，那么牙齿间龈乳头高度在拔牙后的愈合期间将会逐渐变平。a、b. 拔出右侧上颌中切牙后，将一个相对平坦的贴面作为临时牙，通过托槽固定在正畸钢丝上。c、d. 在经过约 6 个月的愈合后，牙龈结构变平，并且与相邻牙之间的龈乳头高度降低。可以注意到在邻间隙处，临时修复体的轮廓不够丰满

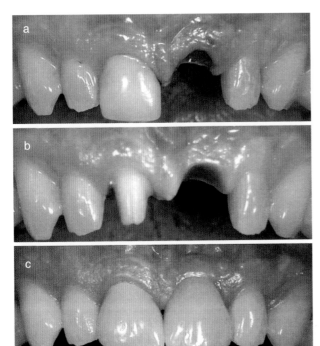

图 5.8　这个病例展示了在拔牙后的 6 个月愈合期间，如何使用理想轮廓的临时修复体（卵圆形单端桥）来维持邻间隙的龈乳头。a. 拔除上颌左侧中切牙（#9），没有进行软硬组织移植。注意拔牙窝周围邻间隙软组织的轮廓。b. 在愈合期间使用卵圆形桥体来支撑邻间隙软组织。随后，采用保留龈乳头的切口翻开全厚瓣并植入种植体。将在整个治疗的愈合期使用临时修复体（单端桥）。c.5 年随访，最终修复后稳定的牙龈结构

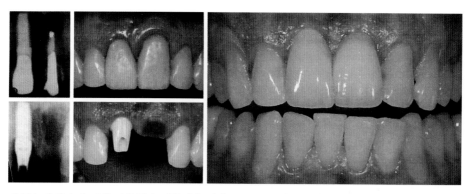

图 5.9　两颗邻牙缺失采用单颗种植和"桥体"修复往往可以获得比采用相邻两个种植体修复更多的软组织增量。这个病例显示了一个牙髓治疗失败后被拔出的牙齿，这是一个与已修复的种植体毗邻的区域。拔牙后的 X 线片显示了颊腭侧骨完全缺失。在完全去除肉芽组织后，拔牙窝用同种异体骨颗粒填充，上盖腭侧获取的软组织。结果在缺牙位点获得了较厚的软组织厚度，这有助于重建完整的邻间隙龈乳头。该位点采用相邻种植体支持的卵圆形单端桥进行临时修复（修复由 UCLA 的 Edward McLaren 医生完成）

的位点，可以先行骨增量然后再植入种植体也可以种植和骨增量同期进行。只要适应证合适，手术操作正确，所有这些方法都能获得理想的效果[8-11]。需要再次明确的是，骨支撑对于实现和维持软组织美学至关重要。

任何外科手术的伤口愈合都常常伴随着龈缘退缩和牙齿间龈乳头高度的降低，这通常会导致软组织轮廓的塌陷和萎缩。因此，应尽可能保留软组织的解剖结构，并尽量减少翻瓣手术。龈乳头特别容易受到翻瓣的影响。医生应使用外科手术技巧，如龈乳头保存术，来有效维持牙齿间软组织的高度[12-14]。

在评估软组织美学时，最重要的是要认识到软组织是由牙槽骨和剩余牙齿所支撑着的。如果不仔细处理，骨吸收和牙齿缺失将会导致软组织缺损。在牙齿缺失后，拔牙窝愈合的正常过程会导致骨组织体积缩小。牙槽窝改建也会造成牙槽窝体积缩小[15]。牙槽窝水平向宽度变化更为明显[16-17]。在正常愈合过程中颊侧骨板宽度特别容易减少。

无论拔牙窝位点是否进行骨移植或位点保存，拔牙后牙槽骨尺寸都会进一步缩小。最近的一项系统评价显示，拔牙后 6 个月，牙槽骨水平向宽度平均减少 3.8mm，而垂直高度平均减少 1.2mm[18]。尽管拔牙窝改建前后，软组织体积看似保持一致，但因为软组织由下面牙槽骨支撑，因此在牙齿脱落后，软组织的体积往往也会随之减小。如果唇侧骨板非常薄甚至丧失时，软组织体积会减少的更多，特别是在没有采用位点保存术时更为明显。可见，拔牙后软硬组织的处理至关重要。

在没有牙齿的情况下，软组织轮廓仅由其下方牙槽骨轮廓支撑，并与其保持一致。同样的，当使用种植牙修复缺失牙时，软组织也主要靠牙槽骨轮廓支撑并且与其保持一致。但由于没有水平的穿通纤维附着在种植体或修复体上，种植体周围的软组织靠牙槽骨和相邻牙齿支撑。这就是为什么种植体之间几乎不可能形成完整的天然龈乳头高度（见图 5.4）。此外，在种植体植入/修复之前的愈合过渡期，建议使用卵圆形桥体这类临时修复体来支撑软组织，这点非常重要。

软组织厚度通常为 1~3mm。因此，仅由其下方的牙槽骨和种植体支撑的软组织的高度通常在 3mm 以下。种植体之间的牙齿间龈乳头平均高度约为 3.4mm，而天然牙齿之间的龈乳头高度约为 4.5mm [19]。

5.5.3　牙周健康 / 疾病

牙周组织健康对实现和维持软组织美学至关重要，这一点再怎么强调也不为过。牙龈炎和牙周炎是因细菌造成的炎性疾病，它们会造成与受感染牙齿表面相邻的软组织的肿胀和水肿。牙周炎当然也会造成附着丧失和骨吸收。由于牙齿（种植体也是如此）是非脱落、坚硬的结构，所以在没有进行适当的口腔卫生维护的情况下，会在龈沟 / 牙周袋内表面形成菌斑生物膜。生物膜在不受外界干扰的情况下，逐渐转化为致病微生物群，使组织中持续发生慢性炎症反应。在早期阶段，发生显著的附着丧失和骨吸收之前，水肿的软组织覆盖在牙根表面并充盈在天然牙邻间隙，有时可能会给患者造成软组织轮廓"正常"的错觉。然而，发炎的组织并不会附着在牙齿表面，不仅容易流血且不稳定；由于组织水肿的，组织并不贴附在牙齿上，并且极易发生退缩。这个问题最关键的一点可能是，在解决炎症后和（或）手术去除炎症组织后，软组织会急剧缩小，有可能会导致软组织的退缩和邻间隙的暴露；如果事前没有进行正确评估，可能会对软组织美学造成意料之外的不良影响。因此医生必须在治疗前确定牙周组织的健康状况，以便对预后做出正确的评估。

5.5.4　美学预后因素

在为患者提供正确的美学治疗方案时，患者的主诉、美学期望、牙齿位置、牙龈形状、牙槽嵴顶位置、牙龈生物类型、牙齿形状和牙槽嵴顶的缺损都会对治疗结果产生重要的影响。因此，掌握必要的技术手段和知识技能能更好地检查和评估这些相关因素，对实现临床治疗的成功至关重要。

相关修复体的诊断蜡型、3D 诊断扫描和种植体模拟植入能非常有效地帮助实现最终结果的可视化，并且可以清楚显现组织的缺损。这一评估有助于外科治疗计划的制订和决策。

最有利的预后因素包括唇侧牙槽骨与理想龈缘的距离 ≤ 3mm、完整的齿间牙槽骨高度、牙齿位置偏腭侧及冠方、厚龈生物型以及平坦的牙龈结构 [2,20]。最不利的预后因素包括唇侧骨板缺损或缺失导致与理想龈缘距离 > 3mm、齿间牙槽骨高度不足、牙齿位置偏根方及颊侧、薄龈生物型、高扇贝形的牙龈结构（图 5.10）[2, 20]。伴随唇侧牙槽骨的丧失，种植体周围牙龈退缩会更加明显 [21]。

5.6　软组织增量技术

许多种植体周围的软组织增量术式都是由牙周软组织增量手术演变而来。这类技术包括游离龈移植（FGG）、带蒂组织瓣移植、上皮下结缔组织移植（SCTG）和各种非自体材料移植。软组织瓣处理包括冠向复位瓣（CAF）、半厚组织瓣或各种袋状术式。如果存在附着丧失和（或）

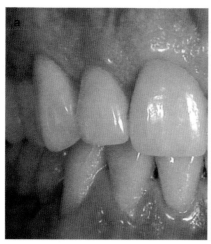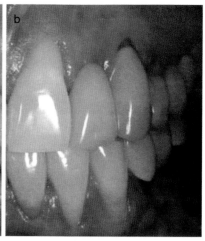

图 5.10 有必要对每个患者的现状进行评估，以判定患者存在的危险因素和评估治疗的预后。a. 最佳的美学预后因素包括厚龈生物型、牙槽骨距离龈缘≤ 3 mm、齿间牙槽骨高度较高、相对平坦的牙龈结构、牙齿位置偏冠方和腭侧，以及方圆形牙齿。b. 最不理想的美学预后因素：薄龈生物型，牙槽骨距龈缘＞ 3 mm，齿间牙槽骨高度低，高龈乳头，高扇贝形牙龈结构，牙齿位置偏唇侧及根方，以及尖圆形牙齿

骨缺损，则必须保护龈乳头。像釉基质衍生物（EMD）和生长因子这类生物制剂可用于帮助加速软组织移植物的愈合[22-23]。最近也在提倡使用自体血液制品——如富白细胞–血小板纤维蛋白（L–PRF）——作为软组织移植的辅助手段[24]。

游离龈移植是使用取材于腭侧的角化牙龈（包括上皮层在内）并将其固定到准备好的受体区域。上皮层保持暴露（没有被皮瓣覆盖）。游离龈移植的优点包括受体区域软组织厚度和角化龈面积增加。它的缺点是：由于与相邻组织的颜色不同，游离龈移植区域会非常显眼。FGG 保持着供体组织的颜色，这可能会影响美观。

上皮下结缔组织移植（SCTG）具有明显的美学优势，因为它们与相邻组织融合为一体，界限几乎难以察觉。上皮下结缔组织移植可增加组织厚度，特别是当植入受区皮瓣下方时。尽管上皮下结缔组织可被用作游离龈移植，且不需要皮瓣覆盖，

但采用这种方法增加组织厚度可能不会太成功。因此，应将上皮下结缔组织植入预备好的皮瓣下或组织袋中。有多种皮瓣设计用于改善上皮下结缔组织移植的血液供应，包括全厚皮瓣、分层皮瓣、侧向带蒂皮瓣，双龈乳头皮瓣和囊袋术，通过这些方法来实现根面覆盖和增加牙齿周围的软组织厚度。图 5.11 显示了使用囊袋技术完成根面覆盖的过程。这其中的许多技术及其改良术式已被用于种植体周围的组织增量中[25]。

一些研究表明，拔牙后会迅速出现唇侧和垂直向骨吸收[15,26-27]，而即刻种植并不会阻止再吸收过程[28-30]。此外，研究者已经证明，在增量手术中为提高美学效果而被移植的软组织和硬组织会在 3~6 个月内出现广泛的萎缩[31-32]。尽管有研究认为软组织增量是可以改善局部美观的[33]，但与这一观点相左的最近的一项关于软组织变化的综述和 Meta 分析显示，即刻种植

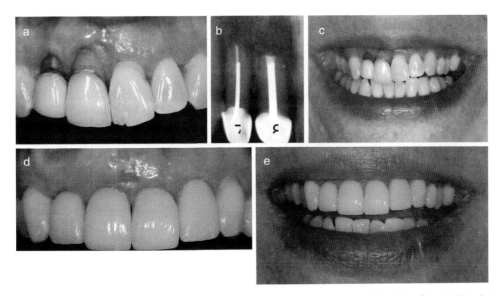

图 5.11 a、c. 在根尖手术中，由于进行了软组织翻瓣手术，导致右侧上颌侧切牙和中切牙唇侧出现了严重的牙龈萎缩。b. 右上颌侧切牙和中切牙的 X 线片显示了两颗牙齿进行了根管治疗和根尖手术。d、e. 采用预备组织袋，将上皮下结缔组织置入来治疗牙龈萎缩。这项技术的优点包括保留龈乳头（无切口），以及移植的软组织与相邻牙龈组织之间有良好的融合性。注意牙齿轮廓和轴向的改变是通过新的牙冠和贴面修复来实现的（修复由 UCLA 的 Todd Schoenbaum 医生完成）

时无论有没有同期行增量手术，结缔组织移植看似都没有任何优势[34]。

5.7 即刻种植的可预期性和美学

在非埋植式即刻种植中，使用与种植体相连的愈合基台或临时修复体，提供了更可预期的种植体周围邻间隙牙龈组织的保存方法，并且可以大大缩短治疗时间[10,35]。这种种植体植入方法是微创的，如果使用得当，它可能是种植牙实现软组织美学的最佳方法。

即刻种植的潜在缺点是：唇侧龈缘可能在修复过程中逐渐退缩[36-37]。因此，更为谨慎的治疗策略是采用该方法的同时提高唇侧软组织的质和量[38]。要想尽可能降低牙槽窝塌陷和改善唇侧牙龈生物类型，最有效方法之一是同时用颗粒状骨填充唇侧拔牙窝间隙并用软组织移植增加唇侧牙龈组织[15,26-27,33]。

Han 和 Jeong 最早提出了在不翻瓣即刻种植中使用骨移植和新月形游离龈移植术作为有效的组织增量方法[25]。该技术使用吸收缓慢的同种异体骨或异种骨填充在唇侧骨板的内表面和种植体唇面之间的间隙中，以帮助维持嵴顶的水平向骨宽度。从上腭切取的新月形软组织移植物，将其移植到受区的唇侧、颗粒骨移植物的冠方。新月形移植物的外表面与出血的唇侧牙龈固有层紧密贴合对于移植物的存活非常重要。正确的缝合可确保良好的接触，并能防止移植物在受体区域向冠方移位。具体参见下文病例 2 和病例 3 的描述。

这种软组织增量法的优点是简单、手术并发症少。除了为骨移植材料提供封闭保护外，它还同时增厚了唇侧软组织。无须在受体区域做切口也不用进行翻瓣。只用在龈沟内侧面去上皮化即可。周围的软组织保持完整，保持住了所有现有的结缔组织纤维和血液供应。上腭供体部位伤口很小（约 3mm×4mm×3mm），并且在这个部位上皮形成迅速，最大程度降低患者的不适感。当进行多颗即刻种植时，可同时取多块软组织来进行组织增量。这种简单的牙龈增量技术也时常可以用来改善初始牙龈龈缘不理想的情况。

5.8 应用 / 病例报告

当进行单颗前牙病例治疗设计时，非常重要的一点是：要明确究竟需要保留哪些软硬组织才可以达到可预期的美学效果。例如，如果龈乳头的初始垂直位置在美学上可以接受，则应谨慎地"保持住"这一位置，而不是冒着退缩的风险在手术时进行翻瓣。确定需要保存的组织有助于医生决定和选择恰当的手术方法。

5.9 案例 1（骨量不足）

一些病例缺乏足够的骨量，无法在理想的位置植入种植体，这种病例需要分阶段植入。图 5.12 显示了一名 59 岁健康女性患者的情况，该女性的上颌左中切牙（#9），因为腭侧穿孔而被认为无法保留。她的腭侧牙周袋深且局部骨缺损严重。临床检查时，发现她属于薄龈生物型，所有牙齿的探诊深度正常（不超过 3mm）。所有上颌牙都经过根管治疗，并用全冠修复。除 #9 牙腭侧存在局部的牙周炎外，

剩余牙的牙周健康。

三维 CBCT 图像和种植体模拟植入显示，该患者骨量不足，唇侧骨板丧失，上颌左侧中切牙的腭面无骨。因此，即刻种植并不合适。治疗计划考虑首先进行拔牙和骨增量。最为关键的决策是拔牙后同期在没有切开和翻瓣的情况下进行牙槽嵴（牙槽窝）骨组织增量。在这种情况下，如果进行翻瓣手术将导致软组织出现难以修复的显著退缩。骨增量部位首先要仔细清除肉芽组织，然后采用矿化的冻干同种异体骨填充，并用可降解的生物胶原膜和游离龈（用作覆盖拔牙牙槽窝的生物屏障）覆盖。

使用卵圆形桥体设计的可摘临时修复体来支撑牙齿间龈乳头并修复缺失牙 6 个月后，在理想的位置植入窄直径种植体。在种植体植入时，将上皮下结缔组织移植于牙槽嵴上以增加软组织厚度。再过 4 个月后，暴露种植体并进行单冠修复。最终的修复体和周围软组织是美观的，其轮廓与治疗前相似。长期（8 年）随访显示，所有上颌前牙（包括天然牙齿和种植体）的龈缘出现退缩，但牙齿间龈乳头的高度依然保持不变。这与文献报道的结果一致，表明薄龈生物型的个体在 2~8 年内更容易患牙龈萎缩，但可以保持住牙齿间的龈乳头[39]。

5.10 案例 2（严重的局部牙槽骨缺损）

仔细评估患者现有的牙周参数有助于医生做出正确的诊断并制订合理的治疗计

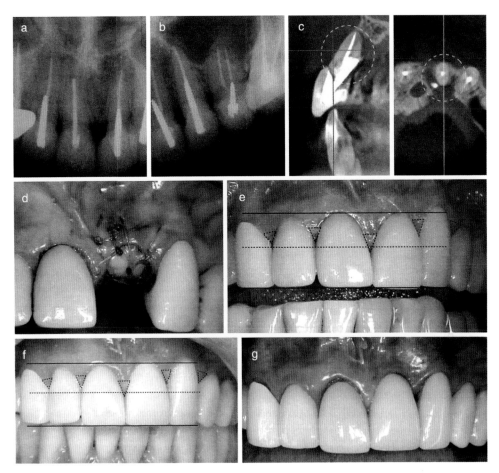

图 5.12　该患者上颌左侧中切牙因牙穿孔、探针深度较深和腭侧骨板吸收需要拔除。a、b. 手术前，X 线片显示多颗牙齿进行过根管充填、进行桩冠或冠修复。c. 上颌左侧中切牙（#9）术前的 CBCT 矢状面图像。由于唇侧和腭侧牙槽骨缺损，该部位不适合进行即刻种植。d. 采用分阶段的治疗方法，先进行简单的拔牙处理，不需要做切口或软组织翻瓣。然后仔细地去除肉芽组织，并填入同种异体骨颗粒，移植物表面覆盖可吸收屏障膜，用从上腭切取的游离龈进行封闭。立即进行可摘义齿修复，卵圆状桥体。随后，经过 6 个月的愈合，植入一颗窄直径的种植体。e. 上颌前牙术前的临床照片。上颌左侧侧切牙的缺失导致了牙龈不对称。由于牙龈生物型较薄且牙冠较多，不利于菌斑生物膜的控制，因此患者的预后极具挑战。f. 上颌前牙最终修复后的临床照片。软组织轮廓维持良好，龈缘和邻间隙龈乳头的高度也不错。g. 8 年的随访显示，一些部位的唇侧牙龈萎缩同时影响到了天然牙和种植体，但邻间隙龈乳头高度依然维持在理想的高度（修复由 UCLA 的 Ben Wu 医生完成）

划。图 5.13 显示了一名 36 岁健康女性的病例，该女性患者在上颌侧切牙有严重的局部牙槽骨缺损。临床检查显示相邻牙齿（中切牙和尖牙）周围的附着和骨水平正常。牙龈生物型为中等偏薄。有轻度的牙龈退缩，右侧中切牙移位并伴有轻微的牙间隙。三维 CBCT 图像和种植体模拟植入

显示，有足够的骨量满足种植体可以在理想的位置植入。根据临床和影像学检查，该患者可以采用即刻种植即刻修复。

重要的是，该手术并没有做切口，也没有翻开软组织瓣。只是在拔牙窝唇侧植入矿化的冻干同种异体骨。然后从上腭切取新月形软组织移植物，并覆盖固定在牙

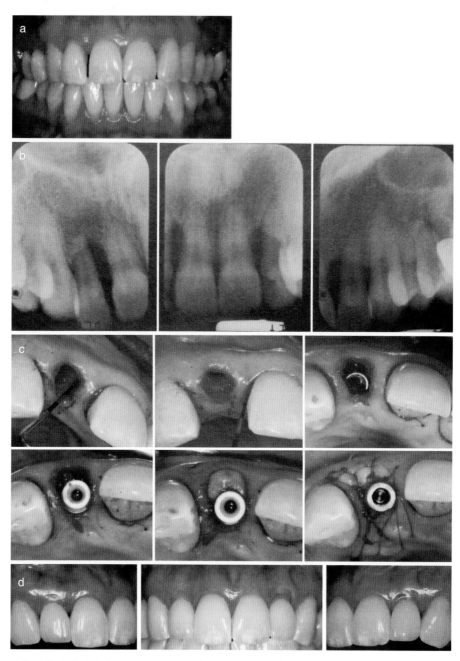

图5.13 局部侵袭性牙周炎病例，上颌侧切牙（#7和#10）存在严重的局部骨缺损。a.手术前的临床照片。值得注意的是上颌侧切牙开始向唇侧移动。在上颌右侧侧切牙和右侧中切牙之间形成一个间隙，邻间隙软组织低平。b.手术前，上颌前牙的根尖片显示侧切牙周围有严重的局部骨缺损。c.这一组临床照片展示了具体的治疗过程，包括拔牙、骨水平和软组织附着的评估、偏腭侧植入种植体、拔牙窝唇侧植骨、临时基台的放入、新月形牙龈移植物的放置和移植物的缝合固定。d.完成最终修复后4年的临床照片

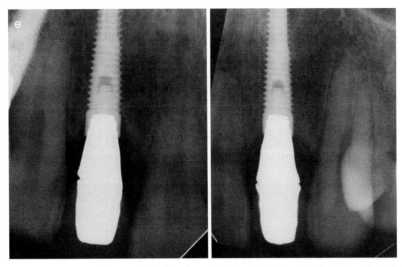

图 5.13（续） e. 治疗完成后 4 年，X 线片展示出了种植体周围良好的骨水平和骨结合（由 Thomas Han 医生和 Dan Nelson 医生提供）

槽窝唇侧的骨移植材料上，以增厚软组织。术后即刻制作种植体临时义齿用来支撑牙齿间的软组织。长期（4 年）随访显示，该患者软组织美学良好，骨组织和种植体稳定性良好。

5.11 案例 3（中度局部骨缺损，伴随牙髓病变）

图 5.14 显示了一名 38 岁健康女性的病例，该女性因上颌左侧中切牙牙髓治疗失败，造成局部中度骨缺损。相邻的侧切牙也经过根管治疗，并采用全冠修复。临床检查显示，相邻牙齿周围的附着和骨水平正常。牙龈生物型为中等。#9 牙的近中牙周探诊较深并且在唇侧牙龈存在一瘘管。诊断该患牙无法保留。三维 CBCT 图像和种植体模拟植入显示，有足够的骨量可在理想的位置植入种植体。根据临床和影像学检查，该患者可进行即刻种植和即刻修复。

拔除患牙，拔牙窝仔细去除肉芽组织，

并使用计算机生成的数字化手术导板辅助植入种植体。同样没有做切口，也没有翻开软组织瓣。在拔牙窝的唇侧植入矿化冻干同种异体骨。戴入预制的临时修复体。仔细检查接触和咬合，通过调验消除干扰。从上腭切取新月形软组织移植物并固定在骨移植物上，以增加唇侧软组织厚度。随访的结果显示，软组织美学保持良好。

5.12 病例 4（唇侧严重骨缺损，伴随中度牙龈退缩）

图 5.15 显示了一名 55 岁健康男性的病例，该男性上颌左侧中切牙创伤、根管治疗失败并伴有严重的局部骨缺损。牙齿越来越松动，开始往颊侧伸长和移动。临床检查显示，相邻牙齿周围的附着和骨水平正常。厚龈生物型。三维 CBCT 图像和种植体模拟植入显示，该患者具有足够的骨量可以在理想的位置植入种植体。根据临床和影像学检查得出的结论，该患者可以

采用即刻种植和即刻修复来恢复中切牙。

拔除患牙。采用保留龈乳头的切口并翻开全厚瓣。拔牙窝经过精细处理，去除肉芽组织。使用计算机生成的手术导板引导植入种植体。使用预制的临时修复体修复。仔细检查接触和咬合，通过调𬌗消除干扰。正如术前种植体模拟植入时所预期

的那样，种植体的唇侧存在一个裂开型骨缺损。采用矿化冻干骨同种异体骨进行移植。并用几层 L-PRF 屏障膜材料覆盖颗粒状骨移植材料以增加软组织厚度。将皮瓣重新对位并缝合在理想的龈缘位置。随访评估（1年）显示，修复后的软组织美学效果优异。

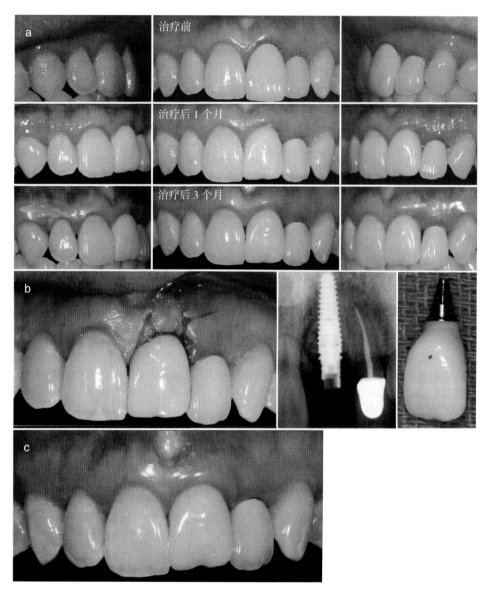

图 5.14 该病例展示了，采用即刻种植和使用（预制的）临时修复体即刻修复以替换根管治疗失败的左侧上颌中切牙（#9）。a.该临床照片展示了：上颌前牙治疗前、治疗后1个月及治疗后3个月的情况。b.拔牙、种植体植入、植骨、新月形游离龈移植、临时修复时的临床照片。c.手术治疗12个月后，上颌前牙的临床照片。即刻修复戴入的临时修复体仍维持在原处。牙龈组织也维持在术前水平

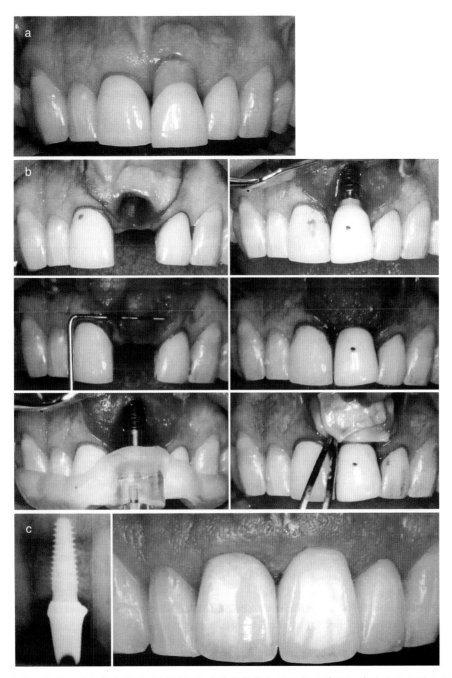

图 5.15 该病例采用即刻种植和使用（预制）临时修复体来即刻修复和替换根管治疗失败的左侧上颌中切牙（#9）。a. 上颌前牙手术前的临床照片。注意左上切牙已向冠方和唇侧移位。在右侧上颌侧切牙和中切牙之间有一个间隙，邻间隙软组织扁平。b. 这一组临床照片展示了具体的治疗步骤，包括拔牙、翻瓣、使用计算机生成的手术导板辅助种植体偏腭侧精准植入、用同种异体骨颗粒填充唇侧骨缺损、预制临时修复体的放置、多层 L-PRF 膜的放置。c. 最终修复完成后 1 年的临床照片（包括 #8 的牙冠、#9 的种植牙冠和 #10 的贴面）（由 Thomas Han 医生和 Todd Schoenbaum 医生提供）

结 论

美学失败的原因通常是医生没能充分检查患者现有的软组织和硬组织，从而造成错误的诊断，并最终导致不当的治疗计划。错误的治疗计划与不恰当的手术方法或技术都可能会导致不良的美学效果。

口腔临床医学发展迅速，对于种植体的植入和牙齿修复，术者需要具备充分的多个口腔学科的相关知识。除了掌握手术目标和技术外，临床医生还必须能够准确评估和诊断患者现有的牙周状况。此外，恰当的软组织处理对于实现和维持软组织美学至关重要。因此，要想制订一个理想的治疗计划以期在美学区可以获得良好的种植修复结果，有多个不可忽视的诊断要素。

本章介绍的软组织处理和微创手术方法基于正确的生物学原理，并且提供了一些可靠的方法来保证和提高前牙牙列缺损病例的美学效果。

参考文献

[1] Gargiulo AW, Wentz FM, Orban B. Dimensions and elations of the dentogingival junction in humans. J Periodontol, 1961, 32:261–267.

[2] Kan JY, Rungcharassaeng K, Umezu K, et al. Dimensions of peri-implant mucosa: an evaluation of maxillary anterior single implants in humans. J Periodontol, 2003, 74:557–562.

[3] Vacek JS, Gher ME, Assad DA, et al. The dimensions of the human dentogingival junction. Int J Periodontics Restorative Dent, 1994, 14:154–65.

[4] Tarnow DP, Magner AW, Fletcher P. The effect of the distance from the contact point to the crest of bone on the presence or absence of the interproximal dental papilla. J Periodontol, 1992, 63:995–996.

[5] Martegani P, Silvestri M, Mascarello F, et al. Morphometric study of the interproximal unit in the esthetic region to correlate anatomic variables affecting the aspect of soft tissue embrasure space. J Periodontol, 2007, 78:2260–2265.

[6] Cho HS, Jang HS, Kim DK, et al. The effects of interproximal distance between roots on the existence of interdental papillae according to the distance from the contact point to the alveolar crest. J Periodontol, 2006, 77:1651–1657.

[7] Schoenbaum TR, Klokkevold PR, Chang YY. Immediate implant-supported provisional restoration with a root-form pontic for the replacement of two adjacent anterior maxillary teeth: a clinical report. J Prosthet Dent, 2013, 109:277–282.

[8] Buser D, Bornstein MM, Weber HP, et al. Early implant placement with simultaneous guided bone regeneration following single-tooth extraction in the esthetic zone: a cross-sectional, retrospective study in 45 subjects with a 2- to 4-year follow-up. J Periodontol, 2008, 79:1773–1781.

[9] Chen ST, Darby IB, Reynolds EC, et al. Immediate implant placement postextraction without flap elevation. J Periodontol, 2009, 80:163–172.

[10] Kan JY, Rungcharassaeng K, Lozada J. Immediate placement and provisionalization of maxillary anterior single implants: 1-year prospective study. Int J Oral Maxillofac Implants, 2003, 18:31–39.

[11] Klokkevold PR, Han TJ, Camargo PM. Aesthetic management of extractions for implant site development: delayed versus staged implant placement. Pract Periodontics Aesthet Dent, 1999, 11:603–610. quiz 612.

[12] Azzi R, Takei HH, Etienne D, et al. Root coverage and papilla reconstruction using autogenous osseous and connective tissue grafts. Int J Periodontics Restorative Dent, 2001, 21:141–147.

[13] Han TJ, Takei HH. Progress in gingival papilla reconstruction. Periodontol, 1996,11:65–68.

[14] Takei HH, Han TJ, Carranza FA Jr, et al. Flap technique for periodontal bone implants. Papilla preservation technique. J Periodontol, 1985, 56:204–210.

[15] Lekovic V, Kenney EB, Weinlaender M, et al. A bone regenerative approach to alveolar ridge maintenance following tooth extraction. Report of 10 cases. J Periodontol, 1997, 68:563–570.

[16] Araujo MG, Lindhe J. Dimensional ridge alterations following tooth extraction. An experimental study in the dog. J Clin Periodontol, 2005, 32:212–218.

[17] Araujo MG, Wennstrom JL, Lindhe J. Modeling of the buccal and lingual bone walls of fresh extraction sites following implant installation. Clin Oral

Implants Res, 2006, 17:606–614.

[18] Hammerle CH, Araujo MG, Simion M, et al. Evidence-based knowledge on the biology and treatment of extraction sockets. Clin Oral Implants Res, 2012, 23(Suppl5):80–82.

[19] Tarnow D, Elian N, Fletcher P, et al. Vertical distance from the crest of bone to the height of the interproximal papilla between adjacent implants. J Periodontol, 2003, 74:1785–1788.

[20] Kois JC. Predictable single-tooth peri-implant esthetics: five diagnostic keys. Compend Contin Educ Dent, 2004, 25:895–896. 898, 900 passim; quiz 906–897.

[21] Benic GI, Mokti M, Chen CJ, et al. Dimensions of buccal bone and mucosa at immediately placed implants after 7 years: a clinical and cone beam computed tomography study. Clin Oral Implants Res, 2012, 23:560–566.

[22] Miron RJ, Dard M, Weinreb M. Enamel matrix derivative, inflammation and soft tissue wound healing. J Periodontal Res, 2015, 50:555–569.

[23] Rasperini G, Roccuzzo M, Francetti L, et al. Subepithelial connective tissue graft for treatment of gingival recessions with and without enamel matrix derivative: a multicenter, randomized controlled clinical trial. Int J Periodontics Restorative Dent, 2011, 31:133–139.

[24] Hehn J, Schwenk T, Striegel M, et al. The effect of PRF (platelet-rich fibrin) inserted with a split-flap technique on soft tissue thickening and initial marginal bone loss around implants: results of a randomized, controlled clinical trial. Int J Implant Dent, 2016, 2:13.

[25] Han TJ, Jeong CW. Bone and crescent shaped free gingival grafting for anterior immediate implant placement: technique and case report. J Implant Adv Clin Dent, 2009, 1:23–33.

[26] Araujo MG, Sukekava F, Wennstrom JL, et al. Ridge alterations following implant placement in fresh extraction sockets: an experimental study in the dog. J Clin Periodontol, 2005, 32:645–652.

[27] Nevins M, Camelo M, De Paoli S, et al. A study of the fate of the buccal wall of extraction sockets of teeth with prominent roots. Int J Periodontics Restorative Dent, 2006, 26:19–29.

[28] Chiapasco M, Consolo U, Bianchi A, et al. Alveolar distraction osteogenesis for the correction of vertically deficient edentulous ridges: a multicenter

[29] Covani U, Cornelini R, Barone A. Bucco-lingual bone remodeling around implants placed into immediate extraction sockets: a case series. J Periodontol, 2003, 74:268–273.

[30] Schropp L, Kostopoulos L, Wenzel A. Bone healing following immediate versus delayed placement of titanium implants into extraction sockets: a prospective clinical study. Int J Oral Maxillofac Implants, 2003, 18:189–199.

[31] Allen EP, Gainza CS, Farthing GG, et al. Improved technique for localized ridge augmentation. A report of 21 cases. J Periodontol, 1985, 56:195–199.

[32] Seibert JS. Treatment of moderate localized alveolar ridge defects. Preventive and reconstructive concepts in therapy. Dent Clin N Am, 1993, 37:265–280.

[33] Kan JY, Rungcharassaeng K, Lozada JL. Bilaminar subepithelial connective tissue grafts for immediate implant placement and provisionalization in the esthetic zone. J Calif Dent Assoc, 2005, 33:865–871.

[34] Khzam N, Arora H, Kim P, et al. Systematic review of soft tissue alterations and esthetic outcomes following immediate implant placement and restoration of single implants in the anterior maxilla. J Periodontol, 2015, 86:1321–1330.

[35] Kan JY, Rungcharassaeng K. Site development for anterior single implant esthetics: the dentulous site. Compend Contin Educ Dent, 2001, 22:221–226, 228, 230–221; quiz 232.

[36] Bengazi F, Wennstrom JL, Lekholm U. Recession of the soft tissue margin at oral implants. A 2-year longitudinal prospective study. Clin Oral Implants Res, 1996, 7:303–310.

[37] Grunder U. Stability of the mucosal topography around single-tooth implants and adjacent teeth: 1-year results. Int J Periodontics Restorative Dent, 2000, 20:11–17.

[38] Nozawa T, Enomoto H, Tsurumaki S, Ito K. Biologic height-width ratio of the buccal supra-implant mucosa. Eur J Esthet Dent, 2006, 1:208–214.

[39] Kan JY, Rungcharassaeng K, Lozada JL, et al. Facial gingival tissue stability following immediate placement and provisionalization of maxillary anterior single implants: a 2- to 8-year follow-up. Int J Oral Maxillofac Implants, 2011, 26:179–187.

第6章　生长因子应用于位点保存：理论、适应证和实践

Tara Aghaloo, Rachel Lim

摘　要

在骨的质和量受限的情况下，缺失牙的种植修复存在许多挑战。许多患者由于受到创伤、先天性发育异常、继发于牙齿缺失的骨再吸收等多种原因，遭受着牙齿与支持性骨结构的双重缺失。除了经典的牙槽嵴增量技术和材料，生长因子正被广泛研究以改善患者的预后，特别是在范围更大，更具挑战性的骨缺损患者，曾经骨移植失败的患者，以及美学要求较高的患者中。本章将讨论三种研究频率最高且通过美国食品药品管理局批准的生长因子：骨形态发生蛋白-2（BMP-2）、血小板衍生生长因子（PDGF）和富血小板蛋白/富血小板纤维蛋白（PRP/PRF）。目前，生长因子被广泛用于临床，包括引导骨再生，用于种植体周围骨缺损、上颌窦底提升和牙槽窝骨增量。本章还将讨论未来生长因子的使用，包括不同阶段的新因子、材料的组合和活细胞疗法。在过去的几十年中，虽然研发人员已经做了很多工作来揭示生长因子的临床作用，但是未来必须进行更多基础研究和临床研究以改善现有技术，发展可靠的治疗方案，并评估长期治疗效果。

6.1 引　言

由于牙周病、创伤、先天性发育异常、肿瘤或失牙后的继发骨吸收等原因，许多患者出现牙周组织（包括周围骨组织）的明显缺损。在这种情况下，通过种植体植入以实现稳定的修复重建效果存在一定挑战，可能还需要骨增量以改善种植体的支持结构[1]。此外，美学区需要更严格的术前规划，而牙龈生物型和三维空间限制等因素显著影响最终结果，其中种植体的正确三维位置对于最终的结果是最为关键的[2]。在较小的骨缺损中，使用自体移植物、同种异体移植物或异种移植物等材料进行引导性骨再生手术（GBR；见第4章）的效果已被充分肯定[3]。在既往骨增量失败、种植失败的缺损范围更大、更具挑战性的位点，要想获得一个满意的效果需要

T. Aghaloo (✉)
Section of Oral and Maxillofacial Surgery, UCLA School of Dentistry,
Los Angeles, CA, USA
e-mail: taghaloo@dentistry.ucla.edu

R. Lim
Department of Oral and Maxillofacial Surgery, University of Washington, Seattle,
WA, USA

更为复杂的治疗。在这种情况下，传统技术和材料可能无法实现足够的骨再生来满足种植及后期美学需要。

自20世纪80年代研发的引导性骨再生术是其中一项较为常用的技术。该技术通过使用骨移植材料和（或）屏障膜来实现缺损区可预期的骨组织再生[1,3]。在需要大量骨再生的情况下，骨增量结合GBR可以克服支架材料的局限性，同时能募集所需的细胞类型进行局部骨组织再生。在过去的十年，分子介质（如生长因子）因其可以加速愈合过程及帮助颌面部组织缺损的再生，具有治疗大范围骨缺损的应用潜力，已被广泛研究[4]。生长因子天然存在于体内，能够刺激细胞生长、增殖和促进细胞分化。生长因子调节许多关键的细胞活动，对组织修复和再生至关重要。对这些生长因子的临床应用旨在提高愈合速度，促进种植体骨结合和功能的恢复。目前，生长因子被广泛使用于各种临床情况，包括骨内缺损、GBR屏障膜、种植体周围缺损、窦底提升和牙槽窝骨增量。本章将重点关注美国食品药品监督管理局批准的生长因子：骨形态发生蛋白（BMP-2）、血小板衍生生长因子（PDGF）和富含血小板的血浆（PRP）/富含血小板的纤维蛋白（PRF）。

骨的形成有三种不同机制，根据骨移植材料的激活机制进行分类。骨传导材料具有被动地充当支架并允许被新骨替代的能力。骨传导需要良好的周围骨组织，可以被吸收并替换为新骨。虽然骨传导性移植材料容易获得且便宜，然而大而复杂的骨缺损或医学性免疫力低下的患者愈合能力差，一般不能仅靠此类移植材料进行骨组织再生。骨诱导材料则可以将未分化的间充质干细胞募集到缺损部位并促进其成骨向分化。将这些间充质细胞带到缺损部位并驱动骨形成是诱导性材料的巨大优势。但是，大多数现有的骨移植物不包含这些属性。成骨性材料将活的骨细胞移植到受体部位积极形成新骨[5]。成骨性材料是这三种机制中最有效的，但只有自体骨有这些属性。不幸的是，并非所有患者都愿意接受自体骨采集，因为这通常需要开辟第二术区，增加风险，并且需要更长的手术时间。在为特定患者选择恰当的生长因子时，评估其对材料性质的促进作用是很重要的。由于没有哪种移植材料可以具备所有理想的性质——生物相容性、生物可降解性、促进血管化、与骨组织类似的力学性能、对成骨细胞黏附和存活的选择性、易于操作、容易获得，以及低成本。采用生长因子可能会改善或赋能目前使用的材料。

6.2　骨形态发生蛋白 -2

骨形态发生蛋白（BMPs）是属于转化生长因子 - β（TGF-β）超家族的可分泌的糖蛋白。这些糖蛋白被分类为成形素，在胚胎发育中决定组织形态，并且是骨骼和软骨形成和修复的有效调节剂。许多研究表明，BMPs可以诱导间充质干细胞分化为骨骼和软骨，使其成为组织工程及骨治疗中理想的分子蛋白[6]。1965年，Urist首次发现BMP作为细胞外骨基质里的一种物质能够诱导异位成骨，当时实验模型是将其植入在兔肌肉内[7]。自 20 世纪 80 年代后期 BMP 分类以来，BMP 已经确定了 20 多个成员，并不是都有成骨性[8-9]。BMP-2 具有骨诱导性，因而是最常应用的。BMP-2 能够积极促进相关细胞向移植部位趋化和刺激成骨细胞分化和骨形成[10-11]，已被广泛研究并越来越多地应用于整形外科手术以改善骨治疗的效果。2002 年，重组人 BMP-2 和 BMP-7（rhBMP-2 和 rhBMP-7）被 FDA 批准用于整形外科，可用于①促进下脊柱椎体融合，②急性胫骨骨折，③胫骨骨不连[12]。当患者局部条件很差，或者当传统的骨移植手术失败时，生长因子开始被应用解决这些情况，如股骨头创伤后骨坏死[13]。

在口腔和颌面重建中，BMP-2 通过软骨内成骨，控制骨形成及其轮廓和密度[1]。随机临床试验证明，拔牙及上颌窦底提升等局限性的骨缺损都可以通过局部放置含有生长因子的可吸收的胶原海绵（ACS）获得可靠的骨再生[14-16]。这些成功的案例促使 FDA 于 2007 年批准了这些牙科适应证（Infuse，Medtronic，Nashville，TN）。自批准以来，临床医生和研究人员继续探索和扩大 rhBMP-2 / ACS 的用途，包括 onlay 植骨、牙槽嵴水平向骨增量、广泛的上下颌连续性缺损（图 6.1）[4, 17-25]。这些更复杂的缺陷通常需要更强的支架（如钛网）来维持骨再生的空间[26-27]。

rhBMP-2 / ACS 通常与异种移植物或

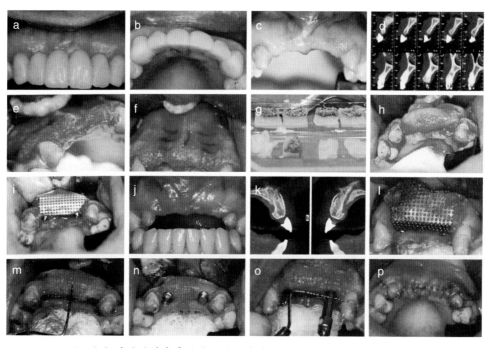

图 6.1 rhBMP-2 用于上颌前牙牙槽嵴骨增量。唇侧（a）咬合面（b）视图，临时固定局部义齿下的吸收的牙槽嵴。临床（c）和影像学（d）（CBCT 锥形束 CT 扫描），术前牙槽嵴。e. 翻瓣后。f. 对局部牙槽骨进行去皮质化以从骨小梁中释放未分化的间充质干细胞，这些间充质细胞是 rhBMP-2 重要的靶细胞。g. rhBMP-2 / ACS 与自体移植物和同种异体移植物组合并用。h. BMP-2 海绵覆盖接枝材料。i. 应用钛网以抵抗局部软组织的压迫。j. 7 个月后的伤口愈合和 k. 植入前的 CBCT 扫描。l. 植入植体时可见钛网。m. 骨体积增加。n. 放置植体。o. 看到足够的牙槽嵴宽度。p. 软组织覆盖毫无困难

同种异体移植物结合用于牙槽嵴或上颌窦骨增量手术，虽然药物说明书的标识使用范围没有提及这样一方法（图 6.1）[27-32]。另外，组合使用 rhBMP-2 / ACS 和附加移植材料或钛网可以改善软组织抗压性。需要特别注意的是，与骨传导材料复合使用会降低骨缺损再生所需要的 BMP-2 剂量。FDA 批准的临床上超生理学 BMP-2 剂量应用也会出现许多副作用，包括严重肿胀、炎症、黏液肿、伤口破裂、异位骨形成、囊性骨腔、免疫原性、BMP 抗体形成，也会出现破骨细胞激活导致的骨溶解和骨囊肿形成[33-39]。目前，BMP-2 由于成本高，无理想载体和骨形成欠佳，限制了其临床使用。但是，对以前骨移植失败或治疗效果极差的患者，或者当其他移植材料显示效果不佳时，BMP-2 是一种很有前景的替代方法[40-41]。在选择 BMP-2 作为特定的促进骨再生的生长因子时必须综合考虑 rhBMP-2 的优缺点（表 6.1）。

6.3 血小板衍生生长因子

血小板衍生生长因子（PDGF）可用于软组织和硬组织的修复，也是种植学中被研究最广泛的生长因子之一。在 20 世纪 80 年代后期，Lynch 在对有牙周炎感染牙的比格犬进行的动物研究中发现了 PDGF 对牙周再生有明显的促进[42]。初步结果提示 PDGF 和胰岛素样生长因子（IGF-1）的应用有可能增强骨和牙骨质的再生。PDGF 起源于凝血过程中的血小板，并在软组织或硬组织损伤时释放。PDGF 促进细胞趋化、血管生成和血小板活化[43-46]。有趣的是，体外和体内研究均表明 PDGF 可以吸引牙龈和牙周韧带成纤维细胞、成牙骨质细胞和成骨细胞。在牙科学领域，美国 FDA 批准将 rhPDGF-BB（Gem 21S, Osteohealth, Shirley, NY）与 β- 磷酸三钙载体联合使用用于治疗骨内缺损和牙龈退缩。它已被证明可以提高临床附着水平，促进骨缺损再生，减少牙龈退缩[1,47-48]。与 BMP-2 相似，PDGF 的药物标识适用范围外使用非常普遍，特别是在牙种植领域。PDGF 与异种移植物或同种异体移植物结合，在牙槽窝移植、上颌窦底提升及牙槽嵴骨增量等方面获得了较好的效果[49-57]。

PDGF 也是结缔组织细胞产生的主要促有丝分裂因子（如成纤维细胞和平滑肌细胞），在胚胎发生和伤口愈合中发挥作用。除趋化作用外，PDGF 还可诱导巨噬细胞产生并分泌各种愈合阶段的生长因子。研究表明 PDGF 能够刺激相关基质分子的产生，如纤连蛋白、胶原蛋白和透明质酸[58-59]。PDGF 与成纤维细胞胶原酶产生和分泌有关，而后者在软组织重塑中有重要的作用。此外，PDGF 显示出对血管系统有影响，在毛细血管内皮细胞上有 PDGF 的

表 6.1 rhBMP-2 的优缺点

rhBMP-2	
优点	缺点
骨诱导性	花费高
无需供区	研究较少
可靠的随机对照实验	短期研究为主
低感染风险	伤口裂开
FDA 批准	无空间维持和抗压能力

受体表达。它通过收缩血管和促进心脏血管生成以调节血管收缩和舒张[60]。伤口愈合时，血小板释放PDGF以应对损伤并减少血小板聚集。PDGF的血管化特性直接导致了FDA批准将其用于治疗糖尿病患者的慢性足溃疡[61]。PDGF有助于硬组织和软组织愈合，但它没有骨诱导特性。此外，PDGF的过度活动与肿瘤发生过程中病理性生长刺激有关，它也是动脉粥样硬化和纤维化的良性条件[45]。与BMP-2类似，rhPDGF具有特定的优点和缺点，在临床使用该材料前应该加以考虑（表6.2）。

6.4 富血小板血浆（PRP）/富血小板纤维蛋白（PRF）

1998年，Marx通过治疗和全血离心提出了一种富集自体血小板因子的方法。血小板释放的α-颗粒含有许多愈合过程所必需的，能够协助趋化、有丝分裂、血管生成、胶原合成及骨基质形成蛋白质[62]。该制剂直接应用于伤口和手术部位以促进骨和软组织的再生和修复[63-65]。血小板含量较高的PRP制剂的生理作用可能与增加的生长因子浓度有关，从而促进了愈合。具体来说，在PRP制剂中发现PDGF、转

表6.2 rhPDGF-BB的优缺点

rhPDGF-BB 血小板衍生生长因子	
优点	缺点
骨传导性	无骨诱导性
血管再生	FDA仅用于牙周缺损
促软组织愈合	缺少对照研究
花费少	极小量数据

化生长因子-β（TGF-β）、血管内皮生长因子（VEGF）和IGF-1显著增加[65-67]。

一些研究表明，当PRP加入常规骨移植材料中时，骨形成良好；而另一些研究则呈现矛盾的结果。生长因子浓度和血小板活性随患者性别、年龄和PRP制备方法而变化[68-74]。即使目前的研究结果不一致，PRP已成功用于拔牙窝植骨、上颌窦底提升、牙槽嵴增量，并可以改善软组织厚度[70,75-78]。在临床实践中，临床医生一直在寻找创伤更小和性价比更高的方法以提高治疗效果。PRP需要昂贵且庞大的离心机，需要大量的血液和复杂的抗凝剂；另外，PRP临床结果非常不一致，结果也不可预测[79]。

在使用生长因子方面，近期的研究热点是使用更少的自体血液和降低使用成本[80-81]。富血小板纤维蛋白（PRF）只需8~10 mL自体血（相比PRP需要60 mL），不需要抗凝血剂，仅需要小型台式离心机。血小板浓缩于血沉黄层，含有关键生长因子，包括PDGF、转化生长因子-β（TGF-β）、血管内皮生长因子（VEGF）、胰岛素样生长因子（IGF）、血小板反应蛋白、纤连蛋白、玻连蛋白和白细胞介素-1（IL-1）、IL-6和IL-4[62,82-83]。与PRP类似，有研究证明PRF在拔牙窝内有促进软组织及骨愈合的趋势，但没有统计学意义（图6.2）[84]。多数情况下其他的骨增量程序也可选择采用这种方法（如上颌窦底提升），可以观察到局部骨组织增长，种植体形成骨整合，组织样本检测为骨[85]。另一项研究发现使用由PRF膜覆盖的自体块状骨移植物可以减少愈合后的骨吸收[86]。

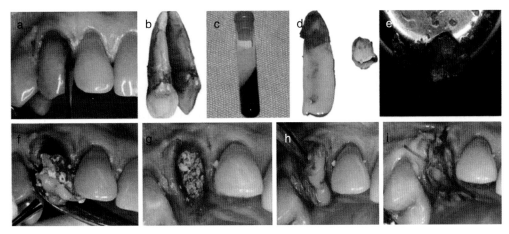

图 6.2 使用 PRF 进行牙槽窝骨移植。a、b. 以最小的创伤进行拔牙。c. 在 10mL 管中制备 PRF 以形成。d. 膜和与骨替代材料混合的黏性骨块（e）。g. 牙槽窝骨移植。h. 将 PRF 膜放在移植物。i. 缝合创口

虽然这些研究显示出有利的结果，但它们仅是初步的研究结果，数量也很少。有研究显示相互矛盾的结果即 PRF 并没有显著增强骨再生或软组织愈合 [84,87]。

随着 PRF 越来越多地用于临床，医生必须进行精心设计和良好对照的研究以验证初步结果。另外，自体血小板的生产和制作过程差异很大，在市场上有许多制作系统和制剂可供用于软组织和硬组织再生。L-PRF 含有白细胞，这可能会增强免疫功能或增加生长因子的产生。A-PRF 可通过在血凝块中募集巨噬细胞和粒细胞来增强生长因子的作用。两者都需要更多的探索，以确定是否有重要的临床应用潜能 [88-91]。目前这一领域变得越来越复杂，使得现有研究的结果难以解释和判定，需要对这些临床研究进行更严格的回顾（表 6.3）。

6.5 生长因子在种植牙领域的应用前景

目前只有 BMP-2、PDGF 和血小板浓缩物被 FDA 批准用于临床，其他生长因子处于研究的各个阶段；其中一些因子很

表 6.3 PRF 的优缺点

PRF	
优点	缺点
仅需要少量血液	需要额外技术训练
多种生长因子	临床上重要的生长因子富集
多种技术：黏性骨块 / 膜	不同的制备防范与应用方案
极小花费	非封闭性或屏障膜
可能更少的手术时间与更少的移植材料	对软组织 / 骨愈合的研究不确定
自体来源	
减少肿胀 / 血肿	

有希望可以促进骨和（或）软组织愈合，可能在不久的将来进行临床研究。此外，细胞制剂的产品也可供选择，它们在口腔外科应用中的病例报告非常少。这些都是必须进行适当研究的重要领域，以确定它们用于牙种植的适应证、成功率、禁忌证和应用原则。

6.5.1 成纤维细胞生长因子（FGF）

确保植入成功的最重要因素之一是创建一个良好的软组织密封。微生物损害与种植体周围炎的破坏性炎症密切相关，使骨和软组织吸收进而导致植入失败[92]。因此，正在研究通过操控骨 – 种植体和骨 – 牙龈接触来改善这种软组织封闭。一种方法是通过利用纳米管载体或胶原海绵来携带成纤维细胞生长因子（FGF）。FGF家族中部分成员有助于牙周韧带（PDL）细胞增殖、迁移和分化的蛋白质，以及细胞外基质（ECM）的产生[93]。具体而言，有研究显示FGF-2具有增加种植体周围缺损区域以及骨内缺损区能增加骨沉积的能力[1]。在大鼠颅骨临界骨缺损研究中，Kigami等发现载有FGF-2的可吸收的胶原海绵可以增加血管的形成，提升成骨细胞和破骨细胞的局部数量；其中，血管生成的增加是最突出的发现。Kigami等建议使用支架进行研究，与可吸收的胶原海绵相比，支架更持续地释放FGF-2；胶原海绵在4周时，FGF-2的累积释放量仅为64%[94]。

在Nagayasu-Tanaka等人的研究中，将FGF-2复合在羟丙基纤维素载体上用于特制的钛种植体，这种种植体与比格犬余留骨具有较低的接触率。他们在4周、

8周和12周评估骨 – 种植体界面，发现FGF-2在4周时显著促进骨形成，与对照组相比，实验组ISQ值增加了约10。然而，ISQ值的增加在4周时达到峰值，然后在12周时实验组和对照组保持基本一致，表明FGF-2加速骨形成，但不会在更长的时间内改变骨形成。值得注意的是，FGF-2在应用于种植体与骨之间的间隙缺损时促骨形成最为显著[95]。一些研究证明了FGF增加了骨与种植体接触的量，以改善骨结合。2001年，McCracken等人发现在钛 – 铝 – 钒种植体上于活化纤维蛋白原基质内加入FGF，与对照组相比可显著增加骨与种植体的接触量（$P < 0.05$）。这项研究也证明了邻近种植体的骨沉积体积百分比更大，验证了FGF在大鼠模型中可以增加种植体周围骨形成的假设[96]。

6.5.2 Nell-1

NELL-1是一种有效的前成骨蛋白，最初是在颅缝早闭患者颅骨缝的过量骨生长部位发现的[97]。目前，在几种临床前实验模型中已经证明了NELL-1有骨诱导作用，包括骨质疏松小鼠骨沉积、牵张成骨及各种动物模型中脊柱融合率增加。2006年，Cowan等人通过在小鼠颌间缝合注射给药，研究NELL-1在颅面复合体中的作用，证明NELL-1以与BMP-2相似的速率诱导骨形成，并加速软骨细胞肥大和软骨内膜骨形成[98]。NELL-1在腭中缝诱导骨形成的能力提示其对腭缺损愈合的潜在用途。根据Cowan等人的研究：NELL-1与BMP-2一起使用时具有协同增强间充质干细胞成骨分化的作用潜力。这项研

究证实了 NELL-1 信号传导的骨软骨特异性，并有可能增强治疗性 BMP-2 骨再生 [99-100]。目前关于 NELL-1 的临床应用是研究的热点，包括其在椎骨压缩性骨折、骨质疏松症及促进软骨发育的潜力。尽管目前尚无关于 NELL-1 在种植牙领域的研究，但 NELL-1 具有成骨蛋白的特征使其有较大的临床应用潜力，值得进行相关研究。

6.6 具有活细胞的同种异体移植物

增强骨再生的方法多种多样，包括同种异体骨移植材料中间充质干细胞的使用。自体移植骨多取自患者的髂嵴，自体移植骨是骨移植材料的金标准，主要是因为它的组织相容性以及无免疫原性。此外，自体移植骨提供了骨生长的三大要素：骨传导支架、骨诱导因子和成骨细胞 [101]。然而，获得自体骨的过程存在许多临床问题，如供体部位并发症、手术时间的增加、感染的风险和来源有限 [102]。

正在研究的一种新方法是使用同种异体骨移植物加上骨髓间充质干细胞（BMSCs）以保持骨传导性、骨诱导性和成骨性。自 1966 年发现以来，学界公认间充质干细胞（MSCs）具有自我更新和多能分化能力，依据其局部微环境可以生成骨、软骨、脂肪、神经、肌肉和肌腱 [103]。对于 MSC 定向分化的调控需要适当的细胞密度、空间组织和局部因素 [104]。MSCs 也是骨再生和修复的一部分并基于稳定性分化成骨或软骨。此外，脉管系统和血管生成也是成骨分化的要求。现有的生长因子系统依赖于身体固有的局部细胞行使功能，帮助骨组织再生，包括 MSC 和骨祖细胞。

目前市场上有几种新产品结合了各种配方的内源性骨形成细胞与骨诱导生长因子（Trinity®Evolution™，Osteocel®Plus 和 Osiris BIO4™）。Trinity®Evolution™（TE）是一种冷冻保存的同种异体移植物，由松质骨基质和脱矿皮质骨基质组成，还含有间充质干细胞、骨祖细胞、骨诱导蛋白和骨传导基质 [105]。在 2016 年，一个前瞻性临床研究观察了颈椎前路切除术中及融合时 TE 的使用效果。根据影像学、外观，功能和残余疼痛评估融合程度。结果显示用 TE 的融合率为 94%，与之前报道的相似条件下自体移植物的融合率相似。该研究认为：TE 具有较高的单级颈椎融合率，无严重不良反应。尽管尚无定论，但目前同种异体移植物与 MSCs 的使用结果是积极的，这可以作为自体移植、同种异体移植和生长因子应用的替代方案。目前，有临床研究在探讨 MSCs 结合同种异体移植物在腰椎融合术、颈椎前路椎间盘切除术和融合术、足部和踝关节融合中应用 [101,106-107]。同种异体移植和 MSC 结合使用显示出有利结果，包括植入部位的新生骨，以及在稳定的内部或外部骨固定情况下具有令人满意的临床疗效和影像学结果。在牙种植领域，虽然 MSC / 同种异体移植联合应用在总体上有利，但缺少能支持联合应用的临床案例 [108]。

结 论

种植牙领域生长因子的未来是什么？这是患者、医生、研究者和厂商都面临的一个问题。尽管在过去的几十年里学界已经做了很多工作，但在许多情况下，临床相关性、可预测性和应用方案尚未完全弄清。尚不清楚是否所有患者都需要或可以接受生长因子以帮助伤口愈合和骨增量，又或是如果它们仅对免疫能力低下患者及之前失败过的患者有益（表6.4）。显而易见的是，研究者正在寻找增强骨和软组织愈合的材料和方法，以便治疗更复杂的患者和缺损。生长因子及干细胞可能是突破现有临床限制的有效答案。然而，需要做更多的基础研究和临床研究，以改善现有技术，形成可预测的治疗方案，并评估其长期结果。

表6.4 生长因子用途

生长因子用途
所有患者
不利型伤口
复杂的硬／软组织缺损
以前失败的手术
全身情况较差的患者

参考文献

[1] Suarez-Lopez Del Amo F, et al. Biologic agents for periodontal regeneration and implant site development. Biomed Res Int, 2015, 2015:957518.

[2] Higginbottom FL. Implants as an option in the esthetic zone. J Oral Maxillofac Surg, 2005, 63(9 Suppl 2):33–44.

[3] Aghaloo TL, Moy PK. Which hard tissue augmentation techniques are the most successful in furnishing bony support for implant placement? Int J Oral Maxillofac Implants, 2007, 22(Suppl):49–70.

[4] Schliephake H. Clinical efficacy of growth factors to enhance tissue repair in oral and maxillofacial reconstruction: a systematic review. Clin Implant Dent Relat Res, 2015, 17(2):247–273.

[5] Miyazaki M, et al. An update on bone substitutes for spinal fusion. Eur Spine J, 2009, 18(6):783–799.

[6] Reddi AH. Morphogenesis and tissue engineering of bone and cartilage: inductive signals, stem cells, and biomimetic biomaterials. Tissue Eng, 2000, 6(4):351–359.

[7] Urist MR. Bone: formation by autoinduction. Science, 1965, 150(3698):893–899.

[8] Lavery K, et al. BMP-2/4 and BMP-6/7 differentially utilize cell surface receptors to induce osteoblastic differentiation of human bone marrow-derived mesenchymal stem cells. J Biol Chem, 2008, 283(30):20948–20958.

[9] Poon B, et al. Bone morphogenetic protein-2 and bone therapy: successes and pitfalls. J Pharm Pharmacol, 2016, 68(2):139–147.

[10] Wozney JM. Overview of bone morphogenetic proteins. Spine (Phila Pa 1976). 2002, 27(16 Suppl 1):S2–8.

[11] Yamaguchi A, Komori T, Suda T. Regulation of osteoblast differentiation mediated by bone morphogenetic proteins, hedgehogs, and Cbfa1. Endocr Rev, 2000, 21(4):393–411.

[12] Valdes MA, et al. Recombinant bone morphogenic protein-2 in orthopaedic surgery: a review. Arch Orthop Trauma Surg, 2009, 129(12):1651–1657.

[13] Carreira AC, et al. Bone morphogenetic proteins: structure, biological function and therapeutic applications. Arch Biochem Biophys, 2014, 561:64–73.

[14] Boyne PJ, et al. De novo bone induction by recombinant human bone morphogenetic protein-2 (rhBMP-2) in maxillary sinus floor augmentation. J Oral Maxillofac Surg, 2005, 63(12):1693–1707.

[15] Triplett RG, et al. Pivotal, randomized, parallel evaluation of recombinant human bone morphogenetic protein-2/absorbable collagen sponge and autogenous bone graft for maxillary sinus floor augmentation. J Oral Maxillofac Surg, 2009, 67(9):1947–1960.

[16] Fiorellini JP, et al. Randomized study evaluating recombinant human bone morphogenetic protein-2 for extraction socket augmentation. J Periodontol, 2005, 76(4):605–613.

[17] Carter TG, et al. Off-label use of recombinant human bone morphogenetic protein-2 (rhBMP-2) for reconstruction of mandibular bone defects in humans. J Oral Maxillofac Surg, 2008, 66(7):1417–1425.

[18] Herford AS, Boyne PJ. Reconstruction of mandibular continuity defects with bone morphogenetic

protein-2 (rhBMP-2). J Oral Maxillofac Surg, 2008, 66(4):616–624.

[19] Herford AS. rhBMP-2 as an option for reconstructing mandibular continuity defects. J Oral Maxillofac Surg, 2009, 67(12):2679–2684.

[20] Fallucco MA, Carstens MH. Primary reconstruction of alveolar clefts using recombinant human bone morphogenic protein-2: clinical and radiographic outcomes. J Craniofac Surg, 2009, 20(Suppl 2):1759–1764.

[21] Chin M, et al. Repair of alveolar clefts with recombinant human bone morphogenetic protein (rhBMP-2) in patients with clefts. J Craniofac Surg, 2005, 16(5):778–789.

[22] Herford AS, et al. Bone morphogenetic protein-induced repair of the premaxillary cleft. J Oral Maxillofac Surg, 2007,65(11):2136–2141.

[23] Canan LW Jr, et al. Human bone morphogenetic protein-2 use for maxillary reconstruction in cleft lip and palate patients. J Craniofac Surg, 2012,23(6):1627–1633.

[24] Cicciu M, et al. Recombinant human bone morphogenetic protein type 2 application for a possible treatment of bisphosphonates-related osteonecrosis of the jaw. J Craniofac Surg, 2012,23(3):784–788.

[25] Alonso N, et al. Evaluation of maxillary alveolar reconstruction using a resorbable collagen sponge with recombinant human bone morphogenetic protein-2 in cleft lip and palate patients. Tissue Eng Part C Methods, 2010,16(5):1183–1189.

[26] Edmunds RK, et al. Maxillary anterior ridge augmentation with recombinant human bone morphogenetic protein 2. Int J Periodontics Restorative Dent, 2014,34(4):551–557.

[27] Misch CM, et al. Vertical bone augmentation using recombinant bone morphogenetic protein, mineralized bone allograft, and titanium mesh: a retrospective cone beam computed tomography study. Int J Oral Maxillofac Implants, 2015,30(1):202–207.

[28] Tarnow DP, et al. Maxillary sinus augmentation using recombinant bone morphogenetic protein-2/acellular collagen sponge in combination with a mineralized bone replacement graft: a report of three cases. Int J Periodontics Restorative Dent, 2010,30(2):139–149.

[29] Jung RE, et al. A randomized-controlled clinical trial evaluating clinical and radiological outcomes after 3 and 5 years of dental implants placed in bone regenerated by means of GBR techniques with or without the addition of BMP-2. Clin Oral Implants Res, 2009,20(7): 660–666.

[30] Jensen OT, et al. BMP-2/ACS/allograft for combined maxillary alveolar split/sinus floor grafting with and without simultaneous dental implant placement: report of 21 implants placed into 7 alveolar split sites followed for up to 3 years. Int J Oral Maxillofac Implants, 2014,29(1):e81–94.

[31] Butura CC, Galindo DF. Implant placement in alveolar composite defects regenerated with rhBMP-2, anorganic bovine bone, and titanium mesh: a report of eight reconstructed sites. Int J Oral Maxillofac Implants, 2014,29(1):e139–146.

[32] Bowler D, Dym H. Bone morphogenic protein: application in implant dentistry. Dent Clin North Am, 2015,59(2):493–503.

[33] Chan DS, et al. Wound complications associated with bone morphogenetic protein-2 in orthopaedic trauma surgery. J Orthop Trauma, 2014,28(10):599–604.

[34] Garrett MP, et al. Formation of painful seroma and edema after the use of recombinant human bone morphogenetic protein-2 in posterolateral lumbar spine fusions. Neurosurgery. 2010,66(6):1044–1049. discussion 1049.

[35] Hustedt JW, Blizzard DJ. The controversy surrounding bone morphogenetic proteins in the spine: a review of current research. Yale J Biol Med, 2014,87(4):549–561.

[36] James AW, et al. A review of the clinical side effects of bone morphogenetic protein-2. Tissue Eng Part B Rev, 2016,22(4):284–297.

[37] Lebl DR. Bone morphogenetic protein in complex cervical spine surgery: a safe biologic adjunct? World J Orthop, 2013,4(2):53–57.

[38] Neovius E, et al. Alveolar bone healing accompanied by severe swelling in cleft children treated with bone morphogenetic protein-2 delivered by hydrogel. J Plast Reconstr Aesthet Surg, 2013,66(1):37–42.

[39] Woo EJ. Adverse events reported after the use of recombinant human bone morphogenetic protein 2. J Oral Maxillofac Surg, 2012,70(4):765–767.

[40] Zetola A, et al. Recombinant human bone morphogenetic protein-2 (rhBMP-2) in the treatment of mandibular sequelae after tumor resection. Oral Maxillofac Surg, 2011,15(3):169–174.

[41] Herford AS, Miller M, Signorino F. Maxillofacial defects and the use of growth factors. Oral Maxillofac Surg Clin North Am, 2017,29(1):75–88.

[42] Lynch SE, et al. A combination of platelet-derived and insulin-like growth factors enhances periodontal

regeneration. J Clin Periodontol, 1989,16(8):545–548.

[43] Canalis E, McCarthy T, Centrella M. Growth factors and the regulation of bone remodeling. J Clin Invest, 1988,81(2):277–281.

[44] Hauschka PV, et al. Growth factors in bone matrix. Isolation of multiple types by affinity chromatography on heparin-Sepharose. J Biol Chem, 1986,261(27):12665–12674.

[45] Heldin CH, Westermark B. Mechanism of action and in vivo role of platelet-derived growth factor. Physiol Rev, 1999,79(4):1283–1316.

[46] Grotendorst GR, et al. Stimulation of granulation tissue formation by platelet-derived growth factor in normal and diabetic rats. J Clin Invest, 1985,76(6):2323–2329.

[47] Howell TH, et al. A phase Ⅰ/Ⅱ clinical trial to evaluate a combination of recombinant human platelet-derived growth factor-BB and recombinant human insulin-like growth factor-I in patients with periodontal disease. J Periodontol, 1997,68(12): 1186–1193.

[48] Nevins M, et al. Platelet-derived growth factor stimulates bone fill and rate of attachment level gain: results of a large multicenter randomized controlled trial. J Periodontol, 2005,76(12):2205–2215.

[49] Nevins ML, Reynolds MA. Tissue engineering with recombinant human platelet-derived growth factor BB for implant site development. Compend Contin Educ Dent, 2011,32(2):18–20-7. quiz 28, 40.

[50] Nevins ML, et al. Recombinant human platelet-derived growth factor BB for reconstruction of human large extraction site defects. Int J Periodontics Restorative Dent, 2014,34(2):157–163.

[51] Froum SJ, et al. A histomorphometric comparison of Bio-Oss alone versus Bio-Oss and platelet-derived growth factor for sinus augmentation: a postsurgical assessment. Int J Periodontics Restorative Dent,2013,33(3):269–279.

[52] Simion M, Rocchietta I, Dellavia C. Three-dimensional ridge augmentation with xenograft and recombinant human platelet-derived growth factor-BB in humans: report of two cases. Int J Periodontics Restorative Dent, 2007,27(2):109–115.

[53] De Angelis N, De Lorenzi M, Benedicenti S. Surgical combined approach for alveolar ridge augmentation with titanium mesh and rhPDGF-BB: a 3-year clinical case series. Int J Periodontics Restorative Dent, 2015,35(2):231–237.

[54] Chiang T, et al. Reconstruction of the narrow ridge using combined ridge split and guided bone regeneration with rhPDGF-BB growth factor-enhanced allograft. Int J Periodontics Restorative Dent, 2014,34(1):123–130.

[55] Wallace SC, Snyder MB, Prasad H. Postextraction ridge preservation and augmentation with mineralized allograft with or without recombinant human platelet-derived growth factor BB (rhPDGF-BB): a consecutive case series. Int J Periodontics Restorative Dent, 2013,33(5):599–609.

[56] Funato A, et al. A novel combined surgical approach to vertical alveolar ridge augmentation with titanium mesh, resorbable membrane, and rhPDGF-BB: a retrospective consecutive case series. Int J Periodontics Restorative Dent, 2013,33(4):437–445.

[57] Urban IA, et al. Horizontal guided bone regeneration in the posterior maxilla using recombinant human platelet-derived growth factor: a case report. Int J Periodontics Restorative Dent, 2013,33(4):421–425.

[58] Steed DL. Clinical evaluation of recombinant human platelet-derived growth factor for the treatment of lower extremity ulcers. Plast Reconstr Surg. 2006,117(7 Suppl):143S–149S. discussion 150S-151S.

[59] Antoniades HN. Human platelet-derived growth factor (PDGF): purification of PDGF-I and PDGF-II and separation of their reduced subunits. Proc Natl Acad Sci U S A, 1981,78(12):7314–7317.

[60] Andrae J, Gallini R, Betsholtz C. Role of platelet-derived growth factors in physiology and medicine. Genes Dev, 2008,22(10):1276–1312.

[61] Steed DL. Clinical evaluation of recombinant human platelet-derived growth factor for the treatment of lower extremity diabetic ulcers. Diabetic Ulcer Study Group. J Vasc Surg, 1995,21(1):71–78. discussion 79-81.

[62] Dohan DM, et al. Platelet-rich fibrin (PRF): a second-generation platelet concentrate. Part II: platelet-related biologic features. Oral Surg Oral Med Oral Pathol Oral Radiol Endod, 2006,101(3):e45–50.

[63] Bielecki T, Gazdzik TS, Szczepanski T. Re: "The effects of local platelet rich plasma delivery on diabetic fracture healing". What do we use: platelet-rich plasma or platelet-rich gel? Bone, 2006,39(6):1388. author reply 1389.

[64] Kaigler D, et al. Platelet-derived growth factor applications in periodontal and peri-implant bone regeneration. Expert Opin Biol Ther, 2011,11(3):375–385.

[65] Marx RE, et al. Platelet-rich plasma: growth factor enhancement for bone grafts. Oral Surg Oral Med Oral Pathol Oral Radiol Endod, 1998,85(6):638–646.

[66] Weibrich G, et al. Growth factor levels in platelet-rich plasma and correlations with donor age, sex, and platelet count. J Craniomaxillofac Surg, 2002,30(2):97–102.

[67] Dugrillon A, et al. Autologous concentrated platelet-rich plasma (cPRP) for local application in bone regeneration. Int J Oral Maxillofac Surg, 2002,31(6):615–619.

[68] Khairy NM, et al. Effect of platelet rich plasma on bone regeneration in maxillary sinus augmentation (randomized clinical trial). Int J Oral Maxillofac Surg, 2013,42(2):249–255.

[69] Kutkut A, et al. Extraction socket preservation graft before implant placement with calcium sulfate hemihydrate and platelet-rich plasma: a clinical and histomorphometric study in humans. J Periodontol, 2012,83(4):401–409.

[70] Geurs N, et al. Using growth factors in human extraction sockets: a histologic and histomorphometric evaluation of short-term healing. Int J Oral Maxillofac Implants, 2014,29(2):485–496.

[71] Roffi A, et al. Does PRP enhance bone integration with grafts, graft substitutes, or implants? A systematic review. BMC Musculoskelet Disord, 2013,14:330.

[72] Eskan MA, et al. Platelet-rich plasma-assisted guided bone regeneration for ridge augmentation: a randomized, controlled clinical trial. J Periodontol, 2014,85(5):661–668.

[73] Torres J, et al. Effect of platelet-rich plasma on sinus lifting: a randomized-controlled clinical trial. J Clin Periodontol, 2009,36(8):677–687.

[74] Tonelli P, et al. Counting of platelet derived growth factor and transforming growth factor-beta in platelet-rich-plasma used in jaw bone regeneration. Minerva Stomatol, 2005,54(1-2):23–34.

[75] Antonello Gde M, et al. Evaluation of the effects of the use of platelet-rich plasma (PRP) on alveolar bone repair following extraction of impacted third molars: prospective study. J Craniomaxillofac Surg, 2013,41(4):e70–75.

[76] Kassolis JD, Reynolds MA. Evaluation of the adjunctive benefits of platelet-rich plasma in subantral sinus augmentation. J Craniofac Surg, 2005,16(2):280–287.

[77] Raghoebar GM, et al. Does platelet-rich plasma promote remodeling of autologous bone grafts used for augmentation of the maxillary sinus floor? Clin Oral Implants Res, 2005,16(3):349–356.

[78] Torres J, et al. Platelet-rich plasma may prevent titanium-mesh exposure in alveolar ridge augmentation with anorganic bovine bone. J Clin Periodontol, 2010,37(10):943–951.

[79] Moy P, et al. Hard and soft tissue augmentation. In: Moy P, Pozzi A, Beumer J, editors. Fundmentals of implant dentistry. Chicago: Quintessence, 2016, p. 205–258.

[80] Dohan DM, et al. Platelet-rich fibrin (PRF): a second-generation platelet concentrate. Part I: technological concepts and evolution. Oral Surg Oral Med Oral Pathol Oral Radiol Endod, 2006,101(3):e37–44.

[81] Davis VL, et al. Platelet-rich preparations to improve healing. Part I: workable options for every size practice. J Oral Implantol, 2014,40(4):500–510.

[82] Khorshidi H, et al. Comparison of the mechanical properties of early leukocyte- and plateletrich fibrin versus PRGF/Endoret membranes. Int J Dent, 2016,2016:1849207.

[83] Schar MO, et al. Platelet-rich concentrates differentially release growth factors and induce cell migration in vitro. Clin Orthop Relat Res, 2015,473(5):1635–1643.

[84] Suttapreyasri S, Leepong N. Influence of platelet-rich fibrin on alveolar ridge preservation. J Craniofac Surg, 2013,24(4):1088–1094.

[85] Mazor Z, et al. Sinus floor augmentation with simultaneous implant placement using Choukroun's platelet-rich fibrin as the sole grafting material: a radiologic and histologic study at 6 months. J Periodontol, 2009,80(12):2056–2064.

[86] Moussa M, El-Dahab OA, El Nahass H. Anterior maxilla augmentation using palatal bone block with platelet-rich fibrin: a controlled trial. Int J Oral Maxillofac Implants, 2016,31(3):708–715.

[87] Yoon JS, Lee SH, Yoon HJ. The influence of platelet-rich fibrin on angiogenesis in guided bone regeneration using xenogenic bone substitutes: a study of rabbit cranial defects. J Craniomaxillofac Surg, 2014,42(7):1071–1077.

[88] Cieslik-Bielecka A, et al. L-PRP/L-PRF in esthetic plastic surgery, regenerative medicine of the skin and chronic wounds. Curr Pharm Biotechnol, 2012,13(7):1266–1277.

[89] Ghanaati S, et al. Advanced platelet-rich fibrin: a new concept for cell-based tissue engineering by means of inflammatory cells. J Oral Implantol, 2014,40(6):679–689.

[90] Simonpieri A, et al. Simultaneous sinus-lift and implantation using microthreaded implants and leukocyte- and platelet-rich fibrin as sole grafting material: a six-year experience. Implant Dent,

2011,20(1):2–12.

[91] Dohan Ehrenfest DM, et al. Do the fibrin architecture and leukocyte content influence the growth factor release of platelet concentrates? An evidence-based answer comparing a pure platelet-rich plasma (P-PRP) gel and a leukocyte- and platelet-rich fibrin (L-PRF). Curr Pharm Biotechnol, 2012,13(7):1145–1152.

[92] Shibli JA, et al. Composition of supra- and subgingival biofilm of subjects with healthy and diseased implants. Clin Oral Implants Res, 2008,19(10):975–982.

[93] Ornitz DM, Itoh N. The fibroblast growth factor signaling pathway. Wiley Interdiscip Rev Dev Biol, 2015,4(3):215–266.

[94] Kigami R, et al. FGF-2 angiogenesis in bone regeneration within critical-sized bone defects in rat calvaria. Implant Dent, 2013,22(4):422–427.

[95] Nagayasu-Tanaka T, et al. FGF-2 promotes initial osseointegration and enhances stability of implants with low primary stability. Clin Oral Implants Res, 2016,28(3):291–297.

[96] McCracken M, Lemons JE, Zinn K. Analysis of Ti-6Al-4V implants placed with fibroblast growth factor 1 in rat tibiae. Int J Oral Maxillofac Implants, 2001,16(4):495–502.

[97] Ting K, et al. Human NELL-1 expressed in unilateral coronal synostosis. J Bone Miner Res, 1999,14(1):80–89.

[98] Cowan CM, et al. Nell-1 induced bone formation within the distracted intermaxillary suture. Bone, 2006,38(1):48–58.

[99] Cowan CM, et al. Synergistic effects of Nell-1 and BMP-2 on the osteogenic differentiation of myoblasts. J Bone Miner Res, 2007,22(6):918–930.

[100] Aghaloo T, et al. The effect of NELL1 and bone morphogenetic protein-2 on calvarial bone regeneration. J Oral Maxillofac Surg, 2010,68(2):300–308.

[101] Grabowski G, Cornett CA. Bone graft and bone graft substitutes in spine surgery: current concepts and controversies. J Am Acad Orthop Surg, 2013,21(1):51–60.

[102] Arrington ED, et al. Complications of iliac crest bone graft harvesting. Clin Orthop Relat Res, 1996,329:300–309.

[103] Bruder SP, et al. Bone regeneration by implantation of purified, culture-expanded human mesenchymal stem cells. J Orthop Res, 1998,16(2):155–162.

[104] Bruder SP, Fink DJ, Caplan AI. Mesenchymal stem cells in bone development, bone repair, and skeletal regeneration therapy. J Cell Biochem, 1994,56(3):283–294.

[105] Rush SM. Trinity evolution. Foot Ankle Spec, 2010,3(3):144–147.

[106] Vanichkachorn J, et al. A prospective clinical and radiographic 12-month outcome study of patients undergoing single-level anterior cervical discectomy and fusion for symptomatic cervical degenerative disc disease utilizing a novel viable allogeneic, cancellous, bone matrix (trinity evolution) with a comparison to historical controls. Eur Spine J, 2016,25(7):2233–2238.

[107] Eastlack RK, et al. Osteocel plus cellular allograft in anterior cervical discectomy and fusion: evaluation of clinical and radiographic outcomes from a prospective multicenter study. Spine (Phila Pa 1976), 2014,39(22):E1331–1337.

[108] Gonshor A, et al. Histologic and histomorphometric evaluation of an allograft stem cell-based matrix sinus augmentation procedure. Int J Oral Maxillofac Implants, 2011,26(1):123–131.

第 3 部分

即刻种植与即刻临时修复

第7章 复杂植骨技术

Bach Le, Joan Pi-Anfruns

摘 要

牙齿缺失 1~3 年会造成超过 50% 的牙槽嵴宽度丧失[1]。如果局部还伴有前期牙髓和（或）牙周或肿瘤病变，或者缺牙的直接原因为外伤，缺牙位点的骨缺损会更为严重。缺牙位点充足的牙槽骨是实现以修复为导向种植治疗的基础，而严重骨缺损常常给种植治疗造成诸多挑战。在骨量不足病例中，骨增量是实现理想的穿龈轮廓，达到美学修复效果的前提。

7.1 引 言

成功稳定的骨结合是种植体周围骨和软组织充足及长期稳定美学效果的基础。随着患者对美学效果要求的提高，种植体存留率不再是评价种植成功的唯一标准，越来越多研究将种植美学的成功纳入基本标准之一。在美学区，高达 16% 的单颗种植修复因软硬组织缺损或未完全恢复缺损组织[5]导致美观效果不佳，患者不接受治疗结果[2-4]。在一些复杂的美学区种植病例中，实现理想的美学效果非常困难[6]。手术的潜在并发症应纳入术前设计，以更好评估术后效果。适宜的治疗计划及实施使预期术后效果变得可预期，进而达到理想的美学效果。

7.1.1 复杂位点的美学风险评估：FATTT 评估

美学区治疗较为复杂，即使是一些可预期的手术也会由于种种原因造成治疗失败，如组织退缩明显、临床牙冠过长、瘘管和（或）基台边缘的暴露。由于软硬组织重建的复杂性，推荐使用 FATTT 风险评估表帮助临床医生术前评估，以降低软硬组织重建带来的风险（表 7.1）。

7.1.2 良好的龈缘水平（F）

修复体是造成龈缘退缩的常见原因，因此术前评估修复体或种植位点的龈缘高度非常重要[7-9]。龈缘通常由颊侧骨水平决定。如果牙龈边缘更靠近冠方，即便后期出现退缩也无大碍（图 7.1）。正常情况下，种植体边缘位于理想龈缘下 3mm，

B. Le (✉)
Department of Oral and Maxillofacial Surgery,
Herman Ostrow School of Dentistry at USC, Los Angeles, CA, USA

Private Practice, Whittier, CA, USA

J. Pi-Anfruns
Division of Diagnostic and Surgical Sciences, Division of Regenerative and Constitutive
Sciences, Dental Implant Center, UCLA School of Dentistry, Los Angeles, CA, USA

软组织丰富，可以实现与邻牙龈缘和谐的美观效果（图 7.2）。在龈缘位置不理想

的临床病例中，可利用骨增量联合软组织冠方移位技术（带垂直附加切口的翻瓣设

表 7.1　美学风险评估表（FATTT）

FATTT 标准	有利条件	不利条件
良好的牙龈水平（Favorable gingivalLevel, F）	游离龈缘在理想软组织边缘冠方 > 1mm	游离龈缘在理想软组织边缘根方或与其一致
邻面牙槽嵴高度（Attachment on, A）	到接触点 < 5mm	到接触点 > 5mm
牙龈生物型（Thick/thin biotype, T）	厚龈生物型	薄龈生物型
颊侧骨板厚度 (Thick/thin labial Bone, T)	余留颊侧骨板 > 2mm	余留颊侧骨板 < 1mm
牙齿形态 (Tooth shape, T)	方圆	尖圆

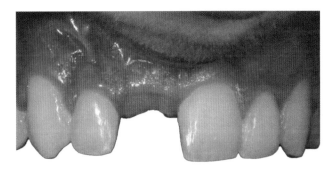

图 7.1　理想修复体的龈缘冠方有一定距离以防止龈缘退缩

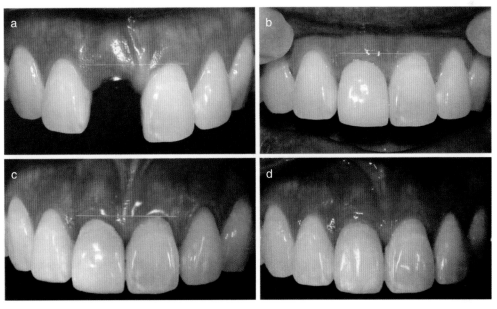

图 7.2　理想的龈缘位置和充足的软组织厚度是软组织塑形的基础，实现与邻牙龈缘和谐美观的效果的关键；理想的种植体位置应位于龈缘下 3mm

计）（图 7.3a~c，7.4a~i）或正畸牵引术来纠正种植位点周围软硬组织的不足，以达到更加美观的效果 [10-11]。

7.1.3 邻面牙槽嵴高度 (A)

牙龈乳头对于种植修复至关重要，恢复龈乳头的形态会使修复体看起来更加自然、美观。相较于将要拔除的牙齿，牙龈生物型和邻牙牙槽嵴高度才是龈乳头形成的关键（图 7.5）[12-13]。

邻间牙槽嵴高度是龈乳头是否可再生的关键，牙冠触点与牙槽嵴间的距离影响龈乳头的完整度 [14-17]。研究报道天然牙的牙冠触点与牙槽嵴间的距离 ≤ 5mm 时，龈乳头丰满度理想；当此距离超过 5mm，龈乳头丰满度则不可预期 [16]。即刻种植时，牙冠触点与牙槽嵴间的距离超过 5mm 会造成黑三角或其他的美学问题 [16]。在这种情况下，骨移植的方法也未必能获得充足的龈乳头附着，因此，应提前考虑此因素并告知患者可能的风险。可通过正畸牵引，GBR 增加骨高度或者采用桥体（如悬臂桥）进行修复等方式来达到最佳的美学效果。

厚龈生物型相比于薄龈生物型对邻间牙槽嵴骨高度要求相对较低，且更易恢复龈乳头 [15, 18]。因此，薄龈生物型患者

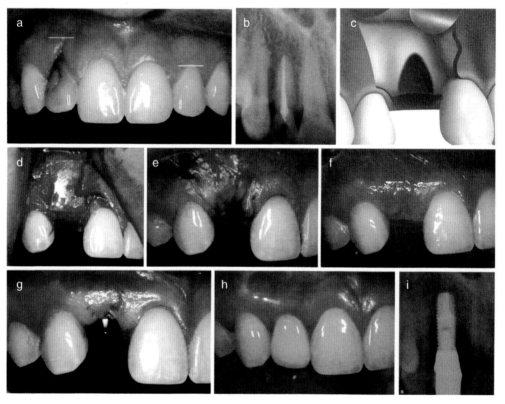

图 7.3 使用垂直附加切口翻瓣技术治疗唇侧骨板缺损伴软组织缺损。a、b. 无法保留的右侧上颌侧切牙伴随唇侧组织丧失。c、d. 切开翻瓣，骨缺损部位移植同种异体骨，采用交联胶原屏障膜覆盖。e. 软组织关闭：注意胶原膜有少量暴露，角化组织会逐渐覆盖暴露区域。f、g. 术后愈合 4 月，角化组织宽度明显增加（骨引导的软组织改建）。使用非翻瓣技术植入植体以减少软硬组织的创伤和后期吸收。h、i. 最终修复后 3 年及相应根尖片

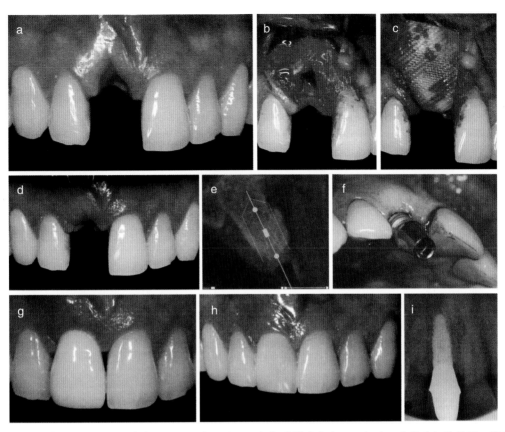

图 7.4 a~i. 单颗牙缺失伴牙槽嵴缺损，龈缘位置不理想与牙槽嵴高度不足相关，需要进行骨增量以便龈缘恢复到理想位置。b、c. 冠方软组织增量技术（垂直附加切口翻瓣设计），使用引导骨增量技术过校正牙槽嵴宽度，以达到理想的轮廓。d. 术后愈合 4 月，角化软组织宽度和厚度明显增加（骨引导的软组织改建）。e. 术后 4 月 CT 影像展示种植位点骨量充足。f. 使用非翻瓣技术植入植体以减少软硬组织的创伤和后期吸收。g. 即刻修复。h、i. 最终修复后 3 年

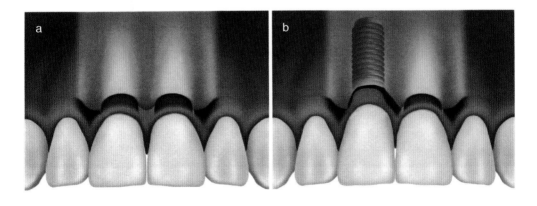

图 7.5 牙龈生物型和邻牙牙槽嵴高度是决定龈乳头完整与否的关键

需要更为缜密的治疗计划来促进龈乳头再生。

7.1.4 牙龈生物型（T）

牙龈生物型是形容患者的牙龈表型，不同患者的牙龈生物型不同[19]（表7.2）。大部分患者可以分为以下两种类型：其中一种是尖圆形的牙齿、薄龈生物型和扇贝型的牙周组织；另一种为卵圆形的牙齿、厚龈生物型、较钝的牙周组织[19-20]（图7.6）。De Rouck等学者对100名志愿者进行研究，发现大约1/3的志愿者为薄龈生物型，且女性居多；2/3的志愿者为厚龈生物型，男性居多。此外，他们将探诊中牙龈的透明性作为厚度的标尺，对这两种生物型进行分类：如果探针通过唇侧牙龈组织可见，则被定义为薄龈生物型[20]。

种植治疗效果与牙龈厚度的相关性一直以来备受种植医生关注。牙龈生物型越薄，牙龈组织越易退缩，邻间龈乳头越易丧失[18, 20 - 22]。在前牙美学区，一些学者提倡使用结缔组织移植的方式将薄龈生物型转变为厚龈生物型组织以增强美学效果[12, 23]。如果种植位点呈薄龈生物型，在种植体植入前或同期应考虑结缔组织移植或骨增量，以减少牙龈退缩或透金属颜色的风险。种植体周围软组织厚度还与除患者生物型外其他因素相关：包括种植体三维位置、角度及颊侧骨板厚度。种植体周围软组织厚度和患者最初的牙龈生物型无关。Le等学者发现唇侧嵴顶软组织厚度和骨厚度之间有高度相关性，表明唇侧骨的厚度影响种植体周围软组织厚度（图7.7a）[24]。此外，他们还发现了唇侧嵴顶软组织厚度与种植体唇舌侧角度之间的相关性[25]。唇舌侧角度基于螺丝穿出临时修复体的开孔位置分别为舌侧、切端、唇侧时，唇侧嵴顶软组织厚度 < 2mm 的概率分别为3.4%、、20%、53.3%（图7.7b）。

7.1.5 颊侧骨板厚度（T）

新鲜拔牙窝有较厚的唇侧骨板对于即

表7.2 牙龈生物型

	牙周组织	角化组织	龈乳头	牙齿形状	邻间接触	相关性别
薄龈生物型	扇贝型	薄	长而薄	尖圆	冠1/3	女性
厚龈生物型	钝型	厚	短而宽	卵圆	中1/3	男性

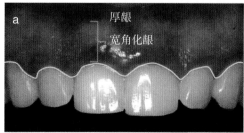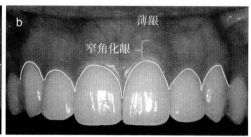

图7.6 牙龈生物型。大部分患者可以分为以下两种类型：其中一种是尖圆形的牙齿、薄龈生物型、和扇贝型的牙周组织（a）；另一种为卵圆形的牙齿、厚龈生物型、弧度较低平的牙周组织（b）

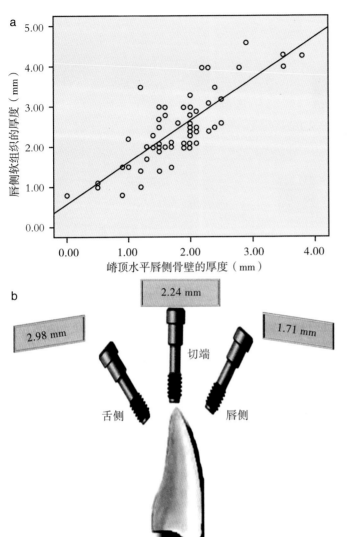

图 7.7　a. 唇侧软组织厚度和唇侧骨厚度的相关性。唇侧嵴顶软组织厚度和其骨厚度呈线性相关。b. 种植体角度和唇侧嵴顶软组织厚度的相关性。在种植体螺丝孔穿出修复体位置分别为唇侧、切端、舌侧角度下唇侧嵴顶软组织厚度明显不同。在种植体螺丝孔穿出修复体位置位于舌隆突时，唇侧嵴顶平均软组织厚度为 2.98 mm；在种植体螺丝孔穿出修复体位置分别为切端、唇侧时，唇侧嵴顶平均软组织厚度明显下降，分别为 2.24、1.71 mm

刻种植更为有利，唇侧骨吸收更少。即刻种植中使用非翻瓣手术对减少唇侧骨板高度和宽度的吸收也更为有利。一项对狗即刻种植中翻瓣与不翻瓣对颊侧骨板影响的研究中发现，即刻种植中不翻瓣技术可减少颊侧骨高度的丧失[26]。当使用非翻瓣术式时，术前 CT 评判牙槽骨的三维尺寸可避免一些并发症的产生。当颊侧骨板较薄时，更推荐使用翻瓣术式，同期实施骨增量术以改善牙槽嵴轮廓。

7.1.6　牙齿形态（T）

骨增量术往往需要大范围翻瓣，这可能导致龈乳头高度的丧失、修复体边缘的暴露，甚至黑三角的出现。缺失龈乳头的恢复与再生非常困难，因此，邻牙触点的改变对最终修复对称效果至关重要（图 7.8）。在手术干预前告知患者可能存在邻牙修复的额外费用，这对于医患交流而言极为重要。

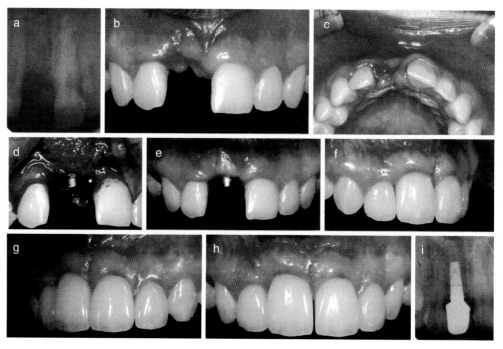

图 7.8　缺失龈乳头的恢复与再生非常困难，因此，邻牙触点的选择对最终修复效果至关重要。a~c. 初诊检查：右上中切牙缺失伴随牙槽嵴缺损，龈缘位置不理想，相邻侧切牙牙槽骨高度和龈乳头高度不足。d. 单颗种植体植入同期软组织增量。进行垂直附加切口翻瓣重塑龈缘位置和颊侧软组织轮廓，通过改变邻牙与种植修复体接触点的位置和形态来代替龈乳头的修整。f~i. 最终修复 12 年后，美学效果理想

医生和患者对美观效果的感知并不完全相同[27-30]。Kokich 等学者比较牙医和患者对牙齿长度、牙龈边缘水平、龈乳头高度等不同参数的美观效果评价[29]。研究结果发现牙医和患者均认为龈缘水平超过 2mm 是不美观的；但相比于患者，医生对牙龈乳头高度的美学要求较高[29]。Tymstra 等学者报道 10 例上颌美学区自体骨移植并植入两颗连续种植体，40% 的病例存在修复体间龈乳头的不完整[6]。但是所有患者均接受甚至满意最终的美学效果，与 Kokich 的研究结果一致。

7.2　水平骨缺损

在美学区，拔牙后牙槽嵴的水平向（宽度）吸收比垂直向（高度）吸收更为严重。即使种植体周围骨组织充足，不规则的牙槽嵴的解剖结构也会影响最终的美学效果（图 7.9a、b）。种植体植入前或同期骨增量有利于种植体植入理想的三维位置，此外，骨增量可以改善骨弓轮廓和增加唇侧骨量，有利于种植体周围软组织的长期稳定及美学修复的效果[31-32]。

单颗缺牙位点伴随水平骨缺损的种植修复也同样要遵守 FATTT 评估标准（良好的龈缘水平、邻面牙槽嵴高度、牙龈生物型、颊侧骨板厚度、牙齿形态）。

许多技术已应用于牙槽嵴水平增量，包括引导骨再生（GBR）、牙槽嵴劈开、Onlay 植骨、结缔组织移植[33-42]。

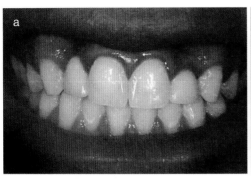
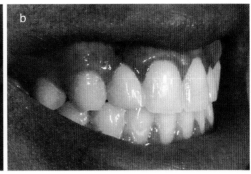

图 7.9　即使种植体周围骨组织充足，牙槽嵴的解剖结构也会影响最终的美学效果

7.2.1　引导骨再生——颗粒状骨

颗粒状骨用于较小缺损的水平向骨增量时成功率较高[42-43]。应用软组织帐篷技术，如钛网、加强膜、种植体，愈合螺丝、皮质骨和颗粒状骨等共同维持空间，可避免软组织塌陷，提高骨增量效果[44-48]。

Block 和 Degen 在微创隧道技术中使用矿化的颗粒状自体骨对缺牙位点进行水平向骨增量[35]。然而，隧道技术存在明显的技术缺陷，即骨移植的定位及空间维持比较困难。需要在种植体植入时进行二次骨移植来解决[47]。嵴顶骨移植材料的维持对于种植体周围软组织的长期稳定非常重要[31, 49]。

在美学区使用颗粒状骨进行牙槽嵴骨增量的技术要求较高，使用颗粒状骨进行牙槽嵴唇侧骨增量的效果取决于颗粒状骨的生物学性能及是否能在牙槽嵴上稳定保存。嵴顶骨移植材料的移动或吸收都会引起软组织的退缩或颊侧骨弓轮廓的丧失。当缺损区域较大、缺牙范围较大及基骨支持不足时，维持嵴顶骨的稳定性也更加困难。颗粒状骨建立类似沙塔样结构的牙槽嵴顶增量术，即利用足够宽的基底来支撑沙塔结构的最高部分。若基底骨支持不足，

冠方的骨移植材料将移位。在较大骨缺损范围若只使用颗粒状骨移植，应在骨缺损区域利用隧道技术或切开翻瓣途径进行骨增量[35]（图 7.10a~n），其余缺损部位在种植体植入时同期进行骨增量[47, 50-52]。颗粒状骨在牙槽嵴顶骨增量的成功应用为种植体最终修复天然的软硬组织外形提供了可能。软组织由基底骨组织提供支撑，种植位点利用颗粒状骨移植往往可减少软组织手术的必要。颗粒状骨移植的成功也会增加种植体周围软组织的厚度和角化组织的宽度[53-54]。骨引导软组织增量的理念可用于需要增加软组织厚度的病例，来代替软组织移植（图 7.3、7.4a 和 7.10f）。

7.2.1.1　骨移植材料

牙槽骨移植材料有多种类型。自体骨因其较好的生物相容性及优良的成骨性能，一直被作为骨移植的金标准。同种异体骨、异种骨、异质骨和骨相关形成蛋白也可用于骨缺损区域，以减少牙槽骨的吸收[39, 55-63]。选择骨移植材料时应综合考虑费用、操作的难易程度、生物相容性、骨形成及吸收性能等。大量研究已证实同种异体骨和异种骨的成骨效果。

研究发现异种骨材料——牛骨基质可延

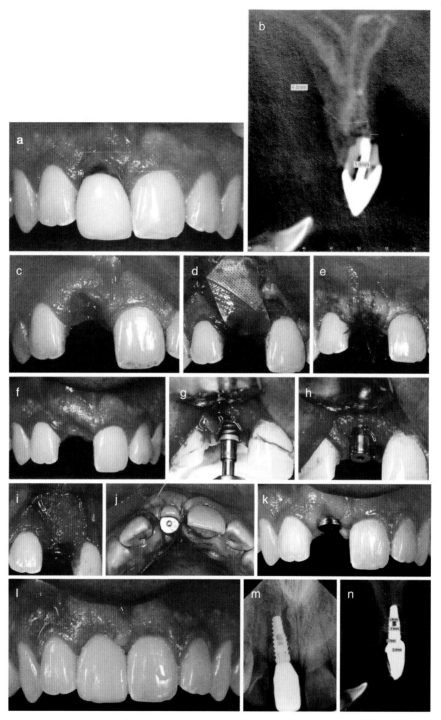

图 7.10 使用颗粒状骨进行牙槽嵴唇侧骨增量的效果取决于颗粒状骨的生物学性能及是否能在牙槽嵴上稳定。切开翻瓣拔除患牙，可见唇侧骨缺损和附着龈丧失。a~b. 右上颌中切牙无法保留伴软组织缺损。c~d. 开窗翻瓣切口设计，过量自体骨移植于骨缺损位点，胶原膜覆盖。e. 软组织关闭：胶原膜少许暴露，等待其自然愈合。f. 术后愈合 4 月，角化组织的宽度增加（骨引导的软组织增量）。牙槽嵴宽度足够，但是牙槽嵴低平，龈缘水平位置不理想。g~j. 切开翻瓣，植入种植体，同期冠向复位龈缘水平位置，重建美学轮廓。k. 术后愈合 2 月。i~n. 最终修复后 1 年随访的情况及影像学检查

迟成骨[57]，且在上颌窦底提升术中使用牛骨基质，比自体骨移植形成的骨量少[64-65]。但也有研究结果与此相悖，证明牛骨基质可促进牙槽嵴成骨，以确保种植体的成功植入[23,66-67]。牛骨基质还可以被用于牙槽窝植骨。植骨和种植体植入术之间有时需要等待足够时间，以确保骨组织愈合完成。

同种异体骨移植广泛用于牙槽嵴增量，组织学检测表明种植体植入位点有足量骨形成，可达到良好的骨结合[48,55,58,68-69]。同种异体骨移植比牛骨基质和异种脱矿冻干骨新成骨的骨密度高，残余颗粒少[58]。这与在上颌窦底提升中应用的成骨效果一致[70]。此外，使用矿化的同种异体骨移植可加快成骨速度，因此可选择早期种植或修复；矿化同种异体的生物相容性已被广泛认可[68]，作者的临床经验提示使用自体骨出现伤口暴露等并发症比其他移植材料更少[48]。

7.2.1.2 颗粒大小

颗粒状骨移植除了材料的选择以外，颗粒的大小也至关重要。在一项动物研究中，临界骨缺损位点植入同种异体骨材料的颗粒大小为 90~300μm 时，可以直接骨化快速愈合，当颗粒超过 300μm 时，愈合速度减慢，而颗粒太小则没有骨传导作用[71]。不同种类和大小的骨移植材料的骨形成能力不同，因此，全面掌握材料的性能、选择适合的材料对于牙槽骨增量及种植的成功至关重要[36]。

7.2.2 屏障膜

骨增量中屏障膜并不是必需的[43,45,51,72-74]。一篇系统性回顾报道指出：

在 Onlay 植骨中使用屏障膜在能否避免骨吸收仍未有定论[74]。

使用可吸收或不可吸收膜均可引导组织再生[43,45,72-73]。不可吸收膜可抑制上皮长入[43,73]，但容易暴露[43,73,75-76]和感染[77]。虽然不可吸收膜有更高的暴露概率，但并不是意味着移植骨材料的吸收[43,72-73]。

一些研究表明使用可吸收膜对于保存牙槽骨具有更好的效果[76]。即使暴露，并发症相对更少，且取出更容易[43,76]。Barone 等学者发现局部创口关闭不全，软组织 Ⅱ 期愈合不会影响骨形成，同时软组织水平和角化组织宽度也增加[78]（图 7.3，图 7.10）。

7.2.3 单颗种植体植入同期引导骨再生："美学区轮廓增量技术"

当基骨充足、牙槽嵴侧壁轻微缺损（＜4mm）时，种植体植入时可同期骨增量[50-52]。Le 等学者报道在单颗种植位点同期移植矿化的同种异体骨对于水平向较小的骨缺损（3~5mm）效果较好[50]。对于缺损较大，同期植入可能会增加伤口裂开、移植物暴露、吸收，甚至种植体螺纹暴露等风险。对于较大的缺损（＞5mm），推荐使用骨增量后再植入种植体，分阶段完成。

手术方法（图 7.11）

一般有两种传统手术切口设计。牙槽嵴缺损较小（＜2mm）的病例可使用龈沟切口，不加垂直切口。若牙槽嵴缺损较多，推荐使用开窗式切口，增加手术视野，器械更易进入移植位置。具体的切口设计为：首先是牙槽嵴顶中线略偏舌侧的切口，以保证唇侧角化组织足够（图 7.11d~e），顺着邻牙龈沟切口，在邻牙远中垂直切口。骨膜下广泛剥离，暴露的区域是治疗区域 2~3 倍，包括邻近缺牙位点的龈乳头。笔者在使用颗粒移植物时更喜欢开窗式切口，因为这些部位是特定的垂直切口，可限制翻瓣的范围以使颗粒状骨局限于植骨区域，还有利于无张力缝合且具有侵入性较小等优点。此外，软组织瓣的旋转推进也可促进牙龈边缘冠向复位。

种植体植入时将其修复平台置于理想水平，然后旋入愈合帽（图 7.11e）。切断骨膜，释放种植体周围软组织张力，以达到无张力缝合。如果创口未关闭或未实现无张力缝合，骨移植材料将会吸收。

应在植入骨移植材料之前进行骨膜松解，以使局部有更多的新鲜血液。在骨缺损区域植骨时要过度，多植入 20%~30% 的同种异体骨，以补偿材料根向移位或吸收（图 7.11f）。植入前，按照厂家说明将同种异体骨润湿并混合患者的血液，充当凝血剂。可吸收胶原膜覆盖同种异体骨（图 7.11g）。将愈合基台周围软组织无张力对位缝合（图 7.11h）。同种异体移植物与愈合基台共同产生帐篷效应，有助于唇侧软组织轮廓的塑形。

7.2.4 牙槽嵴扩增和牙槽嵴劈开

牙槽嵴劈开或扩增术用于牙槽嵴侧壁骨增量中[79-80]。此技术可同期植入种植体，解决轻中度的牙槽嵴水平向缺损。足够的骨高度是先决条件，如果牙槽嵴太薄或缺乏松质骨会增加此技术的难度。植入种植体时如果不进行额外的骨移植，颊侧骨板

可能会有 2mm 吸收丧失，骨板缺损会影响美学效果，在前牙美学区应慎用此术式[80]。在牙槽嵴劈开联合植骨再二期进行种植体植入的效果更好。采用半厚瓣并进行牙槽骨劈开可以保留局部骨膜血供也有助于减少牙槽骨萎缩。利用三维 CT 在术前制订准确的治疗计划可以帮助手术顺利完成。

7.2.5 自体 Onlay 植骨

大量临床研究已证实自体骨[36,44,81-88]、同种异体骨[35,89]、异种骨[90-92]、异质骨[93-94]、Onlay 骨块植骨可增加萎缩牙槽嵴的宽度、促进种植体骨结合。自体骨移植被认识是治疗骨缺损的金标准。按其胚胎来源分为膜内成骨和软骨内成骨。膜内成骨的骨骼包括颅骨、下颌骨升支和颏部。膜内成骨是通过胚胎间充质细胞分化为成骨细胞，成骨细胞合成类骨质基质再矿化成骨。另一种方式是由软骨内成骨，形成长骨的骨骺表面。髂嵴和胫骨均是通过软骨内成骨的方式，可用于治疗大面积牙槽骨缺损。

根据骨移植的文献回顾[95-96]，膜内成骨来源的移植物可以保留原始体积的 80% 以上，并被替换为新骨，而髂骨（软骨内成骨）吸收率为 65%~88%。髂骨移植除吸收率较高外，还有住院费用高，全身麻醉风险和手术风险较高等缺点[83, 86, 97]。相反，下颌骨联合和下颌骨升支由于皮质层较厚和坚硬的骨质结构，具有骨吸收较少的优点[83, 86, 98]。供区位于口内有多种优势，包括医生更熟悉口内解剖，可以减少麻醉的风险和时间；供体和受体部位非常接近而缩短了手术时间；没有皮肤瘢痕；可以门诊手

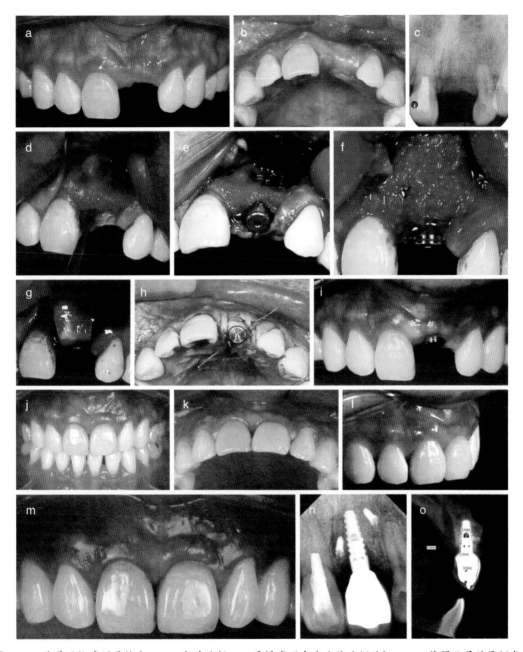

图 7.11 美学区轮廓增量技术。a~c. 术前缺损。d. 牙槽嵴顶中线略偏舌侧的切口，以获得足量的唇侧角化组织。e. 翻瓣及种植体植入。f. 放置愈合帽，在骨缺损区域过量植入 20%~30% 的同种异体骨。g. 可吸收胶原膜覆盖同种异体骨。h. 使用悬吊缝合愈合基台周围软组织。i. 愈合 2 月后。j~o. 2 年后随访，牙槽嵴轮廓和种植体软组织形态理想。CT 影像学显示颊侧骨板和软组织厚度理想

术完成，从而降低了手术的总成本 [98-100]。

口内的许多部位都可以作为供区，包括下颌骨升支 [36, 81-82, 101]、下颌骨联合 [102-103]、上颌结节 [104-105]，以及种植备孔位点 [106]。

其中最常见的部位是下颌骨升支和下颌骨联合 [107]。作者会优先选择下颌骨升支作为取骨供区，因为下颌骨联合作为供区的术后并发症较多。一项研究发现 52% 的

患者下颌骨联合取骨术后 18 个月有感觉异常 [108]；而另一项研究中，22% 的患者术后 3 年有感觉异常 [109]。此外，牙髓失活也是常见并发症 [108-109]。即使下颌骨联合取骨部位在距离根尖 5mm 之外是公认的安全距离，但仍有 33% 的牙髓失去活力 [110]，这种活力丧失可能是由于下颌切牙管的分支受损引起。

自体块状骨 Onlay 植骨有五个关键的手术原则：适当的切口和瓣的设计，受体部位充足的准备，与受体缺损范围相适应的骨移植块、刚性固定、颗粒状骨和膜的应用（表 7.3）（图 7.12）。

7.2.5.1 切口与翻瓣

选择合适的切口是创口无张力关闭的基础，尤其在应用大量骨移植物材料来恢复骨缺损区域的情况下。块状骨可维持固定的形状，避免移植的颗粒骨向根方移位。垂直切口的设计对于黏骨膜瓣的重新定位和冠向移行非常重要。在颗粒骨植入前进行骨膜松解以保证局部有新鲜血液以促进血管再生。此外，黏骨膜瓣的减张为骨移植材料创造足够的空间。

7.2.5.2 受植床预备

受植床应去皮质化，为移植的骨块创造植骨条件，受区滋养孔的预备还可以促

表 7.3 Onlay 植骨成功的五个原则

1. 适当的切口和瓣的设计
2. 受体部位充足的准备
3. 与受体缺损范围相适应的骨移植块
4. 刚性固定
5. 颗粒状骨和可吸收屏障膜覆盖

进区域加速现象（RAP），释放生长因子及血小板，促进愈合进程 [111]（图 7.12d）。

7.2.5.3 精确骨移植

移植块状骨的尺寸与形状和受区吻合是骨移植的必备条件，同时应修整骨块的尖锐边缘以防伤口裂开及骨移植材料的暴露（图 7.12e）。

7.2.5.4 坚固的固定

通常需要两颗钛钉进行坚固固定，避免骨块旋转；如果一颗骨膜钉足以将骨块良好固定也是可以接受的。

7.2.5.5 颗粒状骨移植和可吸收胶原膜的应用

多种骨移植材料和骨替代材料可单独或联合块状骨移植应用于引导骨再生 [33-39, 41-42, 112]。自体块状骨移植联合牛骨基质的应用表现出吸收率低的特性 [113]。Le 等学者 [46] 发现自体块状骨移植覆盖人矿化同种异体骨和可吸收胶原膜是利用最少的自体骨组织达到改善骨组织和软组织轮廓效果的方式（图 7.12g）。

最终采用的术式取决于外科医生的水平，这也影响最终的效果。种植体植入同期引导骨增量的失败引起牙冠边缘退缩和种植体暴露（图 7.13）。如果采用分期手术，第二次手术时可以采用再次骨增量以弥补第一次手术的不足。垂直骨缺损往往伴随水平向骨缺损，可以用最小的手术同时解决双向缺损的问题。

当缺牙范围较小且牙槽嵴伴随轻到中度的水平向骨缺损时，GBR 的效果更有预期。GBR 技术不适用于缺牙范围较大时，需要应用帐篷技术避免软组织的塌陷和吸

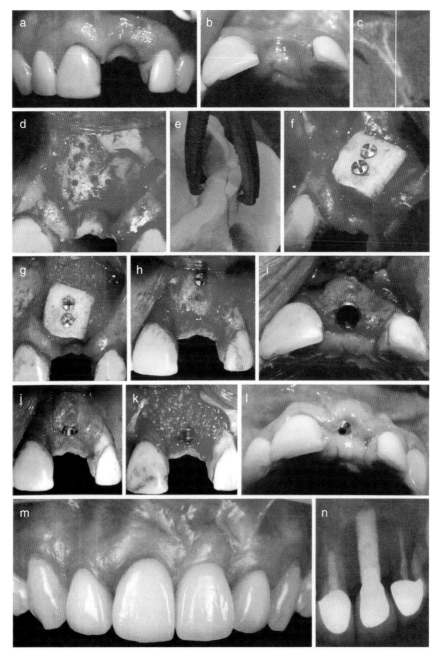

图7.12 自体块状骨移植。a~b. 左上中切牙缺失伴中度水平骨缺损。c. CT横断面显示为一壁水平向骨缺损。单颗牙缺失伴骨缺损的病例可使用自体块状骨移植或 GBR 的方式进行骨增量。在这种类型的骨缺损中使用颗粒状自体骨进行骨增量难度较大，可能出现骨移植物根向移位，而块状骨移植有维持嵴顶骨增量形状的优势。d. 受植床制备滋养孔，为受植区做准备。e. 移植骨块与受区的密合对块状骨的稳定非常重要。f. 修整骨块的尖锐边缘以防伤口裂开。g. 过量的颗粒状同种异体骨覆盖在块状骨上，这种过量骨增量可以弥补后期愈合中的骨改建和骨吸收，最后用可吸收胶原膜覆盖起屏障作用。h~j. 植入种植体后4个月（k）块状骨移植增加了颊侧骨厚度，但需要同期的同种异体骨移植进行额外的骨增量，达到理想的软硬组织轮廓和美学效果。l. 种植位点的愈合效果。m、n. 15 年临床随访，软组织轮廓稳定

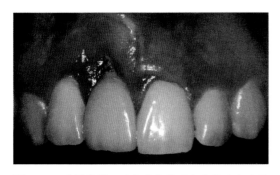

图 7.13 种植体植入同期引导骨再生手术的失败引起牙冠边缘退缩和种植体暴露

收。GBR 技术在骨缺损下有广泛基底骨时可维持空间的稳定，效果也是可预期的。侧壁存在较小缺损时可采用植入种植体同期 GBR[50]。骨劈开 / 骨撑开术应用于垂直骨高度足够，水平骨量轻到中度缺损的情况中，而 GBR 可同期纠正轻微的垂直向骨高度不足。

当缺损范围较大且伴随中到重度侧壁缺损时，最好使用 onlay 植骨或结合颗粒状骨移植材料的 onlay 植骨。缺损范围较大且牙槽嵴较窄的情况下，可利用多个较小的皮质骨块进行骨增量，骨块间留出 1cm 间隙同时覆盖同种异体颗粒状骨，这种类似桥架式的方式可尽量避免牙槽嵴缺损带来的美观问题，尽最大可能减少同种异体骨移植引起的骨吸收[46]。

7.3 牙槽嵴垂直骨缺损

严重的牙槽嵴垂直骨缺损通常是三维骨缺损，对种植医生挑战较大。垂直骨缺损通常伴发水平骨缺损，需要垂直、水平骨增量重建骨弓轮廓，恢复理想的美学和功能。此外，垂直骨缺损通常伴有邻牙邻面骨组织的丧失（图 7.14c）。在许多这

样的病例中，选择拔除邻牙可能反而有助于通过骨移植材料进行骨增量以获得较好的骨高度。

若不解决牙槽嵴垂直骨缺损，修复时必然牙冠太长或冠根比不合适，这对种植体的长期健康极为不利。骨增量手术时机主要取决于骨缺损的严重程度，可选择种植体植入前或植入同期进行骨增量[114-117]。

7.3.1 短种植体

传统研究认为短种植体失败率更高[118-119]。Goodacre 等人[120] 对种植体并发症从 1981 到 2001 年的文献进行回顾，指出短于 10mm 的种植体有更高的失败率（10% 比 3%）。随着种植体设计的改进和表面粗糙度的提高，短种植体逐渐获得更多关注，失败率与超过 10mm 的种植体几乎相当[121-126]。

Misch 等报道了一项 6 年的回顾性研究，74 颗 7~9mm 的种植体应用于后牙缺失的患者[121]，发现短种植体应用于后牙局部缺失的固定修复时，只要减少生物学应力，远期效果是可预期的。这些减少生物学应力的方法包括尽量消除下颌运动中的侧向力，减少修复体上的悬臂，植入更多的植体，增加种植体直径，增加种植体表面积，多颗连续缺失可将种植体固定在一起等。

粗糙表面的影响

Griffin 等学者[127] 的回顾性研究中发现除了种植体的生物力学，其表面处理对短种植体的预后效果也有影响。7 个医生将短、粗、羟基磷灰石表面处理的种植体应用在上下颌后牙，具有 100% 的成功率[127]。

为了避免侧向运动中的干扰，控制生物学应力在短种植体的应用中非常重要。另一个 5 年的回顾性研究发现：532 颗粗糙表面的短种植体（BTI, Victoria, Spain）植入后牙缺牙区，仅失败了 2 颗[123]。

一个比较短种植体（≤ 8mm）与常规种植体存留率的 meta 分析发现，在牙列缺损和缺失病例中，应用粗糙表面短种植体与粗糙表面常规种植体相比，治疗效果无明显差异[122]。

7.3.2 Onlay 块状骨移植

自体骨移植一直作为硬组织缺损骨移植的金标准。然而，垂直骨缺损的范围较大时需要大量的自体骨，甚至口外取骨。垂直骨缺损常采取自体骨块移植进行骨增量，但骨块吸收的速度取决于供区骨的种类[87, 116-117, 128]。如果移植位点不进行负载，髂骨移植相比于其他来源的自体骨更易吸收[87]。

使用 onlay 植骨进行垂直骨增量的先决条件是合适的受植床以及邻牙与受植床间健康的骨附着。利用 onlay 植骨通常可实现 3~5mm 的垂直骨增量。若骨缺损范围增大，需要分阶段植骨来达到更好的效果。

7.3.3 颗粒状骨移植

种植体可以被成功植入颗粒状骨移植的位点，但颗粒状骨移植缺乏块状植骨的刚性结构，骨粉容易移位。因此在植骨前应评估骨吸收的量并进行过度骨增量，保证种植体植入理想的三维位置。使用钛钉、钛网和有一定强度的膜并利用帐篷原理减少移植材料的迁移、移位和吸收[44-45, 48]。

Louis 等学者报道运用钛网固定髂骨移植，对严重萎缩的上颌骨或下颌骨进行骨重建，有 97% 的成功率，但是钛网暴露的概率高达 52%[45]。使用髂骨移植的缺点有容易吸收，住院花费较高，需要全身麻醉的风险，手术相对较复杂等[83, 85-86, 97]。

利用帐篷技术可同样将矿化颗粒状自体骨应用于牙槽嵴垂直骨增量中[48, 115, 129]。使用颗粒状自体骨和钛钉，可以实现平均 9.2mm 的垂直骨增量，且种植体成功植入[115]（图 7.14a~s）。这种技术需要膜，并且技术敏感性较高。缺牙范围较大（缺失 2 颗甚至更多牙）的垂直骨缺损，伤口裂开的风险更高。利用分阶段骨增量手术，减少每次骨移植的量，从而减少伤口裂开的风险。单颗牙缺失的垂直骨增量一般可通过一次手术完成[48]。创口未达到无张力关闭是骨移植物暴露和吸收的主要原因。伤口裂开会引起更为明显的骨移植材料的吸收。此项技术的关键是维持软组织空间。正确的切口设计和组织处理是避免创口裂开的关键。

7.3.4 内置式植骨

内置式植骨可用于牙槽嵴的垂直骨增量，适应证为多颗牙缺失伴垂直骨缺损范围 3~6mm[114, 130-131]（图 7.15a~q）。此技术也适用于中度骨吸收，但预期增量后有轻度的骨吸收[131]。Le 等学者[132]报道：上颌前牙区内置式植骨增加的垂直骨高度与缺牙范围成正比，缺牙范围较大的区域使用内置式植骨长期效果较好，骨吸收程度较小。2 颗牙缺失的情况下使用此技术获得垂直骨增量的效果非常有限。为了减少骨吸收，推荐在牙槽嵴宽度和高度至少

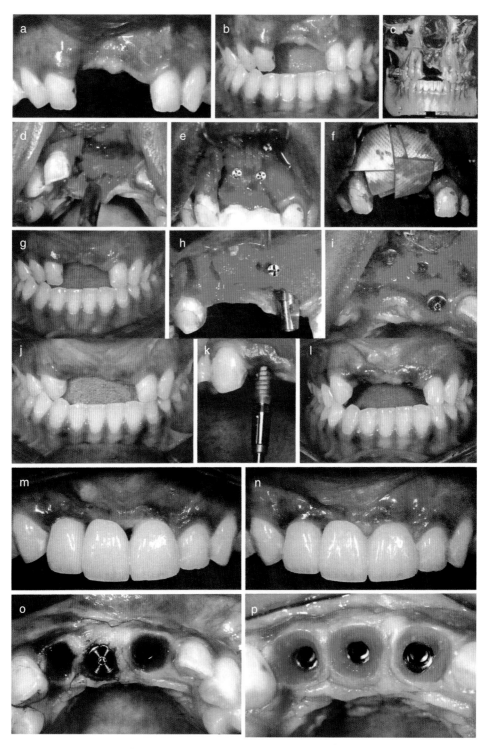

图7.14 垂直骨缺损通常会伴有邻牙邻面骨组织缺损。在许多这样的病例中，选择拔除邻牙的方式可能有助于通过骨移植材料获得较好的骨高度。分阶段拔除侧切牙是为了减少骨缺损的范围以增加骨增量手术的效果。在植入种植体之前使用钛钉帐篷骨增量技术增加垂直向骨高度

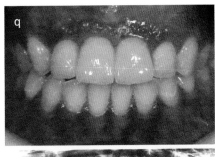
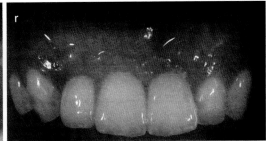
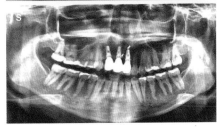

图 7.14（续）

为 10mm 时使用此术式。此外，需进行过度垂直向骨增量以弥补骨吸收。下牙区发生瞬间感觉异常可能是较危险的提示，因此，下牙槽神经上方应至少保证 5mm 的基骨，以避免损伤神经[130-131]。在内置式植骨术中进行颗粒状骨移植时使用较大的颗粒可减少术后骨吸收[133]。

Laster 等学者[134]在上颌前牙区使用颗粒状牛骨基质作为中间移植物，同期植入种植体起到固定骨块的作用，仅一次手术，垂直骨高度平均增加 5mm[134]。但在此项技术中，移动骨块的正确定位较困难，因此种植体植入到理想的三维位置也较为困难，在手术前仔细评估牙槽嵴并制作手术导板可降低手术难度。

7.3.5　牵张成骨术

牵张成骨术可用于增加牙槽嵴垂直骨高度，但仅推荐用于多颗牙缺失（≥4颗牙）的严重垂直骨缺损（＞6~7mm）[135-137]（图 7.16a~q）。此项技术需要有一定的基骨骨量，且多数时候需要后期再次骨增量，这取决于基骨的条件和牵张成骨的位置。虽然牵张成骨用于垂直骨增量的效果是可预期的，但并发症也较多，包括骨吸收需要再次骨增量，无法进行颊侧骨增量，角化组织及前庭沟深度的丧失，美学效果不佳等[138]。美学区严重垂直骨缺损的重建常需要多种不同技术的结合使用，分阶段达到理想的软硬组织效果。种植体植入后通常需要游离龈移植增加角化组织附着，达到理想的美学效果。此外，患者的依从性及手术费用也应考虑到治疗计划中。

7.3.6　复杂位点植入连续多颗种植体的挑战

单颗种植修复的软组织效果是可预期的，但是多颗种植体软组织解剖形态的恢复非常复杂[139]。在相邻种植体间重建牙槽嵴的天然轮廓相当困难[140]。种植体间龈乳头的形成依靠种植体间的牙槽骨，若牙槽骨存在，龈乳头也存在。然而，维持

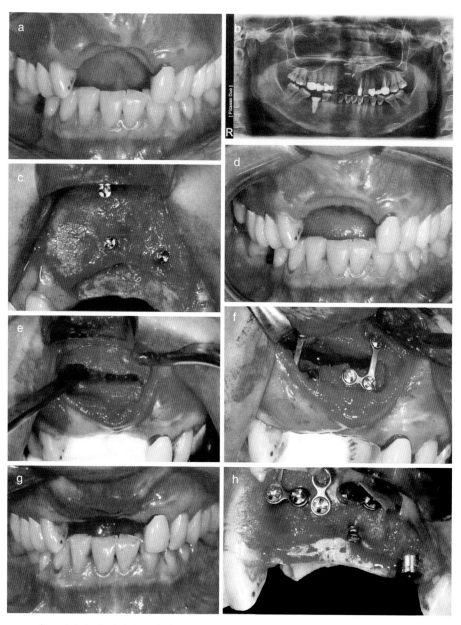

图 7.15 a、b. 多颗牙缺失伴严重的垂直骨量不足，使用分阶段进行骨重建。c. 第一阶段通过 GBR 的钛钉帐篷技术达到充足的水平骨宽度。缺损区域填满颗粒状自体骨，胶原屏障膜覆盖。d. 一期手术 GBR 术后4 个月，牙槽嵴宽度增加，高度仍不足。e. 使用截骨术进行内置式植骨，恢复牙槽嵴高度。f. 钛板稳定骨块。g. 愈后 4 个月。h~j. 美学区轮廓骨增量，种植体植入在 #7 和 #10 位点。k. 愈后 2 个月，附着龈和前庭沟深度不足。l~n. 前庭沟成形术，腭侧游离龈增加附着龈水平。o、p. 最终修复 3 年后复查。q、r. 3 年后复查的根尖片

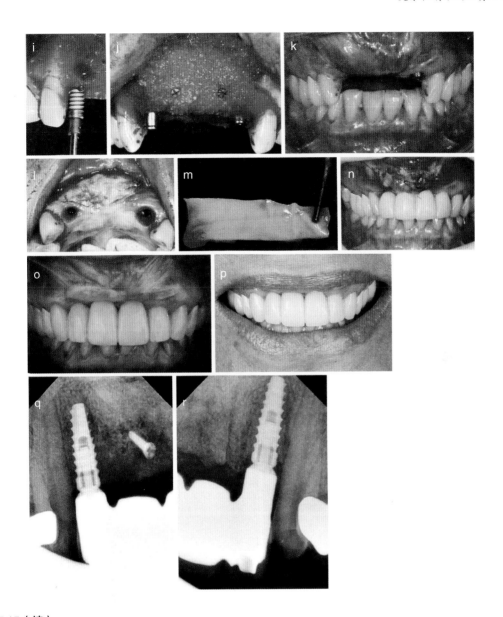

图 7.15（续）

和增加种植体间牙槽骨的高度很难实现。在 136 例相邻种植体间龈乳头高度测量中，从嵴顶到龈乳头的平均高度为 3.4mm[16]。

Tarnow 等学者发现当相邻种植体较近时，负荷后种植体近远中和种植体间骨缺损明显[17]。种植体间应保证至少 3mm 的距离，以减少种植体间牙槽骨的缺损。当

相邻种植体至少间隔 3mm 时，嵴顶间骨丧失仅 0.45mm[17]。当间隙不足 3mm 时，可考虑使用桥体修复作为替代治疗。

Tarnow 没有指明种植体的种类，但有些学者指出相比传统的种植体设计，一些新型的种植体设计和表面处理可减少骨吸收的程度[141-147]。还需要进一步的研究来确定骨吸收的变化是否与种植体设计有

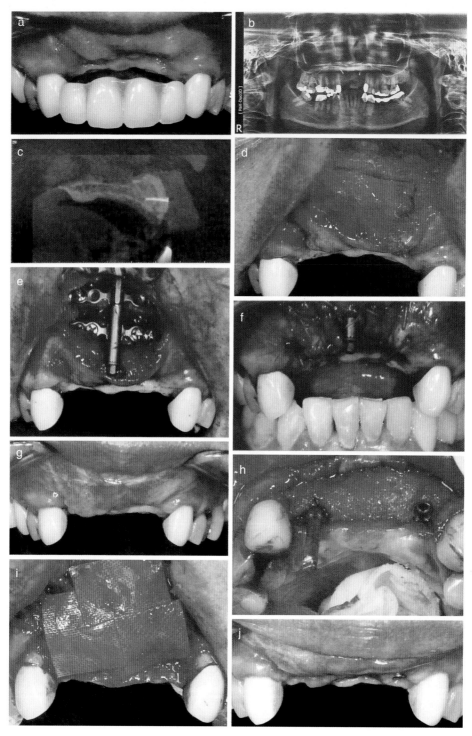

图 7.16 多颗牙缺失的严重垂直骨缺损，使用分阶段进行骨重建，首先使用 GBR 增加水平骨宽度，接下来通过牵张成骨恢复牙槽嵴高度，种植体植入后利用游离龈移植实现轮廓美学

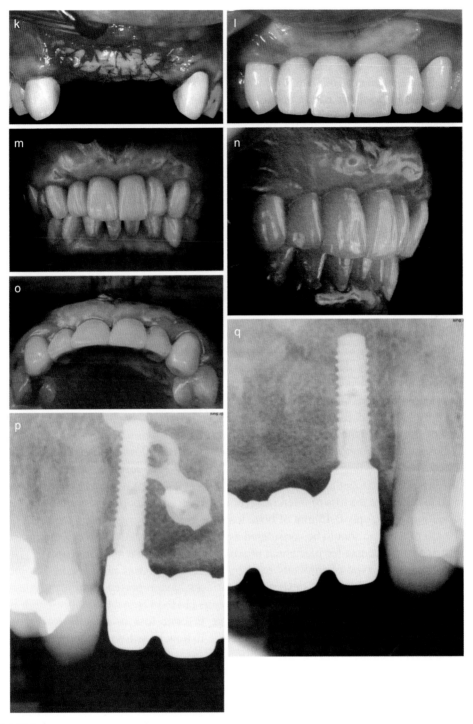

图 7.16（续）

关。大部分临床医生是根据诊室环境中灯箱上的放射照片的视觉评估来测量骨吸收的变化。一些专家指出正确检测骨吸收的方法是监测种植体与骨接触的边缘位置（BIC），只有特殊的影像学设备才可以检测[145-147]。如果影像学检查上可见种植体颈部有1.5mm边缘骨吸收，但种植体植入后种植体与骨接触的边缘位置并未改变，就表明种植体周没有骨吸收[145-147]。

分阶段拔牙和增量程序

当多颗牙有拔除指征时，阶段性地拔牙并制作牙支持或种植体支持的临时固定修复体（FDP），可减少愈合中的骨吸收，维持骨和软组织结构[148-149]。对于严重缺损需进行多次骨增量术时，应考虑拔牙的时机，以尽量减少缺牙区的跨度，并最大限度地提高初期骨增量的效果（图7.14）。

7.3.7 桥体位置

进行多颗牙种植时，使用桥体会提高美学效果。在种植体与桥体间的龈乳头充盈高度可以大于5mm，优于相邻两个种植体间3.4mm的龈乳头高度[150]（图7.14n）。还可以通过残根的保留、结缔组织或吸收较慢的骨移植材料进行增量等方式来达到理想的桥体位置[150-151]。但是，残根也可能会带来一些后续问题，要告知患者将来可能需要拔除残根，以及残根的保留会引起潜在的美学风险。此外，需要更多对桥体位点处理技术的研究，以评估骨增量技术及种植治疗的长期效果。

结 论

种植治疗可以明显改善缺牙患者的生活质量。随着种植技术快速发展，种植治疗的留存率越来越高，人们已把目标转向如何实现结果可预期、美学效果长期稳定。修复引导的种植治疗，恢复和维持软硬组织结构是实现这一目标的关键。

参考文献

[1] Schropp L, et al. Bone healing and soft tissue contour changes following single-tooth extraction: a clinical and radiographic 12-month prospective study. Int J Periodontics Restorative Dent, 2003, 23:313–323.

[2] Ekfeldt A, Carlsson GE, Borjesson G. Clinical evaluation of single-tooth restorations supported by osseointegrated implants: a retrospective study. Int J Oral Maxillofac Surg, 1994, 9:179–183.

[3] Haas R, et al. Branemark single tooth implants: a preliminary report of 76 implants. J Prosthet Dent, 1995, 73:274–279.

[4] Jemt T, et al. Osseointegrated implants for single tooth replacement: a 1-year report from a multicenter prospective study. Int J Oral Maxillofac Implants, 1991, 6:29–36.

[5] Oates TW, et al. Long-term changes in soft tissue height on the facial surface of dental implants. Implant Dent, 2002, 11:272–279.

[6] Tymstra N, Raghoebar GM, Vissink A, et al. Dental implant treatment for two adjacent missing teeth in the maxillary aesthetic zone: a comparative pilot study and test of principle. Clin Oral Implants Res, 2011, 22(2):207–213.

[7] De Rouch T, Collys K, Cosyn J. Immediate single-tooth implants in the anterior maxilla: a 1-year case cohort study on hard and soft tissue response. J Clin Periodontol, 2008, 35:649–657.

[8] JYK K, et al. Periimplant tissue response following immediate provisional restoration of scalloped implants in the esthetic zone: a one-year pilot prospective multicenter study. J Prosthet Dent, 2007, 97(Supplement 1):S109–118.

[9] JYK K, Rungcharassaeng K, Lozada J. Immediate placement and provisionalization of maxillary anterior single implants: 1-year prospective study. Int J Oral Maxillofac Implants, 2003, 18:31–39.

[10] Salama H, Salama M. The role of orthodontic extrusive remodeling in the enhancement of soft and hard tissue profiles prior to implant placement:

a systematic approach to the management of extraction site defects. Int J Periodontics Restorative Dent, 1993, 13:312–333.

[11] Brindis MA, Block MS. Orthodontic tooth extrusion to enhance soft tissue implant esthetics. J Oral Maxillofac Surg, 2009, 67(11 Supplement):49–59.

[12] JYK K, et al. Facial gingival tissue stability after connective tissue graft with single immediate tooth replacement in the esthetic zone: consecutive case report. J Oral Maxillofac Surg, 2009, 67(Supplement 1):40–48.

[13] Block MS, et al. Prospective evaluation of immediate and delayed provisional single tooth restorations. J Oral Maxillofac Surg, 2009, 67(Supplement 3):89–107.

[14] Choquet V, et al. Clinical and radiographic evaluation of the papilla level adjacent to singletooth dental implants: a retrospective study in the maxillary anterior region. J Periodontol, 2001, 72:1364–1371.

[15] JYK K, et al. Dimensions of peri-implant mucosa: an evaluation of maxillary anterior single implants in humans. J Periodontol, 2003, 74:557–562.

[16] Tarnow D, et al. Vertical distance from the crest of bone to the height of the interproximal papilla between adjacent implants. J Periodontol, 2003, 74:1785–1788.

[17] Tarnow D, Cho SC, Wallace SS. The effect of inter-implant distance on the height of interimplant bone crest. J Periodontol, 2000, 71:546–549.

[18] Chen Stephen T, et al. Immediate implant placement postextraction without flap elevation. J Peridontol, 2009, 80:163–172.

[19] Seibert J, Lindhe J. Esthetics and periodontal therapy//Lindhe J, editor. Textbook of clinical periodontology. Copenhagen: Munksgaard International Publishing, 1989:477–514.

[20] De Rouck T, et al. The gingival biotype revisited: transparency of the periodontal probe through the gingival margin as a method to discriminate thin from thick gingiva. J Clin Periodontol, 2009, 36:428–433.

[21] Muller HP, Eger T, Schorb A. Gingival dimensions after root coverage with free connective tissue grafts. J Clin Periodontol, 1998, 25:424–430.

[22] Hammerle CHF, Chen ST, Wilson TG. Consensus statements and recommended clinical procedures regarding the placement of implants in extraction sockets. Int J Oral Maxillofac Implants, 2004, 19(Suppl):26–28.

[23] Sclar AG. Preserving alveolar ridge anatomy following tooth removal in conjunction with immediate implant placement. Atlas Oral Maxillofac Surg Clin North Am, 1999, 7:39–59.

[24] Le BT, Borzabadi-Farahani A. Labial bone thickness in area of anterior maxillary implants associated with crestal labial soft tissue thickness. Implant Dent, 2012, 21:406–410.

[25] Le BT, Borzabadi-Farahani A. Is buccolingual angulation of maxillary anterior implants associated with the crestal labial soft tissue thickness? Int J Oral Maxillofac Surg, 2014, 43:874–878.

[26] Barros RM, et al. Buccal bone remodeling after immediate implantation with a flap or flapless approach: a pilot study in dogs. Titanium, 2009, 1:45–51.

[27] Belser UC, Grutter L, Vailati F, Bornstein MM, Weber HP, Buser D. Outcome evaluation of early placed maxillary anterior single-tooth implants using objective esthetic criteria: a cross-sectional, retrospective study in 45 patients with a 2- to 4-year follow-up using pink and white esthetic scores. J Periodontol, 2009, 80(1):140–151.

[28] Esposito M, Grusovin MG, Worthington HV. Agreement of quantitative subjective. Int J Oral Maxillofac Implants, 2009, 24:309–315.

[29] Meijndert L, Meijer HJ, Stellingsma K, et al. Evaluation of aesthetics of implant-supported single-tooth replacements using different bone augmentation procedures: a prospective randomized clinical study. Clin Oral Implant Res, 2007, 18(6):715–719.

[30] Kokich VO, Kokich VG, Kiyak HA. Perceptions of dental professionals and laypersons to altered dental esthetics: asymmetric and symmetric situations. Am J Orthod Dentalfacail Orthop, 2008, 130(2):141–151.

[31] Spray JR, et al. The influence of bone thickness on facial marginal bone response: stage 1 placement through stage 2 uncovering. Annal Periodontol, 2000, 5:119–128.

[32] Takahashi T, et al. Use of endosseous implants for dental reconstruction of patients with grafted alveolar clefts. J Oral Maxillofac Surg, 1997, 66:251–255.

[33] Hasson O. Lateral ridge augmentation using the pocket technique. J Oral Maxillofac Surg, 2005, 63(Supplement 1):26–27.

[34] Peleg M. Lateral alveolar ridge augmentation with allogeneic block grafts: observations form a multicenter prospective clinical trial. J Oral Maxillofac Surg, 2005, 63(Supplement 1):29.

[35] Block M, Degen M. Horizontal ridge augmentation

using human mineralized particulate bone: preliminary results. J Oral Maxillofac Surg, 2004, 62:67–72.

[36] Buser D, et al. Lateral ridge augmentation using autografts and barrier membranes: a clinical study with 40 partially edentulous patients. J Oral Maxillofac Surg, 1996, 54:420–432.

[37] Raghoebar GM, et al. Augmentation of localized defects of the anterior maxillary ridge with autogenous bone before insertion of implants. J Oral Maxillofac Surg, 1996, 54:1180–1185.

[38] Barone A, et al. Deep-frozen allogeneic onlay bone grafts for reconstruction of atrophic maxillary alveolar ridges: a preliminary study. J Oral Maxillofac Surg, 2009, 67:1300–1306.

[39] Howell TH, et al. A feasibility study evaluating rhBMP-2/absorbable collagen sponge device for local alveolar ridge preservation or augmentation. Int J Periodontics Restorative Dent, 1997, 17:124–139.

[40] Oda T, et al. Horizontal alveolar distraction of the narrow maxilla ridge for implant placement. J Oral Maxillofac Surg, 2004, 62:1530–1534.

[41] Donovan MG, et al. Maxillary and mandibular reconstruction using calvarial bone grafts and branemark implants: a preliminary report. J Oral Maxillofac Surg, 1994, 52:588–594.

[42] Peleg M, et al. Maxillary sinus and ridge augmentations using a surface-derived autogenous bone graft. J Oral Maxillofac Surg, 2004, 62:1535–1544.

[43] Llambes F, Silvestre F-J, Caffesse R. Vertical guided bone regeneration with bioabsorbably barrier. J Periodontol, 2007, 78:2036–2042.

[44] Marx RE, Shellenberger T, Wimsatt J, et al. Severely resorbed mandible: predictable reconstruction with soft tissue matrix expansion (tent pole) grafts. J Oral Maxillofac Surg, 2002, 60:878–888.

[45] Louis PJ, et al. Reconstruction of the maxilla and mandible with particulate bone graft and titanium mesh for implant placement. J Oral Maxillofac Surg, 2008, 66:235–245.

[46] Le B, Burstein J. Cortical tenting grafting technique in the severely atrophic alveolar ridge for implant site preparation. Implant Dent, 2008, 17:40–50.

[47] Le B, Burstein J. Esthetic grafting for small volume hard and soft tissue contour defects for implant site development. Implant Dent, 2008, 17:136–141.

[48] Le BT, Rohrer MD, Prassad HS. Screw "tent-pole" grafting technique for reconstruction of large vertical alveolar ridge defects using human mineralized allograft for implant site preparation. J Oral Maxillofac Surg, 2010, 68:428–435.

[49] Verdugo F, Simonian K, Nowzari H. Periodontla biotype influence on the volume maintenance of only grafts. J Periodontol, 2009, 80:816–823.

[50] Le BT. Effectiveness of single-staged implant placement with simultaneous grafting using mineralized allograft. J Oral Maxillofac Surg, 2009, 67(Supplement 1):57.

[51] Hellem S, et al. Implant treatment in combination with lateral augmentation of the alveolar process: a 3-year prospective study. Clin Implant Dent Relat Res, 2003, 5:233–240.

[52] Le BT, Borzabadi-Farahani A. Simultaneous implant placement & bone grafting with particulate mineralized allograft in sites with buccal wall defects, a 3-year follow-up & review of literature. J Cranio-Maxillofac Surg, 2014, 42:552–559.

[53] Le B, Borzabadi-Farahani A, Nielsen B. Treatment of labial soft tissue recession around dental implants in the esthetic zone using guided bone regeneration with mineralized allograft: a retrospective clinical case series. J Oral Maxillofac Surg, 2016, 74:1552–1561.

[54] Le B, Borzabadi-Farahani A. Treatment of labial mucosal recession around maxillary anterior implants with tenting screws, particulate allograft and xenogenic membrane: a case report. J Oral Implantol, 2016, 10:1563.

[55] Block M, Finger I, Lytle R. Human mineralized bone in extraction sites before implant placement: preliminary results. J Am Dent Assoc, 2002, 133:1631–1638.

[56] Elian N, et al. A simplified socket classification and repair technique. Pract Proced Aesthet Dent, 2007, 19:99–104.

[57] Araujo M, Linder E, Lindhe J. Effect of xenograft on early bone formation in extraction sockets: an experimental study in dog. Clin Oral Implants Res, 2009, 20:1–6.

[58] Wang H-L, Tsao Y-P. Mineralized bone allograft-plug socket augmentation: rationale and technique. Implant Dent, 2007, 16:33–41.

[59] Ashman A. Postextraction ridge preservation using a synthetic alloplast. Implant Dent, 2000, 9:168–176.

[60] Shi B, et al. Alveolar ridge preservation prior to implant placement with surgical-grade calcium sulfate and platelet-rich plasma: a pilot study in a canine model. Int J Oral Maxillofac Implants, 2007, 22:656–665.

[61] Masago H, et al. Alveolar ridge augmentation using various bone substitutes–a web form of titanium fibers promotes rapid bone development. Kobe J

Med Sci, 2007, 53:257–263.

[62] Trisi P, et al. Histologic effect of pure-phase beta-tricalcium phosphate on bone regeneration in human artificial jawbone defects. Int J Periodontics Restorative Dent, 2003, 23:69–77.

[63] Fiorellini J, et al. Randomized study evaluating recombinant human bone morphogenetic protein-2 for extraction socket augmentation. J Periodontol, 2005, 76:605–613.

[64] Simunek A, et al. Deproteinized bovine bone versus beta-tricalcium phosphate in sinus augmentation surgery: a comparative histologic and histomorphometric study. Int J Oral Maxillofac Implants, 2008, 23:935–942.

[65] Froum S, et al. Extraction sockets and implantation of hydroxyapatites with membrane barriers: a histologic study. Implant Dent, 2004, 13:153–164.

[66] Araujo M, et al. The influence of Bio-Oss Collagen on healing of an extraction socket: an experimental study in the dog. Int J Periodontics Restorative Dent, 2008, 28:123–135.

[67] Molly L, et al. Bone formation following implantation of bone biomaterials into extraction sites. J Periodontol, 2008, 79:1108–1115.

[68] Minichetti JC, D'Amore JC, Hong AY. Three-year analysis of tapered screw-vent implants placed into extraction sockets grafted with mineralized bone allograft. J Oral Implantol, 2005, 31:283–293.

[69] Le BT, Woo I. Alveolar cleft repair in adults using guided bone regeneration with mineralized allograft for dental implant site development: a report of 2 cases. J Oral Maxillofac Surg, 2009, 67:1716–1722.

[70] Froum SJ, et al. Comparison of mineralized cancellous bone allograft (Puros) and anorganic bovine bone matrix (Bio-oss) for sinus augmentation: histomorphometry at 26 to 32 weeks after grafting. Int J Periodontics Restorative Dent, 2006, 26:543–551.

[71] Malinin TI, Carpenter E, Temple HT. Particulate bone allograft incorporation in regeneration of osseous defects: importance of particle sizes. Open Orthop J, 2007, 1:19–24.

[72] Simion M, et al. Guided bone regeneration using resorbable and nonresorbable membranes: a comparative histologic study in humans. Int J Oral Maxillofac Implants, 1996, 11:735–742.

[73] Simion M, et al. Vertical ridge augmentation by expanded-polytetrafluoroethylene membrane and a combination of intraoral autogenous bone graft and deproteinized anorganic bovine bone (Bio Oss). Clin Oral Implants Res, 2007, 18:620–629.

[74] Gielkens PFM, et al. Is there evidence that barrier membranes prevent bone resorption in autologous bone grafts during the healing period? A systematic review. Int J Oral Maxillofac Implants, 2007, 22:390–398.

[75] Lekovic V, et al. A bone regenerative approach to alveolar ridge maintenance following tooth extraction. Report of 10 cases. J Periodontol, 1997, 68:563–570.

[76] Lekovic V, et al. Preservation of alveolar bone in extraction sockets using bioabsorbable membranes. J Periodontol, 1998, 69:1044–1049.

[77] Murphy KG. Postoperative healing complications associated with gore-tex periodontal material. Part II. Effect of complications on regeneration. Int J Periodontics Restorative Dent, 1996, 16:463–477.

[78] Barone A, et al. Flap versus flapless procedure for ridge preservation in alveolar extraction sockets: a histological evaluation in a randomized clinical trial. Clin Oral Implants Res, 2015, 26:806–813.

[79] Coatoam GW, Mariotti A. The segmental ridge-split procedure. J Periodontol, 2003,74:757–770.

[80] Jensen OT, Cullum DR, Baer D. Marginal bone stability using 3 different flap approaches for alveolar split expansion for dental implants–a 1-year clinical study. J Oral Maxillofac Surg, 2009, 67:1921–1930.

[81] Buser D, et al. Localized ridge augmentation using guided bone regeneration. II. Surgical procedure in the mandible. Int J Periodontics Restorative Dent, 1995, 15:11–29.

[82] Buser D, et al. Localized ridge augmentation with autografts and barrier membranes. Periodontology, 1999, 19:151–163.

[83] Misch CM. Comparison of intraoral donor sites for onlay grafting prior to implant placement. Int J Oral Maxillofac Implants, 1997, 12:767–776.

[84] Rasmusson L, et al. Effects of barrier membranes on bone resorption and implant stability in onlay bone grafts. An experimental study. Clin Oral Implants Res, 1999, 10:267–277.

[85] Proussaefs P, Lozada J, Rohrer MD. A clinical and histologic evaluation of a block onlay graft in conjunction with autogenous particulate and inorganic bovine material: a case report. Int J Periodontics Restorative Dent, 2002, 22:567–573.

[86] Misch CM, Misch CE. The repair of localized severe ridge defects for implant placement using mandibular bone grafts. Implant Dent, 1995, 4:261–267.

[87] Keller EE, Tolman DE, Eckert S. Surgical-

prosthodontic reconstruction of advanced maxillary bone compromise with autogenous onlay block grafts and osseointegrated implants: a 12 year study of 32 consecutive patients. Int J Oral Maxillofac Implants, 1999, 14:197–209.

[88] Thor A. Reconstruction of the anterior maxilla with platelet gel, autogenous bone and titanium mesh: a case report. Clin Implant Dent Relat Res, 2002, 4:150–155.

[89] Doblin JM, et al. A histologic evaluation of localized ridge augmentation utilizing DFDBA in combination with e-PTFE membranes and stainless steel bone pins in humans. Int J Periodontics Restorative Dent, 1996, 16:121–129.

[90] Fugazzotto PA. Report of 302 consecutive ridge augmentation procedures: technical considerations and clinical results. Int J Oral Maxillofac Implants, 1998, 13:358–368.

[91] Araujo MG, et al. Lateral ridge augmentation by the use of grafts comprised of autologous bone or biomaterial. An experiment in the dog. J Clin Periodontol, 2002, 29:1122–1131.

[92] Friedmann A, et al. Histological assessment of augmented jaw bone utilizing a new collagen barrier membrane compared to a standard barrier membrane to protect granular bone substitute material: a randomized clinical trial. Clin Oral Implants Res, 2002, 13:587–594.

[93] Kent JN, et al. Alveolar ridge augmentation using nonresorbable hydroxyapatite with or without autogenous cancellous bone. J Oral Maxillofac Surg, 1983, 41:629–642.

[94] Mentag PJ, Kosinski T. Hydroxyapatite-augmented sites as receptors for replacement implants. J Oral Implantol, 1989, 15:114–123.

[95] Smith JD, Abramson M. Membranous vs. endochondral bone autografts. Arch Otolaryngol, 1974, 99:203–205.

[96] Zins JE, Whitaker LA. Membranous vs endochondral bone autografts: implications for craniofacial reconstruction. Plast Reconstr Surg, 1983, 72:778–785.

[97] James JD, Geist ET, Gross BD. Adynamic ileus as a complication of iliac bone removal. J Oral Maxillofac Surg, 1981, 39:289–291.

[98] Proussaefs P, et al. The use of ramus autogenous block grafts for vertical alveolar ridge augmentation and implant placement: a pilot study. Int J Oral Maxillofac Implants, 2002, 17:238–248.

[99] Montazem A, et al. The mandibular symphysis as a donor site in maxillofacial bone grafting: a quantitative anatomic study. J Oral Maxillofac Surg, 2000, 58:1368–1371.

[100] Gungormus M, Yavuz MS. The ascending ramus of the mandible as a donor site in maxillofacial bone grafting. J Oral Maxillofac Surg, 2002, 60:1316–1318.

[101] Misch CM. Ridge augmentation using mandibular ramus bone grafts for the placement of dental implants: presentation of a technique. Pract Periodontics Aesthet Dent, 1996, 8:127.

[102] Pikos MA. Facilitating implant placement with chin graft as donor sites for maxillary bone augmentation. Dent Implantol Updat, 1995, 6:89.

[103] Widmark G, Andersson B, Ivanoff CJ. Mandibular bone graft in the anterior maxilla for singletooth implants: presentation of a surgical method. Int J Oral Maxillofac Surg, 1997, 26:106.

[104] Tolstunov L. Maxillary tuberosity block bone graft: innovative technique and case report. J Oral Maxillofac Surg, 2009, 67:1723–1729.

[105] Raghoebar GM, et al. Maxillary bone grafting for insertion of endosseous implants: results after 12-124 months. Clin Oral Implants Res, 2001, 12:279.

[106] Proussaefs P. Clinical and histologic evaluation of the use of mandibular tori as donor site for mandibular block grafts: report of three cases. Int J Periodontics Restorative Dent, 2006, 26:43.

[107] Hassani A, et al. The "crescent" graft: a new design for bone reconstruction in implant dentistry. J Oral Maxillofac Surg, 2009, 67:1735–1738.

[108] Clavero J, Lundgren S. Ramus or chin grafts for maxillary sinus inlay and local onlay augmentation: comparison of donor site morbidity and complications. Clin Implant Dent Relat Res, 2003, 5:154–160.

[109] Weibull L, et al. Morbidity after chin bone harvesting–a retrospective long-term follow-up study. Clin Implant Dent Relat Res, 2009, 11:149–157.

[110] Sbordone L, et al. Clinical survey of neurosensory side-effects of mandibular parasymphyseal bone harvesting. Int J Oral Maxillofac Surg, 2009, 38:139–145.

[111] Frost H. The regional acceleratory phenomenon: a review. Henry Fort Hosp Med J, 1983, 31:3–9.

[112] Oda T, et al. Horizontal alveolar distraction of the narrow maxillary ridge for implant placement. J Oral Maxillofac Surg, 2004, 62:1530–1534.

[113] Maiorana C, et al. Reduction of autogenous bone graft resorption by means of Bio-Oss coverage: a prospective study. Int J Periodontics Restorative

Dent, 2005, 25:19–25.

[114] Block M, Haggerty C. Interpositional osteotomy for posterior mandible ridge augmentation. J Oral Maxillofac Surg, 2009, 67:31–39.

[115] Hearne J, Le BT. Screw "tent-pole" grafting technique for vertical augmentation of the severely atrophic alveolar ridge for implant site preparation. J Oral Maxillofac Surg, 2008, 66(Supplement 1):86–87.

[116] Roccuzzo M, et al. Autogenous bone graft alone or associated with titanium mesh for vertical alveolar ridge augmentation: a controlled clinical trial. Clin Oral Implants Res, 2007, 18:286–294.

[117] Roccuzzo M, et al. Vertical alveolar ridge augmentation by means of a titanium mesh and autogenous bone grafts. Clin Oral Implants Res, 2004, 15:73–81.

[118] Weng D, et al. A prospective multicenter clinical trial of 3i machined-surface implants: results after 6 years of follow-up. Int J Oral Maxillofac Implants, 2003, 18:417–423.

[119] Ivanoff CJ, et al. Influence of variations in implant diameters: a 3- to 5-year retrospective clinical report. Int J Oral Maxillofac Implants, 1999, 14:173–180.

[120] Goodacre CJ, et al. Clinical complications with implants and implant prostheses. J Prosthet Dent, 2003, 90:121–312.

[121] Misch CE, et al. Short dental implants in posterior partial edentulism: a multicenter retrospective 6-year case series study. J Periodontol, 2006, 77:1340–1347.

[122] Fourmousis I, Karoussis IK, Bamia C. A systematic review and meta-analysis on the effect of implant length on the survival of rough-surface dental implants. J Periodontol, 2009, 80:1700–1718.

[123] Anitua E, et al. Five-year clinical evaluation of short dental implants placed in posterior areas: a retrospective study. J Periodontol, 2008, 79:42–48.

[124] Nedir R, et al. Osteotome sinus floor elevation technique without grafting material: 3-year results of a prospective pilot study. Clin Oral Implants Res, 2009, 20:701–707.

[125] Nedir R, et al. A 7-year life table analysis from a prospective study on ITI implants with special emphasis on the use of short implants. Results from a private practice. Clin Oral Implants Res, 2004, 15:150–157.

[126] Nedir R, et al. Osteotome sinus floor elevation technique without grafting material and immediate implant placement in atrophic posterior maxilla: report of 2 cases. J Oral Maxillofac Surg, 2009,

67:1098–10103.

[127] Griffin TJ, Cheung WS. The use of short implants in posterior areas with reduced bone height: a retrospective investigation. J Prosthet Dent, 2004, 92:139–144.

[128] Polini F, et al. Bifunctional sculpturing of the bone graft for 3-dimensional augmentation of the atrophic posterior mandible. J Oral Maxillofac Surg, 2009, 67:174–177.

[129] Fontana F, et al. Clinical and histologic evaluation of allogeneic bone matrix versus autogenous bone chips associated with titanium-reinforced e-PTFE membrane for vertical ridge augmentation: a prospective pilot study. Int J Oral Maxillofac Implants, 2008, 23:1003–1012.

[130] Jensen O. Alveolar segmental "sandwich" osteotomies for posterior edentulous mandibular sites for dental implants. J Oral Maxillofac Surg, 2006, 64:471–475.

[131] Jensen OT. Alveolar segmental sandwich osteotomy for anterior maxillary vertical augmentation prior to implant placement. J Oral Maxillofac Surg, 2006, 64:290–296.

[132] Le B, Mirzaians A, Yip K. Vertical alveolar ridge augmentation in the anterior maxilla and mandible using interpositional osteotomy. Abstract American Association of Oral Maxillofacial Surgeons Annual Meeting, Chicago, IL. Oct 2018.

[133] Kheur M, Kheur S, Lakha T, et al. Does graft particle type and size affect ridge dimensional changes after alveolar ridge split procedure? J Oral Maxillofac Surg, 2018, 76(4):761–769.

[134] Laster Z, Cohen G, Nagler R. A novel technique for vertical bone augmentation in the premaxillary region. J Oral Maxillofac Surg, 2009, 67:2669–2672.

[135] Klug CN, et al. Preprosthetic vertical distraction osteogenesis of the mandible using an L-shaped osteotomy and titanium membranes for guided bone regeneration. J Oral Maxillofac Surg, 2001, 59:1302–1308.

[136] Block MS, Baughman DG. Reconstruction of severe maxillary defects using distraction osteogenesis, bone grafts, and implants. J Oral Maxillofac Surg, 2005, 63:291–297.

[137] Jensen O, Horiuchi K. Osteoperiosteal flaps and distraction osteogenesis//Fonseca R, editor. Oral and maxillofacial surgery. New York: Elsevier, 2017.

[138] Froum SJ, et al. Distraction osteogenesis for ridge augmentation: prevention and treatment

of complications. Thirty case reports. Int J Periodontics Restorative Dent, 2008, 28:337–345.

[139] Belser UC, et al. Outcome analysis of implant restorations located in the anterior maxilla: a review of the recent literature. Int J Oral Maxillofac Implants, 2004, 19(Suppl):30–42.

[140] Priest GF. The esthetic challenge of adjacent implants. J Oral Maxillofac Surg, 2007, 65(Supplement 1):2–12.

[141] Hurzeler M, et al. Peri-implant bone level around implants with platform-switched abutments: preliminary data from a prospective study. J Oral Maxillofac Surg, 2007, 65(Supplement 1):33–39.

[142] Canullo L, Iurlaro G, Iannello G. Double-blind randomized controlled trial study on postextraction immediately restored implants using the switching platform concept: soft tissue response. Preliminary report. Clin Oral Implants Res, 2009, 20:414–420.

[143] Luongo R, et al. Hard and soft tissue responses to the platform-switching technique. Int J Periodontics Restorative Dent, 2008, 28:551–557.

[144] Baggi L, et al. The influence of implant diameter and length on stress distribution of osseointegrated implants related to crestal bone geometry: a three-dimensional finite element analysis. J Prosthet Dent, 2008, 100:422–431.

[145] Astrand P, et al. Astra tech and branemark system implants: a 5-year prospective study of marginal bone reactions. Clin Oral Implant Res, 2004, 15:413–420.

[146] Palmer RM, Palmer PJ, Smith BJ. A 5-year prospective study of Astra single tooth implants. Clin Oral Implants Res, 2000, 11:179–182.

[147] Rasmusson L, Roos J, Bystedt H. A 10-year follow-up study of titanium dioxide-blasted implants. Clin Implant Dent Relat Res, 2005, 7:36–42.

[148] Favero G, et al. Role of teeth adjacent to implants installed immediately into extraction sockets: an experimental study in dogs. Clin Oral Implants Res, 2012, 23:402–408.

[149] Fickl S. Tissue alterations after tooth extraction with and without surgical trauma: a volumetric study in the beagle dog. J Clin Periodontol, 2008, 35:356–363.

[150] Salama M, et al. Advantages of the root submergence technique for pontic site development in esthetic implant therapy. Int J Periodontics Restorative Dent, 2007, 27:521–527.

[151] Landsberg CJ. Implementing socket seal surgery as a socket preservation technique for pontic site development: surgical steps revisited–a report of two cases. J Periodontol, 2008, 79:945–954.

第8章 种植支持式螺丝固位临时修复体：技术、制作和设计

Todd R. Schoenbaum, Perry R. Klokkevold

摘 要

设计制作合理的种植支持式螺丝固位临时修复体（implant-supported screw-retained provisional prosthesis, ISP）是美学区种植的重要组成部分。它有利于支持和稳定种植体周围的软组织，特别是即刻种植时。制作过程中使用的材料应具有生物相容性、美观性和一定的强度。在临床中，ISP 的制作常与种植体植入同期进行。必须特别注意 ISP 的咬合设计，以尽量减少对种植体的风险。

8.1 种植支持式螺丝固位临时修复体的适应证

设计良好的种植支持式螺丝固位临时修复体（ISP）（图 8.1）对美学区种植治疗的成功至关重要[1-4]。ISP 让临床团队（外科医生、修复医生和技师）在制作最终修复体之前精确地塑造和确定牙齿和种植体周围软组织的位置。它使治疗团队和患者有足够的时间来评估成功的四个关键标准：生物学/口腔卫生、美学、功能和语音[5]。ISP 是美学区种植治疗成功的关键因素。它不仅可以最大限度地发挥种植体周围软组织的潜力，而且可以在制作最终修复体之前对模拟修复体进行全面评估。

通过 ISP 良好的生物相容性材料及外形轮廓，可以最大限度地提升局部软组织的量[6-10]；可以维持软组织原本的结构和形态，并通过精细的调整将龈缘和牙龈乳头稳定至合适的位置[2, 7-8, 11-14]。在有明显的软硬组织缺损的区域，ISP 可用来评估是否需要进行额外的组织增量手术或采用龈瓷材料以获得满意的治疗效果[15-17]。

应该在种植手术或种植二期手术时完成 ISP 的制作和戴入[18-19]。

可摘临时修复体不能像 ISP 那样精确地对软组织塑形。可摘临时修复体的活动性也会对潜在的组织增量和手术部位的愈合产生不良影响。当种植体周围创面愈合时，ISP 高度抛光的表面也有利于在其周围形成结缔组织纤维环[20]。

T. R. Schoenbaum (✉)
Division of Constitutive and Regenerative Sciences, University of California, Los Angeles, CA, USA
e-mail: tschoenb@ucla.edu

P. R. Klokkevold
Section of Periodontics, University of California, Los Angeles, CA, USA

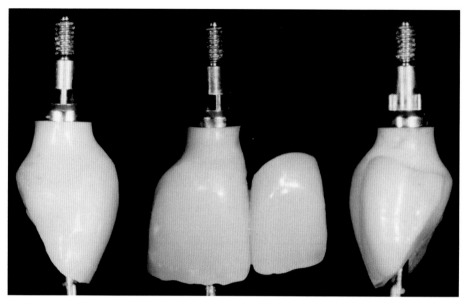

图 8.1 种植支持式螺丝固位临时修复体（ISP）是美学区种植能够达到良好预期的关键部件。用于种植体周围软组织的保存和塑形

在骨整合期间，这种纤维组织环形成并收紧，增强了种植体基台连接处（IAJ）的密封性，就像第 16 章提到的。为确保种植体周围骨和软组织的最小改建，该区域应至少 3 个月不受干扰[21-22]。一项组织学研究显示，每月更换愈合基台与不更换相比导致近 1mm 的骨丢失和 1.5mm 的软组织丢失[21]。种植体周围的软组织完整性对种植体和修复体的生物学和美学长期成功至关重要。种植体植入的前三个月，尽量避免干扰组织的愈合和成熟。

种植临时修复体理论上可以设计成螺丝固位或粘接固位。本章将重点介绍螺丝固位临时修复体[5]。之所以反对粘接固位，是因为大多数制造商使用聚醚醚酮（PEEK）制作粘接固位的临时基台，聚醚醚酮的强度和耐用性不如钛。如果这种强度欠佳的基台在关键的骨整合和成熟期间断裂可能会导致治疗失败。粘接固位临

时修复体还会形成龈下的结合面（PEEK、粘接剂和临时修复体结合面）。即使临床医生能够清除所有的粘接剂，不规则的边缘也会对种植体周围软组织的愈合产生不良影响[23-24]。

相反，螺丝固位的临时修复体很容易成形和抛光，有利于周围组织的愈合。即使在种植体较为唇倾的情况下，也可以做出美观的临时修复体（图 8.2a~d）。甚至对于因种植体角度问题而必须采用粘接固位最终修复体的情况，也可以采用螺丝固位的临时修复体。由于临时修复体会伴随组织愈合及成熟的整个过程，所以必须以有利于组织健康为前提进行临时修复体的设计和制作。如果最终修复体采用粘接固位，如第 12 章和 14 章所述基台边缘应该清晰规整，修复体边缘不应超过龈下 1mm[23-24]。

目前有关种植体是否可以即刻负载尚

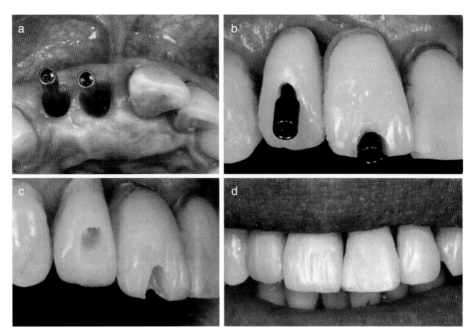

图 8.2 即使种植体植入位置不理想，螺丝孔通道开在唇面，ISP 仍应做成螺丝固位。ISP 可以免于修复体边缘或粘接剂对种植位点愈合的刺激

没有一个严格的标准。然而，现有的证据确实提供了一些参考意见[18]。部分缺牙的患者如上颌切牙、前磨牙、美学区 FDPs，可以采用即刻种植即刻修复。对于单颗尖牙缺失，由于牙根宽度长度太大，很难保证种植体的初始稳定性，不适合即刻种植即刻修复。此外，在咬合时尖牙受到的侧向力也会影响骨整合。

为了种植体即刻负载，种植体周围必须有充足的骨量。对于上颌切牙能否进行即刻负载，取决于植体埋入腭侧骨的量及植体尖端近远中骨的量。可用骨量取决于种植体的长度、宽度、锥度、螺纹设计和余留骨的解剖结构。种植体的初始稳定性对即刻负重的成功至关重要。这种稳定性可以通过医生的"手感"，植入扭矩来判断，也可以通过读取种植体稳定系数（ISQ）的设备来判断。虽然存在推荐数据，但是

对于哪种方法是最可靠的，或者对于即刻负重需要什么样的扭矩或 ISQ 值，还没有统一的意见[25]。即刻负载的临时修复体必须在 MIP 和整个咀嚼过程中完全无咬合接触。这可能需要调整临时修复体的形态，使其腭侧变薄，切缘变短。还应该告知患者不要用临时牙咬任何东西。在这方面患者选择和咬合设计是关键，因为即使有足够的初始稳定性，如果植体过度负载（特别是侧向力），其失败的风险也会显著增加。大量数据表明，临时牙的邻面接触不会增加风险。关于种植体修复体的咬合设计分析详见第 15 章。

8.2 节将描述制作临时修复体的技术步骤，但是如果种植体在植入时未达到足够的稳定性，则种植体不应该负重，必须制作其他类型的临时修复体。粘接桥和"Essix"真空压塑的临时修复体都

可以在手术时快速生成。它们虽然不像
ISP 一样利于软组织的塑形和保存，但是
也不会导致稳定性差的种植体过度负载
（图 8.3a、b）。

ISP 应该在种植手术或种植二期手术
完成制作和戴入（图 8.4）。因此，它通
常需要在椅旁制作。ISP 选择的材料首先
要生物相容性好，消除基台断裂的风险，
且达到美观要求。如果治疗方案需二期手
术，可在一期植入种植体时进行导模，并
将术前模型一起交由技师制作临时修复
体，并在二期手术时同期戴入临时修复体。
下面介绍 ISP 制作的技术步骤。

8.2 即刻临时修复体的制作

当种植体植入时，可在椅旁制作种植
体支持式螺丝固位临时修复体（ISP）。
当种植与修复同期进行时通常被称为"即
刻负重"。然而 ISP 被设计成完全无咬合
接触，以减少对种植体的负荷。术前提
前取模并比色用于制作牙冠，制作临时
修复体所需配件也需提前订购。所需材
料见表 8.1。

技师使用术前印模制作复合树脂的临
时牙冠，牙冠内部中空（图 8.5a~d）。这
本质上是一个冠或者桥的外形，由加工厂
技师根据石膏模型用复合材料制成。临时

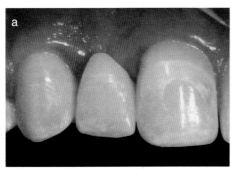
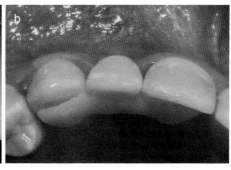

图 8.3 如果种植体未能达到足够的初始稳定性，则不应使用 ISP 修复，这时可以采用临时的替代方案包括使用粘接桥（a）或可摘的 Essix 保持器。如图 b 所示，桥体上的翼有助于精确就位，在修复体粘接后可以去除以建立适当的咬合

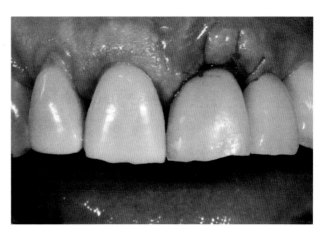

图 8.4 即刻修复的 ISP 应尽可能保留和保护种植体周围组织，同时留出龈乳头和龈缘冠向迁移的空间

表 8.1　用于 ISP 的制作所需材料

- 复合树脂制作的临时牙
- 钛临时基台和固位螺丝
- 种植体替代体
- 树脂粘接剂
- 光固化灯
- 流体树脂
- 遮色树脂
- 金属切削轮
- 红标 30 目金刚砂车针，卵圆形车针（如型号为 7408 的车针）
- 复合树脂抛光器具

牙不能采用丙烯酸（例如 PMMA）制作，因为在新鲜创口及其周围使用丙烯酸树脂会带来很多问题。此外，用复合树脂粘接

丙烯酸材料和基台通常容易脱落。复合树脂制成的临时牙内部应喷砂蒸汽清洗后再使用；也可以用患者天然牙或者旧义齿制作 ISP（图 8.6a~e）。

临时基台是 ISP 的关键组成部分（图 8.7a~c）。它负责确保在软组织愈合期间临时牙的完整性。临时基台作为临时修复体的根方部分还与愈合中的组织接触。因此，为满足这些要求最好采用钛临时基台（而不是聚醚醚酮）。钛具有良好的强度和生物相容性。钛临时基台唯一的缺点就是他会影响临时冠的色泽，不过这很容易解决，如下所述，有一些制造商提供 Ti/PEEK 混合基台。然而这种基台通常有较大的外形轮廓，只能在缺隙较大且不考虑美学的情况下使用。Ti/PEEK 基台的轮廓设计也将显著减少种植体周围软组织的体

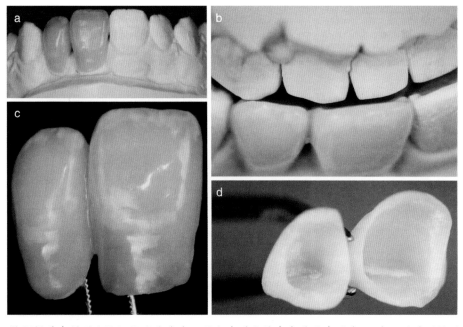

图 8.5　技师提前在模型上做好临时牙（a）。他们本质上是中空牙冠外形（c、d）。除非用临时牙定位手术位点，否则不该在临时牙上钻出螺丝通道的孔。PMMA 和其他丙烯酸树脂因为不能与复合材料结合所以不推荐使用，而且在术中丙烯酸树脂很难操作。临时牙的设计应没有咬合接触（b），以便在即刻负重时将其对种植体的作用力最小化

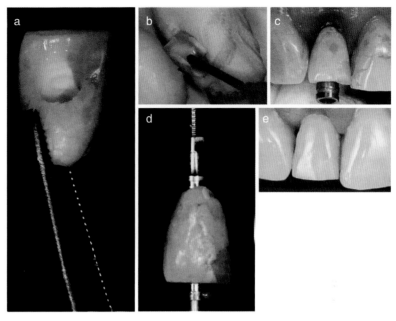

图 8.6 患者拔掉的牙齿可以用来替代复合树脂制作成 ISP（a）。拔牙后去除牙根，小心地在牙冠上预备出临时基台的空间，这个孔洞用于原位粘接（b）和连接钛基台（c），待粘接材料聚合后取出清洁干净并用流体树脂修正牙齿和临时基台连接面。牙齿邻接处龈方外展隙应留有足够空间，以便龈乳头冠方生长（e）

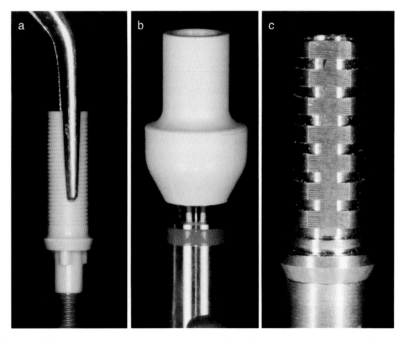

图 8.7 临时基台材料有很多种。a. 聚醚醚酮。b. 聚醚醚酮／钛。c. 纯钛。纯钛临时基台是最好的选择，因为研究表明和前两种相比它具有更好的生物相容性和抗断裂能力

积。如果减小和重塑基台 PEEK 部分的轮廓会削弱 PEEK 的强度，极大地增加基台断裂的风险。

绝大多数种植体系统都有临时钛基台，但一些制造商的临时钛质基台颈部的形态欠佳，这些基台从种植体基台结合处（IAJ）开始也有过度增大的轮廓外形（图 8.8a）。这种设计缺陷使临时修复体的制作更加困难，并将愈合中的软组织推离 IAJ 周围正在形成的保护环。这可能是传统的颈部膨大种植体（或基台）的第一或第二螺纹处有典型的骨质吸收的原因之一。应去除所有临时基台直径大于种植体直径的悬突。使用石轮或硬质合金钻很容易去除这些悬突（图 8.8b、c）。修整时必须特别小心以确保基台和种植体的接触面区域不受损坏。去除悬突和抛光时可将临时基台安装到种植体替代体上以保护临时基台上与种植体接触的结构和表面。

ISP 制作的一个常见问题是临时牙透出金属色。使用前在基台固位区涂上遮色树脂是有效的方法（图 8.9a~d），这种材料需要在使用前彻底聚合。它可在基台表面构成一层有利于与外层复合树脂形成机械和化学结合的界面，同时减少钛的颜色透出。

术前 ISP 制作的步骤：

1.技工使用复合材料制作临时牙，临时牙是中空的，内部喷砂、蒸汽清洁。或者可以用患者拔掉的天然牙或者以前的牙冠制作临时牙。

2.订购钛临时基台和种植体替代体，单颗牙齿应选择抗旋基台。

3.蒸汽清洁钛临时基台，干燥后，在上部固位区涂一层薄的遮色树脂，光照固化。

4.手术前，用树脂粘接剂处理基台固位区和临时牙内部并固化。

种植体植入时 ISP 的椅旁制作：

1.将植体植入到理想位置（见第 1 章），并评估初始稳定性（通过扭矩值、ISQ 值或手感）。如果医生认为足够稳定可以即刻负重，请继续下面的操作。如果种植体不能达到足够的稳定性，应制作其他类型的临时冠（如 Essix 真空压塑临时冠或粘接桥）

2. 将钛质临时基台连接到种植体上（图 8.10）。可通过目测确定是否就位，如有必要可影像学检查确认是否完全就位。放置基台或拧紧基台螺钉时，要小心确保植体的位置没有改变，也未随螺钉一起旋转。

3. 调整临时牙使其适合基台上部形态（图 8.11a、b）。此时不应对基台进行修整，使其在牙冠内长度达到最大，提高粘接面积和增加牙冠的耐久性（图 8.11c）。制作侧切牙的临时冠时，需将临时牙的牙冠修整至类似 3/4 冠的形态，以适应基台大小。必须特别注意是，应确保临时牙准确就位。

4. 将带血和唾液的基台和临时牙清洗干净，并在基台的冠方添加流体树脂（图8.12）。

5. 将牙冠放置在正确的位置并使复合树脂聚合。可能腭侧需要添加额外的复合材料以确保牙冠与基台连接良好。此时没有必要完全填补牙冠与基桩的所有空隙。

6. 将牙冠和基台作为一个整体从种植

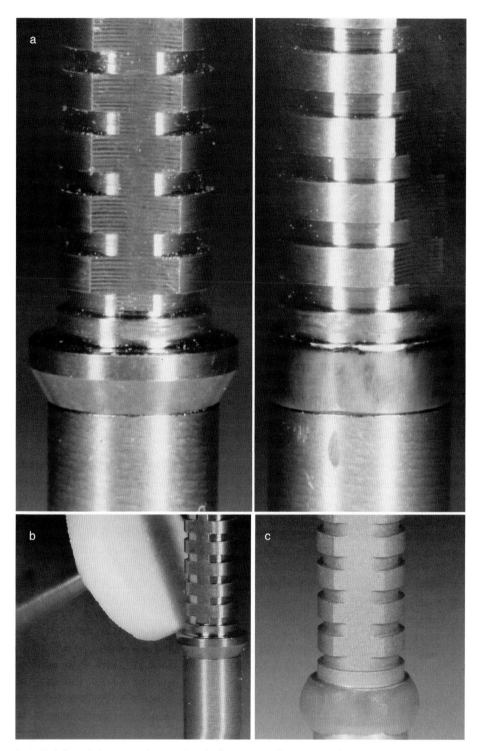

图 8.8 部分制造商继续在 IAJ（a）处设计颈部膨大的临时基台，由于对种植体周围组织施加压力，效果不理想。它也占用了种植体周围组织成熟的宝贵空间。膨大区域可以用石轮（b）或硬质合金钻去除。去除后必须精细抛光。基台固位部分还可以通过 HF 腐蚀或喷砂使表面变粗，以提高材料与基台的结合强度(c)

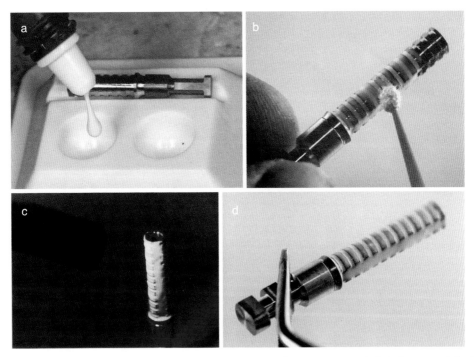

图 8.9 钛临时基台可使临时牙冠透出金属色。为了防止这种情况的发生，可在基台涂上一层遮色树脂（a、b）：一般使用 A1 色。使用前先光照固化（c、d）

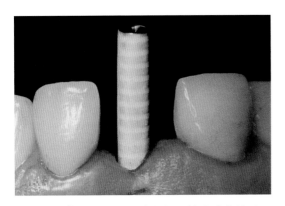

图 8.10 在种植体植入并确定足够的稳定性后，将临时基台小心地放置在种植体上。角度和通过牙冠出口的位置是确定的

体上取出。

7. 用蒸汽清洁基台，确保彻底清除所有血液或唾液。干燥，再次涂粘接剂，然后固化。

8. 小心地用流体树脂涂于钛基台的露出处、牙冠的内侧面和基台的腭部（图

8.13）。然后光固化。口外填补所有的间隙和空隙。

9. 低速手机上装金属切割盘，切断钛基台超出牙冠的区域（图 8.14a、b），因为切割会产生大量的热量和碎屑，所以要非常小心地用器械夹持着种植体替代体进行操作。

10. 使用 30 目大的椭圆形碳化钨钢车针调整、修磨，并抛光刚刚切断的基台断面（图 8.15）。

11. 使用相同的钻针精细打磨修复体的穿龈形态，使颈部缩窄，并与冠部形成一个平滑的过渡（图 8.16a~c）。临时修复体的穿龈不应在大小和形态上模仿天然牙，而应该尽可能缩窄（见第 11 章）。这一结论来源于一项已被广泛证实的理念，即平台转移[12, 26-30]。用蒸汽清洗修复体表面。

12. 将 ISP 装到口内种植体上。首先

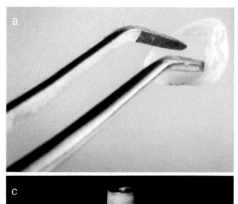
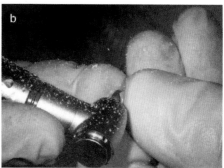
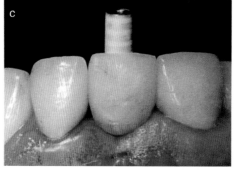

图8.11 根据确定的临时基台位置，修整牙冠（a）使基台（b）可以穿过，试戴牙冠，确定是否在正确位置（c）

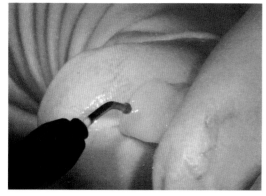
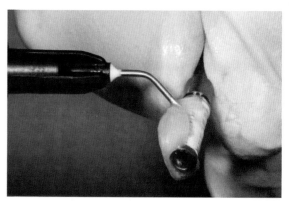

图8.12 尽可能地清除牙冠（和基台）上的血和唾液。将流体树脂涂布在牙冠凹陷的内部和基台上，牙冠准确就位并聚合固化

图8.13 牙冠连接到基台后，将它们一起取出。清洗干净后，再涂上粘接剂，并用流体树脂修整穿龈区域

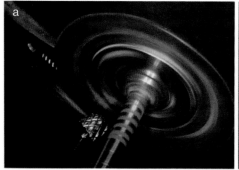
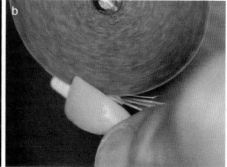

图8.14 使用金属切削轮，将超出冠上方的钛基台去除

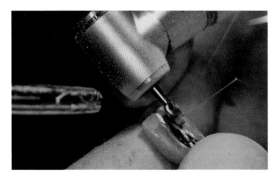

图 8.15 采用细小的椭圆形碳化钨钢钻进一步细化和调整钛复合界面。冠的腭侧面也应变薄，以确保在牙尖交错𬌗时 ISP 完全无咬合关系

需要评估软组织，如果牙龈出现变白或受压，需要调整 ISP 对应区域的外形。其次评估牙龈乳头和楔状隙，牙龈乳头不应变白，牙龈楔状隙应留有开放空间(图 8.17)。这将有利于龈乳头后期向冠方迁移（见第 9 章）。最后评估咬合和邻接触，邻接触应表现为接近正常牙，但在牙尖交错位和侧方𬌗不存在接触（见第 16 章）。为了实现后一个目标，ISP 可能需要比最终设计的长度更短。

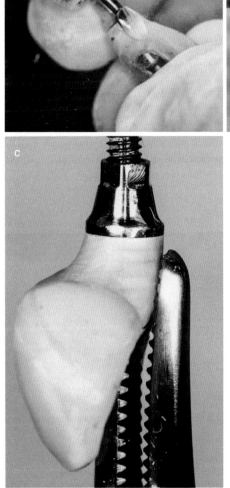

图 8.16 使用细碳化钨钢车针调整精修穿龈区域。应特别注意穿龈区域缩窄、打磨充分、无孔洞

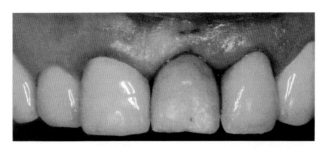

图8.17 最后对种植体ISP进行检查，检查软组织是否变白，牙龈楔状隙是否开放，MIP或侧方胎是否接触。任何对ISP的调整都是在口外进行的，以防止振动和作用力对种植体的影响

13. 如前一步所述，取出ISP，并调整穿龈形态、楔状隙和接触点。注意不要在新鲜手术区或临时牙连接到植入的种植体的状态下直接调磨ISP。然后将牙冠表面进行充分抛光，特别是ISP基部的钛和穿龈区域的复合材料。

14. 将ISP再次安放至种植体上，重新按步骤12进行评估。如果一切都令人满意，紧固到大约10 Ncm。使用反扭矩装置（如止血钳）夹紧ISP牙冠，以防止螺丝拧紧时ISP和种植体一起旋转。

15. 用氯己定（洗必泰）消毒基台的螺丝孔。用PVS印模材料（图8.18）或复合材

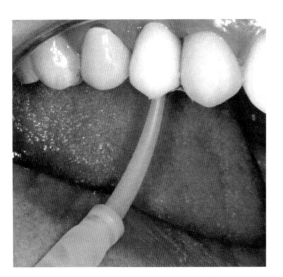

图8.18 小心地拧紧螺钉，用氯己定清洗基台的螺丝孔，用透明的pvs材料封闭螺丝孔

料包被的聚四氟乙烯胶带填充螺丝孔[31-32]。

如果种植采用埋植式手术，ISP应在二期手术时戴入，可以按上述的方法在椅旁制作，也可以在植入时采用导模技术（indexing technique）制作定位卡，让技工根据定位卡和原始模型在加工厂制作（图8.19a）。临时修复体一般在骨愈合期制作完成，并在二期手术时戴入。在技工室完成制作的临时修复体可采用PMMA甲基丙烯酸或其他丙烯酸材料，注意临时修复体在基台种植体连接面冠方有＜1mm的钛（图8.19 b、c）。光滑的钛表面会改善愈合（与复合树脂、丙烯酸相比），龈沟近植体区域的结缔组织纤维环将在几周内形成。

8.3 小 结

即刻戴入ISP是种植体美学区治疗的重要组成部分，主要作用是保存、支持和增加种植体周围的软组织。若使用恰当，ISP可以支撑龈乳头和游离龈缘。维护软组织现有的结构比待软组织结构丧失后再进行重建容易得多。制作ISP所使用的材料需具有良好的生物相容性、较高的强度（钛）以及符合美学要求（复合树脂）。

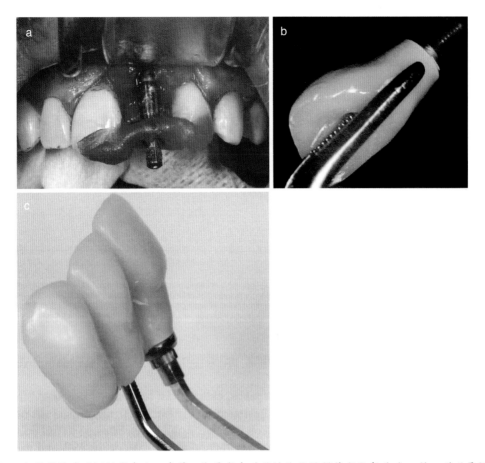

图 8.19 如果种植采用埋植式愈合，在第一期手术中对种植体位置制作定位卡（a）。技工借助导模技术制作了一个 ISP，将在第 2 阶段手术中戴入（b、c）

穿龈区域应较窄，以预留出软组织扩张、肿胀和生长的空间（见第 9 和 11 章）。而且，需要注意即刻临时修复体不能增加种植治疗中的风险，咬合过程中不应与对颌牙有咬合接触，因此绝大多数只能用于依从性较好、确定在愈合过程中不使用 ISP 进行咬合的患者。当即刻种植即刻修复时，ISP 应该在种植体上是稳定的，并保持在原位 3 个月。如果种植体周围的组织需要轻微的调整，可以修改 ISP，使软组织根向或冠向移动，或关闭开放的外展隙。骨整合完成后，若已获得满意的软组织位置，应使用个性化的取模桩进行取模（见第 10

章）。这将为技工提供一个高度精确的具有软组织形态的模型，由此可得到较好的治疗结果。

参考文献

[1] Belser UC, Grutter L, Vailati F, et al. Outcome evaluation of early placed maxillary anterior single-tooth implants using objective esthetic criteria: a cross-sectional, retrospective study in 45 patients with a 2- to 4-year follow-up using pink and white esthetic scores. J Periodontol, 2009, 80:140–151.

[2] Cosyn J, De Bruyn H, Cleymaet R. Soft tissue preservation and pink aesthetics around single immediate implant restorations: a 1-year prospective study. Clin Implant Dent Relat Res, 2013,15（6）:847–857.

[3] Kan JY, Rungcharassaeng K, Lozada JL, et al. Facial gingival tissue stability following immediate placement and provisionalization of maxillary anterior single implants: a2-to 8-year follow-up. Int J Oral Maxillofac Implants, 2011, 26（1）:179–187.

[4] Van Nimwegen WG, Goené RJ, Van Daelen AC, et al. Immediate implant placement and provisionalisation in the aesthetic zone. J Oral Rehabil, 2016, 43（10）:745–752.

[5] Chaar MS, Att W, Strub JR. Prosthetic outcome of cement-retained implant-supported fixed dental restorations: a systematic review. J Oral Rehabil, 2011, 38（9）:697–711.

[6] Abrahamsson I, Berglundh T, Glantz PO, et al. The mucosal attachment at different abutments. J Clin Periodontol, 1998, 25（9）:721–727.

[7] Schoenbaum TR, Chang YY, Klokkevold PR, et al. Abutment emergence modification for immediate implant provisional restorations. J Esthet Restor Dent, 2013, 25（2）:103–107.

[8] Schoenbaum TR, Swift EJ. Abutment emergence contours for single-unit implants. J Esthet Restor Dent, 2015, 27（1）:1–3.

[9] Su H, González-Martín O, Weisgold A, et al. Considerations of implant abutment and crown contour: critical contour and subcritical contour. Int J Periodontics Restorative Dent, 2010, 30（4）:335–343.

[10] Vela-Nebot X, Rodríguez-Ciurana X, Rodado-Alonso C, et al. Benefits of an implant platform modification technique to reduce crestal bone resorption. Implant Dent, 2006, 15:313–320.

[11] Abboud M, Koeck B, Stark H, et al. Immediate loading of single-tooth implants in the posterior region. J Prosthet Dent, 2005, 94（2）:198.

[12] Canullo L, Rasperini G. Preservation of peri-implant soft and hard tissues using platform switching of implants placed in immediate extraction sockets: a proof-of-concept study with 12-to 36-month follow-up. Int J Oral Maxillofac Implants, 2007, 22（6）:995–1000.

[13] De Rouck T, Collys K, Cosyn J. Single-tooth replacement in the anterior maxilla by means of immediate implantation and provisionalization: a review. Int J Oral Maxillofac Implants, 2008,23（5）:897–904.

[14] Del Fabbro M, Ceresoli V, Taschieri S, et al, Testori T. Immediate loading of postextraction implants in the esthetic area: systematic review of the literature. Clin Implant Dent Relat Res, 2015, 17（1）:52–70.

[15] Kan JY, Rungcharassaeng K, Umezu K, et al. Dimensions of peri-implant mucosa: an evaluation of maxillary anterior single implants in humans. J Periodontol, 2003, 74（4）:557–562.

[16] Tarnow DP, Magner AW, Fletcher P. The effect of the distance from the contact point to the crest of bone on the presence or absence of the interproximal dental papilla. J Periodontol, 1992, 63（12）:995–996.

[17] Urban IA, Klokkevold PR, Takei HH. Papilla reformation at single-tooth implant sites adjacent to teeth with severely compromised periodontal support. Int J Periodontics Restorative Dent, 2017, 37（1）:9.

[18] Sanz-Sánchez I, Sanz-Martín I, Figuero E, et al. Clinical efficacy of immediate implant loading protocols compared to conventional loading depending on the type of the restoration: a systematic review. Clin Oral Implants Res, 2015, 26（8）:964–982.

[19] Slagter KW, Meijer HJ, Bakker NA, et al. Feasibility of immediate placement of single-tooth implants in the aesthetic zone: a 1-year randomized controlled trial. J Clin Periodontol, 2015, 42（8）:773–782.

[20] Rodríguez X, Navajas A, Vela X, et al. Arrangement of peri-implant connective tissue fibers around platform-switching implants with conical abutments and its relationship to the underlying bone: a human histologic study. Int J Periodontics Restorative Dent, 2016, 36（4）:533.

[21] Abrahamsson I, Berglundh T, Lindhe J. The mucosal barrier following abutment dis/reconnection. J Clin Periodontol, 1997, 24（8）:568–572.

[22] Rodríguez X, Vela X, Méndez V, et al. The effect of abutment dis/reconnections on peri-implant bone resorption: a radiologic study of platform-switched and non-platform-switched implants placed in animals. Clin Oral Implants Res, 2013, 24（3）:305–311.

[23] Linkevicius T, Vindasiute E, Puisys A, et al. The influence of the cementation margin position on the amount of undetected cement. A prospective clinical study. Clin Oral Implants Res, 2013, 24（1）:71–76.

[24] Linkevicius T, Vindasiute E, Puisys A, et al. The influence of margin location on the amount of undetected cement excess after delivery of cement-retained implant restorations. Clin Oral Implants Res, 2011, 22（12）:1379–1384.

[25] Rowan M, Lee D, Pi-Anfruns J, et al. Mechanical versus biological stability of immediate and delayed implant placement using resonance frequency analysis. J Oral Maxillofac Surg, 2015, 73（2）:253–257.

[26] Al-Nsour MM, Chan HL, Wang HL. Effect of the

platform-switching technique on preservation of peri-implant marginal bone: a systematic review. Int J Oral Maxillofac Implants, 2012, 27（1）:128–133.

[27] Annibali S, Bignozzi I, Cristalli MP, et al. Peri-implant marginal bone level: a systematic review and meta-analysis of studies comparing platform switching versus conventionally restored implants. J Clin Periodontol, 2012, 39（11）:1097–1113.

[28] Hürzeler M, Fickl S, Zuhr O, Wachtel HC. Peri-implant bone level around implants with platform-switched abutments: preliminary data from a prospective study. J Oral Maxillofac Surg, 2007, 65（7）:33–39.

[29] Lazzara RJ, Porter SS. Platform switching: a new concept in implant dentistry for controlling postrestorative crestal bone levels. Int J Periodontics

Restorative Dent, 2006, 26:9–17.

[30] Pieri F, Aldini NN, Marchetti C, et al. Influence of implant-abutment interface design on bone and soft tissue levels around immediately placed and restored single-tooth implants: a randomized controlled clinical trial. Int J Oral Maxillofac Implants, 2011, 26（1）:169–178.

[31] Paranjpe A, Jain S, Alibhai KZ, et al. In vitro microbiologic evaluation of PTFE and cotton as spacer materials. Quintessence Int, 2012, 43（8）: 703–707.

[32] Park SD, Lee Y, Kim YL, et al. Microleakage of different sealing materials in access holes of internal connection implant sy stems. J Prosthet Dent, 2012, 108（3）:173–180.

第9章 临时修复体对牙龈乳头的管理和塑形

Joseph Y. K. Kan, Kitichai Rungcharassaeng

摘 要

对于单颗上颌前牙缺失，即刻种植和临时修复（IIPP）是一种可行的修复方法，这种治疗方法可以保留唇侧和邻面的骨、牙龈结构。然而，当相邻前牙均为种植修复时，或者无法保留的患牙的邻牙已经是种植修复体时，种植体之间的组织处理将是非常有挑战性的。本章节介绍了成功处理种植体周及种植体之间牙龈乳头的多种方案。

Gargiulo 等学者[1] 从组织学上评估了天然牙的龈沟深度、上皮附着和结缔组织附着高度，三者统称为齿龈复合体（DGC）[2]。齿龈复合体的高度和稳定性以及由外科或修复治疗引起的变化已得到广泛的研究[1-6]。天然牙齿龈复合体在唇侧高度平均为 3mm，而在邻面的平均高度为 4.5mm[1-4]。这种高度差异是由邻牙的存在和牙龈楔状隙的大小造成的[7-10]。

种植体周黏膜（PIM）相当于天然牙周围的齿龈复合体，是由龈沟、上皮附着和结缔组织附着这些相似的组织学结构组成[11-13]，但是种植体周黏膜在唇侧高度较天然牙更高，为 2.84~3.80mm[14-20]。虽然种植体周黏膜各个组成部分的高度会随时间变化，但是这些改变不会导致总高度的显著变化[17, 19]。一项采用骨探测法的研究报道上颌前牙区单颗两段式种植体周围唇侧黏膜平均高度为 3.63mm，邻面平均高度约 6mm[21]。这个研究同时报道了相邻天然牙齿龈复合体的邻面高度平均为 4.20mm[21]。这些结果说明对于单颗前牙种植修复而言，种植体周牙龈乳头的高度取决于相邻天然牙骨水平的位置，而不是种植体邻面的骨高度[21]。

牙周组织生物型（厚龈或薄龈）[22-23] 已经被认为与牙周组织的高度变化有关[10, 24-25]。厚龈生物型的牙龈有弹性，容易形成"袋"（齿龈复合体的高度增加）；而在机械或外科操作后，薄龈生物型则比较脆弱而常常出现牙龈退缩（齿龈复合体的高度减小）[10, 24-25]。同样的，厚龈生物型的种植体周黏膜高度要大于薄龈生物型[21]。表 9.1 表明厚龈生物型种植修复后

J. Y. K. Kan (✉)
Department of Restorative Dentistry, Loma Linda University School of Dentistry,
Loma Linda, CA, USA

K. Rungcharassaeng
Department of Orthodontics and Dentofacial Orthopedics, Loma Linda University
School of Dentistry, Loma Linda, CA, USA

表 9.1　前牙种植修复单冠的骨探测值（均数 ± 标准差）：
采用独立样本 t 检验比较厚龈和薄龈生物型（α=0.05）[21]

位置	总高度 /mm	厚龈 /mm	薄龈 /mm	
	n =45	n =28	n =17	P
MT	4.20 ± 0.77	4.46 ± 0.78	3.76 ± 0.53	0.002*
MI	6.17 ± 1.2	76.54 ± 1.05	5.56 ± 1.40	0.011*
F	3.63 ± 0.91	3.79 ± 0.89	3.38 ± 0.91	0.150
DI	5.93 ± 1.21	6.14 ± 1.11	5.59 ± 1.31	0.137
DT	4.20 ± 0.64	4.45 ± 0.57	3.79 ± 0.56	0.001*

MT 是指位于种植体近中的邻牙邻面，MI 是指种植体的近中面，F 是指种植体的唇侧中份处，DI 是指种植体的远中邻面，DT 是指位于种植体远中的邻牙邻面
* 代表具有统计学差异（$P < 0.05$）

牙龈乳头可以维持或重塑到正常水平（即距离骨平面 4.5mm），而薄龈生物型则很少能重塑到 4mm 以上[21]。

单颗前牙种植修复要获得理想的牙龈美学是极具挑战的[7, 26]，而随后能长期维持牙龈美学效果同样是非常艰巨的任务。尽管种植体获得骨整合的概率很高[27]，但是种植体周的黏膜反应尚不完全清楚。对于单颗前牙种植体，据报道牙龈退缩的发生率高达 16%[27]。另一方面，也有研究发现种植体在行使功能一段时间后，退缩的牙龈可以有自发性的回弹[28-30]。种植体周黏膜的这些变化被猜测是试图在建立一个稳定的生物学宽度[31]。只有理解了齿龈复合体和种植体对应的结构（种植体周黏膜），在进行美学区单颗种植修复时，临床医生才能可预期的平衡生物 / 生理要求和美学需求。

患者美学区单颗牙齿牙周健康但无法保留需要拔除是非常遗憾的[7,8,32-33]。前牙拔除后软硬组织不可避免地吸收通常会导致种植治疗后美学效果大打折扣。目前已提出多种增量技术作为补救，但这些方法费时且不可预期[28, 34- 36]。因此，前牙单颗种植位点保存的基本理念就是尽可能保存拔除牙齿周围现有的牙龈和骨组织[7]。自1998 年 Wohrle 首次成功展示即刻种植和临时修复（IIPP）单颗上颌前牙[37] 后，许多研究已证实该治疗的可行性[32, 38-49]。该方法最可取的特点之一是通过保存唇侧和邻面现有骨和牙龈结构从而获得成功的美学效果[8, 32, 37, 50]。

IIPP 的美学效果受许多因素影响，包括内在和外在因素[51]。内在因素是与患者相关的，包括软硬组织间关系，牙龈生物型和牙根在牙槽骨中矢状面位置[52-53]。外在因素是与临床医生相关的，包括种植体的三维植入位置和角度，以及基台和临时修复体的外形[8, 52]。

对患者现有状况进行精确的诊断是制订可预期的合理治疗计划的关键。明确患者的不利因素，并通过附加的特殊治疗程

序克服这些不利因素的影响。对于 IIPP 治疗，以下因素必须予以评估：

1. 由于 IIPP 治疗后牙龈发生退缩是可以预期的，所以预期无法保留的患牙的牙龈水平[1]应该与对侧同名牙在相同高度或更向冠方[2]，而且要与相邻牙列协调（图 9.1）[32]。当无法保留的患牙的牙龈水平位于对侧同名牙根方时，如果可能，应当在 IIPP 治疗前行正畸助萌[54]。

2. 骨 – 牙龈组织的关系可通过骨探测的方法进行评估。无法保留患牙的唇侧测量高度应该为 3mm，在邻牙邻面测量为 4.5mm。对于牙槽嵴位置较低的情况，即骨探测数值大于理想值时，无论是否行即刻种植，拔牙后都有组织退缩的趋势[52]。根据牙龈的位置，可以选择采取正畸和（或）牙周治疗来改善骨组织和牙龈组织关系。

3. 在骨探测时，牙龈生物型可根据牙周探针（SE Probe SD12 Yellow, American Eagle Instruments Inc., Missoula, MT）穿透牙龈组织的可见度进行评估和分类，牙周探针可见为薄龈生物型，不可见为厚龈生物型（图 9.2）[21, 55]。可见度越高，牙龈越薄。研究证实外科操作后薄龈生物型较厚龈者会发生更多的组织退缩，因此在 IIPP 治疗时可同时进行双层上皮下结缔组织移植（SCTG）来进行改善[51]。

4. 无法保留的患牙在矢状面牙根的位置（SRP）可以通过锥形束 CT 获得，而且可以划分为以下四类之一[53]（图 9.3）：

第一类：牙根紧邻唇侧皮质骨板。

第二类：牙根位于牙槽骨中间，根尖 1/3 既不偏唇侧也不偏腭侧骨板。

第三类：牙根紧邻腭侧皮质骨板。

第四类：至少 2/3 牙根与唇侧和腭侧皮质骨板紧密接触。

临床医生在进行决策之前必须知道第一类 SRP 对 IIPP 治疗是有利的，第二类

图 9.1　由于 IIPP 治疗后存在牙龈退缩，因此无法保留患牙（8#）的牙龈水平[1]，应该与对侧同名牙在相同高度或更向冠方[2]，而且要与相邻牙列协调

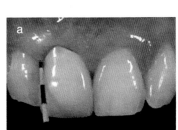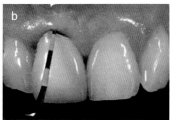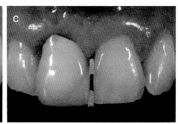

图 9.2　骨 – 牙龈组织的关系可通过骨探测的方法进行评估。无法保留患牙在唇侧测量为 3mm，在邻牙邻面测量为 4.5mm

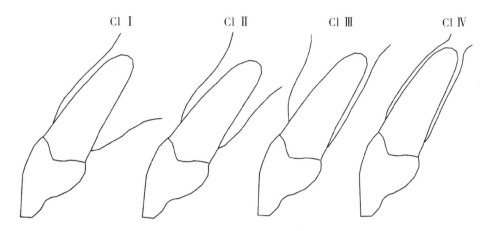

图 9.3 牙根在矢状面的位置分类。第一类（Cl I）：牙根紧邻唇侧皮质骨板。第二类（Cl II）：牙根位于牙槽骨中间，根尖 1/3 既不偏唇侧也不偏腭侧骨板。第三类（Cl III）：牙根紧邻腭侧皮质骨板。第四类（Cl IV）：至少 2/3 牙根与唇侧和腭侧皮质骨板紧密接触。

和第三类 SRP 具有更高的技术敏感性，需要特别注意，而第四类 SRP 是 IIPP 的禁忌证，在种植体植入前需要进行硬组织和（或）软组织增量[53]。

5. 待拔除患牙处唇舌向宽度和牙根之间近远中向宽度决定了植入种植体的直径，可以通过锥形束 CT 和根尖片进行评估（图 9.4）[33]。

9.1 临时修复体的制作

合适的诊断蜡型可以为治疗计划提供必要的信息，尤其是需要辅助治疗时，如正畸和（或）牙周干预时。研究模型上无法保留的患牙的诊断蜡型应当能尽可能的代表最终修复体[1]，能与对侧同名牙很好的匹配[2]，而且与相邻牙列协调[3]。根

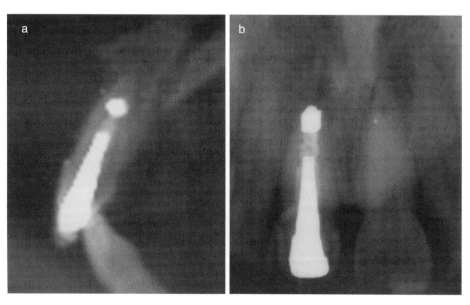

图 9.4 a. 无法保留的牙齿的 CBCT。b. 无法保留牙齿的根尖片

据准确的诊断蜡型可以精确制作临时修复体、种植外科导板和软组织导板[33]。

9.2 外科程序

即刻种植包括无法保留的患牙的拔除和骨整合种植体的植入。拔牙过程一定要微创，尽可能控制牙槽窝的扩大从而避免软硬组织的损伤。应用牙周膜切割刀（Periotomes）（Nobel Biocare）做沟内切口，切断横贯纤维束，并从牙槽嵴顶向根方延伸切割。这种切割方法使牙齿与牙周组织分离，利于拔除同时可以减小对通常菲薄的唇侧骨板的损伤（图9.5，图9.6）。牙齿拔除后一定要用牙周探针来检查唇侧骨板是否完整。唇侧骨板边缘完整，但在

嵴顶下5mm或更深位置的穿通型缺损通常不会影响IIPP治疗，可以通过骨移植来解决。

当探及唇侧骨开裂或骨缺损时，IIPP联合引导骨再生（GBR）治疗的预后与骨缺损的形状和大小有关[41]。V形缺损是指仅发生在唇侧骨板唇侧中份的裂开，采用IIPP联合GBR治疗反应良好（图9.7）。U形缺损是指缺损延伸至无法保留患牙的近中和（或）远中面；双U形缺损是指缺损延伸至患牙相邻牙齿的近中和远中邻面（图9.7）。据报道IIPP联合GBR治疗存在U形或双U形缺损的患牙时，行使功能一年后唇侧牙龈会出现明显的退缩[41]。因此当患牙存在U形或双U形缺损时，不适合行IIPP[41]。

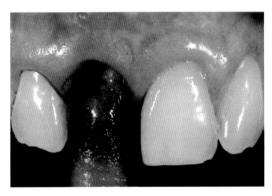

图9.5 微创拔除无法保留的8#牙齿

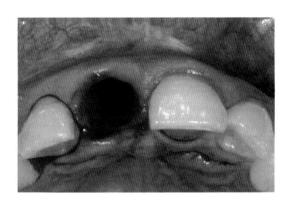

图9.6 完整的拔牙窝

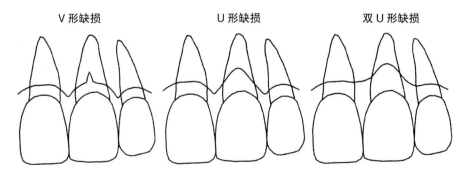

图9.7 唇侧骨缺损的分类。V形缺损：唇侧骨板仅是唇面中份的裂开。U形缺损：缺损进一步延伸到无法保留牙齿的近中和远中面。双U形缺损：缺损延伸到相邻天然牙的邻面

种植体的初始稳定性是进行 IIPP 治疗的先决条件，初始稳定性是通过腭侧骨板和牙槽窝根方 4~5mm 的骨量来获得的（图 9.8）[8]。因此，第一类 SRP，腭侧有充足的骨量利于种植体植入并获得初始稳定性，因此是 IIPP 治疗的理想适应证。第四类 SRP，由于骨量有限，是 IIPP 治疗的禁忌证[53]。第二类和第三类 SRP 对于 IIPP 治疗是不利的，很具有挑战性[53]。对于第三类 SRP，由于种植体必须植入唇侧骨质内来获得稳定性，因此很容易导致唇侧骨板开窗或穿孔[53]。对于第二类 SRP，由于唇侧和腭侧可利用的骨量均不足，种植体的稳定性主要依赖于拔牙窝根方可利

用的骨量[53]。

种植体最终植入的位置和角度应符合以下指南：

·近远中向：种植体应当位于最终修复体近远中向宽度的中心，且距离邻牙最少有 2mm 距离（图 9.9）[8, 33, 56]。

·唇腭侧向：种植体应沿着拔牙窝的腭侧壁植入来获得初始稳定性[8]。在颈部，种植体应于最终修复体唇腭侧范围内偏腭侧的位置穿出。在切缘，种植体应于最终修复体的切缘穿出（图 9.10a）[8, 33]。按照上述唇腭侧植入位置，种植体与唇侧骨板间至少有 1.5mm 间隙，从而保证唇侧骨板的完整性（图 9.10b）[33]。

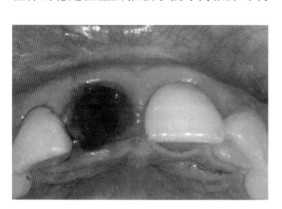

图 9.8 沿着腭侧骨板进行种植窝预备获得种植体初始稳定性，同时可以避免唇侧骨板的潜在破坏

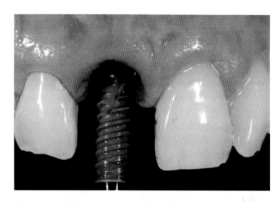

图 9.9 种植体应当位于最终修复体近远中向宽度的中心，且距离邻牙有 2mm 最小距离

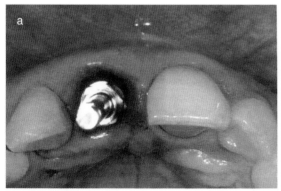

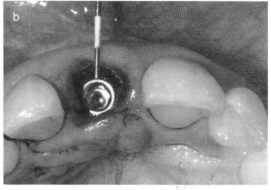

图 9.10 a. 种植体从最终修复体切缘穿出。b. 种植体与唇侧骨板间至少有 1.5mm 间隙，从而保证唇侧骨板的完整性

· 冠根向：种植体平台应位于距最终修复体唇侧游离龈缘根方约 3mm 的位置（图 9.11）[8, 33]。

即刻临时修复

对于即刻临时修复，首先在口外预备预成的氧化锆基台（Nobel Biocare）或者金属临时基台，用手将其拧紧于种植体上（图 9.12）。然后用光固化丙烯酸树脂（Ultradent Products, Inc., South Jordan, UT）重衬临时冠，以获得拔除牙齿牙颈部的穿龈轮廓，同时调𬌗使正中咬合和非正中咬合均没有接触。

近来有研究证实在前牙拔牙窝内即刻植入种植体后，唇侧骨板会发生改建，尽

管牙槽窝内侧有新骨充填，但唇侧骨板外侧会发生骨吸收[57]。如果没有骨移植材料，这样的骨改建将会导致唇侧骨板水平向和垂直向的明显吸收，继而导致唇侧牙龈组织退缩[57-61]。

为了维持唇侧骨轮廓，有研究建议将骨移植材料（Bio-Oss, Osteohealth, Shirley, NY, and Puros, Zimmer Dental, Carlsbad, CA）置入种植体与拔牙窝的间隙内（图 9.13）。如果是薄龈生物型，将上皮下结缔组织移植物（SCTG）置于唇侧黏膜与骨板之间，以期改善黏膜条件（图 9.14）[51]。在 SCTG 移植同期用临时粘接剂（Tempbond, Kerr USA, Romulus, MI）粘接临时修复体（图 9.14，图 9.15）。

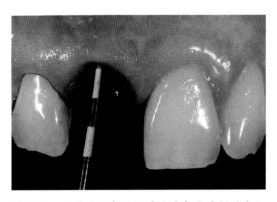

图 9.11 种植体颈部位于最终修复体唇侧游离龈缘根方约 3 mm 处

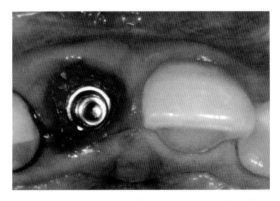

图 9.13 种植体和拔牙窝之前的间隙内填入骨移植材料，以维持唇侧骨轮廓

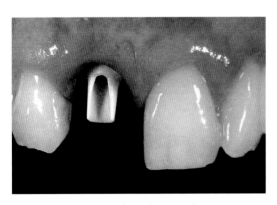

图 9.12 预成氧化锆基台作为临时基台

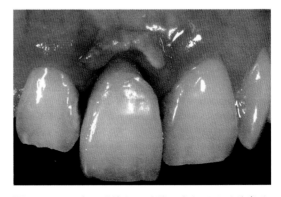

图 9.14 上皮下结缔组织移植同期粘固临时修复体

粘接剂的用量应尽量少，且绝大部分应置于临时修复体切缘和腭侧部分以便于后期粘接剂的清除。隔着湿纱布用手指轻压移植物 5 min，以减少移植物与其底层和表层组织间血凝块形成。厚的血凝块

有可能会阻碍受植床新生毛细血管之间吻合，从而影响移植物的存活[62]。暂时修复体的就位情况可以通过根尖片影像来确认（图9.15）。

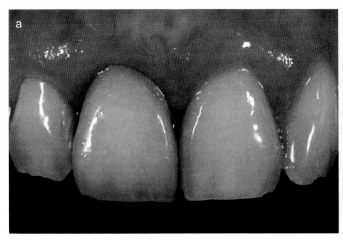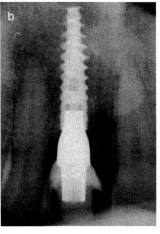

图9.15 #8牙IIPP治疗后。a. 口内照。b. X线影像

9.3 术后指导

术后要服用适当的抗生素和止疼药。指导患者术后用0.12%葡萄糖氯己定消毒液（Peridex, Procter & Gamble, Cincinnati, OH）轻轻漱口，不能刷手术创口。手术后要求流质饮食2周，接下来在种植体愈合阶段建议进软食，通常持续4个月。不建议患者进行任何刺激手术部位的活动[8, 33]。

9.4 最终修复

通常术后6个月进行最终种植修复的印模制取。制作个性化氧化锆或金合金基台（Procera, Nobel Biocare），复制临时修复体的穿龈轮廓（图9.16）。基台应采用厂商推荐的扭矩拧紧于种植体上，拍根

尖片确认其就位情况。随后，采用树脂水门汀（RelyX™ Unicem, 3M ESPE, St. Paul, MN）粘接永久修复体（图9.17，图9.18）。患者戴牙后1个月、3个月、6个月、12个月及每年需要复诊确认其功能及美学效果（图9.18）。

9.5 种植体间牙龈乳头的保存：前牙多颗牙连续缺失的修复

前牙区连续多颗牙齿的修复是非常复杂的。相邻牙齿同时拔除常常会导致邻牙间牙槽间隔吸收平坦，继而导致相邻牙齿间牙龈乳头失去支持而发生塌陷。处理办法之一是将其按照多个单颗牙齿缺失进行修复，当一颗种植体完成骨整合后交替进行另一颗牙齿即刻种植和临时修复[63-64]。

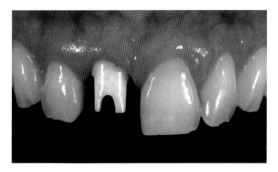

图 9.16 个性化氧化锆基台

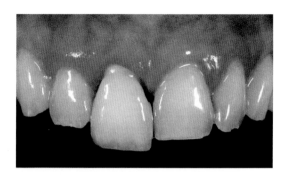

图 9.17 最终全瓷修复体的粘固

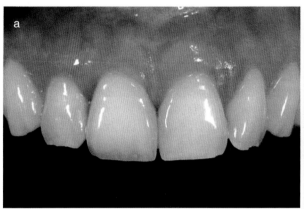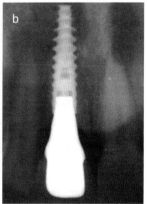

图 9.18 术后 12 个月的永久修复体。a. 口内照。b. X 线影像

这样，当种植体邻面一侧进行骨愈合时，另一侧的邻面牙槽骨总能得以维持。同时，保留的牙齿形态可以指导其他牙齿位点的种植体植入和临时修复，当连续多颗牙齿同时拔除时这些信息将无法获得。这项技术也可以避免同时拔除多颗相邻牙齿后，邻面牙槽骨和牙龈乳头完整性和稳定性受到影响。

Tarnow 等学者报道了种植体间距对维持相邻种植体间邻面牙槽骨的重要性[65]。在他们的研究中，当两颗相邻种植体间距大于 3mm 时，仅观察到两例独立不连续的角形缺损。但是当两颗相邻种植体间距小于 3mm 时，这种角形缺损会跨越相连形成牙槽嵴顶水平性骨吸收从而影响种植体间牙龈乳头的水平。因此，尽管种植体颈部平台与相邻天然牙间距 2mm 合适[56]，但是建议相邻种植体间距至少要有 3mm 才能减少水平向骨吸收及种植体间牙龈乳头退缩[65]。

在即刻种植和临时修复后，即便操作过程中非常小心，唇面和（或）邻面的牙龈退缩仍有可能会发生，尤其对于薄的尖圆形牙周生物型。尽管如此，这种组织差异有时也可以通过修复体的穿龈形态来弥补。通过将种植基台和（或）修复体的唇侧穿龈形态修整平坦可以减小唇侧牙龈退缩[26]。另外，邻面牙龈乳头的缺损可以通过增大相邻修复体的穿龈轮廓和（或）将颈部邻接区向根方延伸进行补偿。

9.6 种植体间牙龈乳头的保存：与种植牙相邻的牙齿修复

在上颌前牙美学区，相邻的多颗无法保留牙齿在种植修复时牙龈乳头退缩是常见的现象[42]。这是因为种植体平台的位置取决于唇侧骨水平，而市面上绝大多数牙科种植体颈部是一个平面，所以种植体平台在邻面则位于骨平面的根方。此外，研究证实即使是使用弧形平台[44]或平台转移[45]的种植体，种植体平台冠方的邻面骨水平，其长期稳定性与其说是规则，不如说是意外[43]。因此，尽管种植体与相邻天然牙边缘骨水平都很稳定，但种植体邻面的边缘骨水平通常位于相邻天然牙的根方，最终导致牙龈乳头的消失。目前已

提出的多种方法虽然不能阻止龈乳头退缩但在一定程度上可以成功地减少。例如，在一颗种植体完成骨整合时，交替进行另一颗牙的即刻种植和临时修复（IIPP），保持合适的种植体间距（即种植体间至少3mm 间距），采用即刻修复来支撑牙龈乳头或采取不翻瓣种植等[42]。近来报道，邻面根盾技术通过保留牙根的邻面部分尝试保存邻面骨水平的方法已展示出有前景的临床效果[46]。下文将讲述邻面根盾技术（PSS）联合 IIPP 修复与种植体相邻、无法保留的天然牙时，如何保存种植体间牙龈乳头。

左上侧切牙（#10）由于牙根吸收无法保留，左上中切牙（#9）种植修复后 2 年（图 9.19 a、b）。局部麻醉后，唇腭向切

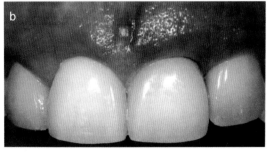

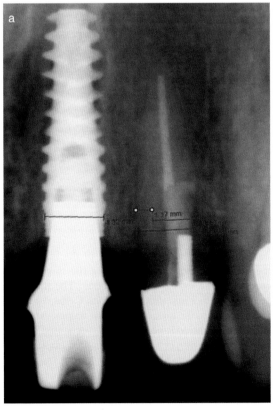

图 9.19 a. 待拔除 #10 牙的术前影像。注意 1 年前植入的 #9 牙。b. #10 牙的术前口内照

开（#557 L, Brasseler, Savannah, GA）左上侧切牙牙根（10#）（图 9.20），不翻瓣微创拔除牙根远中部分。然后将剩余的近中牙根组织截短至近中牙槽嵴冠方 1mm 处。修整近中根片为均匀的 1.5~2mm 厚、从近中唇侧向近中腭侧呈 C 形的根片。清洁和消毒近中牙片后，逐级预备种植窝获得种植体（NobelActive, Nobel Biocare）与近中根片理想的三维位置，种植体与根片有可能接触（图 9.21）。一项保留唇侧根片（根盾技术）联合即刻种植的组织学

研究证实有结缔组织（结合上皮和新牙骨质形成）插入到根片冠方部分与种植体间，而根片与种植体螺纹尖端直接接触的根尖部分，表面覆盖有细胞性牙骨质（Hurzeler, 2010）。这些发现意味着有正常的种植体周软组织出现，种植体与根片之间有密切的接触（Hurzeler, 2010）。骨移植材料（Bio-Oss, Osteohealth, Shirley, NY and Puros, Zimmer Dental, Carlsbad, CA）置于种植体与牙槽窝以及近中根片的间隙内。然后在氧化锆基台上重衬临时冠，调𬌗使正中咬合与非正中咬合均不接触。

术后要服用适当的抗生素和止疼药。指导患者术后不刷手术创区而是用 0.12% 葡萄糖氯己定液（Peridex, Procter & Gamble）漱口。手术后 2 周内要求进软食。在种植体愈合阶段（6 个月内），不建议患者使用种植侧进行咀嚼。

手术后 6 个月制取最终的种植修复印模。制作并戴入个性化氧化锆基台

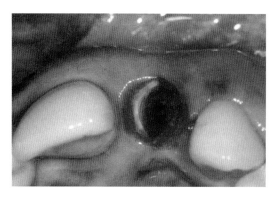

图 9.20 邻面根片预备后的𬌗面观

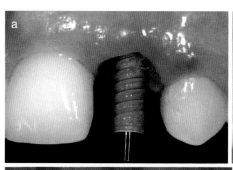
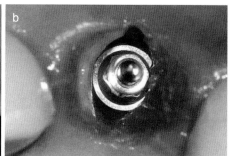
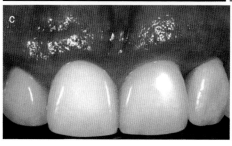

图 9.21 a. 即刻植入种植体。b. 靠近邻面根片植入种植体的𬌗面观。c. 邻面根盾技术联合即刻种植和临时修复后的口内唇面观

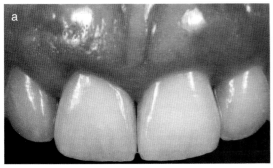

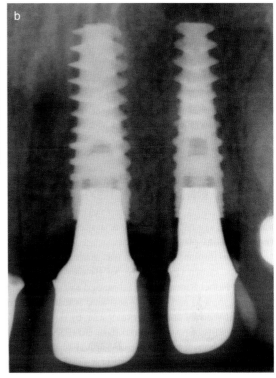

图 9.22　4 年后随访。a. 口内唇面观。b.X 线影像

（Procera, Nobel Biocare）和永久修复的全瓷冠（Procera, Nobel Biocare）。三年半后临床和影像学检查可以看到满意的美学效果，#9 与 #10 牙种植体间牙龈乳头得到很好的维持（图 9.22 a、b）。

　　尽管有研究报道邻面根盾技术（PSS）联合 IIPP 在维持骨水平和齿龈复合体中嵴顶纤维取得了非常好的结果[47]。然而，这是一项技术敏感性高且缺乏长期科学证据的治疗方法。因此，还需要选择大量合适的病例、进行规范化的操作以及密切观察来证实这一方法的有效性。

结　论

　　虽然单颗上前牙经过完善的 IIPP 以及辅助治疗（PSS 联合 IIPP）可以维持种植体周唇面和邻面组织，从而获得可预期的修复效果，但其成功依赖于谨慎的病例选择，进行精确的诊断和制订合理的治疗计划。尽管如此，要想在美学区要获得和谐的功能修复体必须先要全面理解这些治疗的具体流程，同时也要认识到这些技术本身的技术敏感性很高。

参考文献

[1] Gargiulo AW, Wentz FM, Orban B. Dimensions and relations of the dento-gingival junction in humans. J Periodontol, 1961, 32:261–267.

[2] Kois JC. Altering gingival levels: the restorative connection, part I: biologic variables. J Esthet Dent, 1994, 6:3–9.

[3] Vacek JS, Gher ME, Assad DA, et al. The dimension of human dentogingival junction. Int J Periodontics Restorative Dent, 1994, 14:155–165.

[4] Tarnow DP, Magner AW, Fletcher P. The effect of distance from the contact point to the crest of bone on the presence or absence of the interproximal dental papilla. J Periodontol, 1992, 63:995–996.

[5] Ingber JS, Rose LF, Coslet JG. The "biologic width":

a concept in periodontics and restorative dentistry. Alpha Omegan, 1977, 70:62–65.

[6] Bragger U, Lauchenauer D, Lang NP. The surgical lengthening of the clinical crown. J Clin Periodontol, 1992, 19:58–63.

[7] Kan JYK, Rungcharassaeng K. Site development for anterior implant esthetics: the dentulous site. Compend Contin Educ Dent, 2001, 22:221–232.

[8] Kan JYK, Rungcharassaeng K. Immediate placement and provisionalization of maxillary anterior single implant: a surgical and prosthodontic rationale. Pract Periodontics Aesthet Dent, 2000, 12:817–824.

[9] Spear FM. Maintenance of the interdental papilla following anterior tooth removal. Pract Periodontics Aesthet Dent, 1999, 11:21–28.

[10] Kois JC. Predictable single tooth peri-implant esthetics: five diagnostic keys. Compend Contin Educ Dent, 2001, 22:199–208.

[11] James RA. Peri-implant considerations. Dent Clin N Am, 1980, 24:415–420.

[12] Hansson HA, Albrektsson T, Branemark PI. Structural aspects of the interface between tissue and titanium implants. J Prosthet Dent, 1983, 50:108–113.

[13] McKinney RV, Steflik DE, Koth DL. Evidence for a junctional epithelial attachment to ceramic dental implants: a transmission electron microscopic study. J Periodontol, 1985, 56:579–591.

[14] Buser D, Weber HP, Donath K, et al. Soft tissue reactions to non-submerged unloaded titanium implants in beagle dogs. J Periodontol, 1992, 63:226–236.

[15] Abrahamsson I, Berglundh T, Wennstrom J, et al. The peri-implant hard and soft tissues at different implant systems. A comparative study in dog. Clin Oral Implants Res, 1996, 7:212–219.

[16] Berglundh T, Lindhe J. Dimension of the periimplant mucosa. Biological width revisited. J Clin Periodontol, 1996, 23:971–973.

[17] Cochran DL, Hermann JS, Schenk RK, et al. Biologic width around titanium implants. A histometric analysis of the implanto-gingival junction around unloaded and loaded nonsubmerged implants in the canine mandible. J Periodontol, 1997, 68:186–198.

[18] Abrahamsson I, Berglundh T, Moon IS, et al. Peri-implant tissues at submerged and nonsubmerged titanium implants. J Clin Periodontol, 1999, 26:600–607.

[19] Hermann JS, Buser D, Schenk RK, et al. Biological width around one- and two-piece titanium implants: a histometric evaluation of unloaded nonsubmerged and submerged implants in the canine mandible. Clin Oral Implants Res, 2001, 12:559–571.

[20] Weber HP, Buser D, Donath K, et al. Comparisons of healed tissues adjacent to submerged and nonsubmerged unloaded titanium dental implants. A histometric study in beagle dogs. Clin Oral Implants Res, 1996, 7:11–19.

[21] Kan JYK, Rungcharassaeng K, Umezu K, et al. Dimensions of peri-implant mucosa: an evaluation of maxillary anterior single implants in human. J Periodontol, 2003, 74:563–568.

[22] Weisgold AS. Contours of the full crown restoration. Alpha Omegan, 1977, 70（3）:77–89.

[23] Olsson M, Lindhe J. Periodontal characteristics in individuals with varying forms of the upper central incisors. J Clin Periodontol, 1991, 18:78–82.

[24] Muller HP, Heinecke A, Schaller N, et al. Masticatory mucosa in subjects with different periodontal phenotypes. J Clin Periodontol, 2000, 27:621–626.

[25] Sanavi F, Weisgold AS, Rose LF. Biologic width and its relation to periodontal biotypes. J Esthet Dent, 1998, 10:157–163.

[26] Phillips K, Kois JC. Aesthetic peri-implant site development: the restorative connection. Dent Clin N Am. 1998;42:57–70.

[27] Goodacre CJ, Kan JYK, Rungcharassaeng K. Clinical complications of osseointegrated implants. J Prosthet Dent, 1999, 81:537–552.

[28] Jemt T. Regeneration of gingival papillae after single-implant treatment. Int J Periodontics Restorative Dent, 1997, 17:327–323.

[29] Jemt T. Restoring the gingival contour by means of provisional resin crowns after singleimplant treatment. Int J Periodontics Restorative Dent, 1999, 19:21–29.

[30] Cooper L, Felton AD, Kugelberg CF, et al. A multicenter 12-month evaluation of single-tooth implants restored 3 weeks after 1-stage surgery. Int J Oral Maxillofac Implants, 2001, 16:182–192.

[31] Bengazi F, Wennstrom JL, Lekholm U. Recession of the soft tissue margin at oral implants. A 2-year longitudinal prospective study. Clin Oral Implants Res, 1996, 7:303–310.

[32] Kan JYK, Rungcharassaeng K, Lozada JL. Immediate placement and provisionalization of maxillary anterior single implants: 1-year prospective study. Int J Oral Maxillofac Implants, 2003, 18:31–39.

[33] Kan JYK, Rungcharassaeng K. Immediate implant placement and provisionalization of maxillary anterior single implants//Torabinejad M, Sabeti MA, Goodacre CJ. Principles and practice of single

implant and restoration. Missouri: Elsevier Saunders, 2013:119–131.

[34] Beagle JR. Surgical reconstruction of the interdental papilla: case report. Int J Periodontics Restorative Dent, 1992,12:145–151.

[35] Nemcovsky CE, Moses O, Artzi Z. Interproximal papillae reconstruction in maxillary implants. J Periodontol, 2000, 7:308–314.

[36] Palacci P. Peri-implant soft tissue management: papilla regeneration technique//Palacci P, Ericsson I, Engstrand P, et al. Optimal implant positioning and soft tissue management for the Branemark system. Chicago: Quintessence, 1995:59–70.

[37] Wohrle PS. Single-tooth replacement in the aesthetic zone with immediate provisionalization: fourteen consecutive cases reports. Pract Periodontics Aesthet Dent, 1998, 10:1107–1114.

[38] Hui E, Chow J, Li D, et al. Immediate provisional for single-tooth implant replacement with Branemark system: preliminary report. Clin Implant Dent Relat Res, 2001, 3:79–86.

[39] Kan JYK, Rungcharassaeng K, Liddelow G, et al. Periimplant tissue response following immediate provisional restoration of scalloped implants in the esthetic zone: a one year pilot prospective multicenter study. J Prosthet Dent, 2007, 97（6 Suppl）:S109–118.

[40] De Rouck T, Collys K, Cosyn J. Immediate single tooth implants in the anterior maxilla: a 1-year case cohort study on hard and soft tissue response. J Clin Periodontol, 2008,35: 649–657.

[41] Kan JYK, Rungcharassaeng K, Sclar A, et al. Effects of the facial osseous defect morphology on gingival dynamics after immediate tooth replacement and guided bone regeneration: 1-year results. J Oral Maxillofac Surg, 2007, 65（7 Suppl 1）:S13–19.

[42] Barone A, Rispoli L, Vozza I, et al. Immediate restoration of single implants placed immediately after tooth extraction. J Periodontol, 2006, 77:1914–1920.

[43] Palattella P, Toresllo F, Cordarro L. Two-year prospective clinical comparison of immediate replacement vs. immediate restoration of single tooth in the esthetic zone. Clin Oral Implants Res, 2008, 19:1148–1153.

[44] Norton MR. A short-term clinical evaluation of immediately restored maxillary TiOblast single-tooth implants. Int J Oral Maxillofac Implants, 2004, 19:274–281.

[45] Ferrara A, Galli C, Mauro G, et al. Immediate provisional restoration of postextraction implants

for maxillary single-tooth replacement. Int J Periodontics Restorative Dent, 2006, 26:371–377.

[46] Tsirlis AT. Clinical evaluation of immediate loaded upper anterior single implants. Implant Dent, 2005, 14:94–103.

[47] Crespi R, Cappare P, Gherlone E, et al. Immediate versus delayed loading of dental implants placed in fresh extraction sockets in the maxillary esthetic zone: a clinical comparative study. Int J Oral Maxillofac Implants, 2008, 23:753–758.

[48] Canullo L, Rasperini G. Preservation of peri-implant soft and hard tissues using platform switching of implants placed in immediate extraction sockets: ZA proof-of-concept study with 12- to 26-months follow-up. Int J Oral Maxillofac Implants, 2007, 22:995–1000.

[49] Groisman M, Frossard WM, Ferreira HM, et al. Single-tooth implants in the maxillary incisor region with immediate provisionalization: 2-year prospective study. Pract Proced Aesthet Dent, 2003, 15:115–122.

[50] Garber DA, Salama MA, Salama H. Immediate total replacement. Compend Contin Educ Dent, 2001, 22:210–218.

[51] Kan JYK, Rungcharassaeng K, Lozada J. Bilaminar subepithelial connective tissue grafts for implant placement and provisionalization in the esthetic zone. J Calif Dent Assoc, 2005, 33:865–871.

[52] Kois JC, Kan JYK. Predictable peri-implant gingival esthetics: surgical and prosthodontic rationales. Pract Proced Aesthet Dent, 2001, 13:711–715.

[53] Kan JYK, Roe P, Rungcharassaeng K, et al. Classification of sagittal root position in relation to the anterior maxillary osseous housing for immediate implant placement: a cone beam computed tomography study. Int J Oral Maxillofac Implants, 2011, 26:873–876.

[54] Salama H, Salama MA. The role of orthodontic extrusive remodeling in the enhancement of soft and hard tissue profiles prior to implant placement: a systematic approach to the management of extraction sites defects. Int J Periodontics Restorative Dent, 1993, 13:312–334.

[55] Kan JYK, Morimoto T, Rungcharassaeng K, et al. Gingival biotype assessment in the esthetic zone: visual versus direct measurement. Int J Periodontics Restorative Dent, 2010, 30:237–243.

[56] Esposito M, Ekestubbe A, Grondahl K. Radiological evaluation of marginal bone loss at tooth surfaces facing single Branemark implants. Clin Oral Implants Res, 1993, 4:151–157.

[57] Araujo MG, Lindhe J. Dimension ridge alterations following tooth extraction. An experimental study in the dog. J Clin Periodontol, 2005, 32:212–218.

[58] Araujo MG, Sukekava F, Wennstrom JL, et al. Ridge alterations following implant placement in fresh extraction sockets: an experimental study in the dog. J Clin Periodontol, 2005, 32:645–652.

[59] Boticelli D, Berglundh T, Lindhe J. Hard-tissue alterations following immediate implant placement in extraction sites. J Clin Periodontol, 2004, 31:820–828.

[60] Chen ST. Immediate implant placement postextraction without flap elevation. J Periodontol, 2009, 80:163–172.

[61] Covani U, Cornelini R, Barone A. Bucco-lingual bone remodeling around implants placed into immediate extraction sockets: a case series. J Periodontol, 2003, 74:268–273.

[62] Nabers J. Free gingival grafts. Periodontics, 1966, 4:243–245.

[63] Kan JYK, Rungcharassaeng K. Inter-implant papillary preservation in the esthetic zone: a report of 6 consecutive cases. Int J Periodontics Restorative Dent, 2003, 23:249–259.

[64] Rungcharassaeng K, Kan JY. Aesthetic implant management of multiple adjacent failing anterior maxillary teeth. Pract Proced Aesthet Dent, 2004, 16:365–369.

[65] Tarnow DP, Cho SC, Wallace SS. The effect of inter-implant distance on the height of interimplant bone crest. J Periodontol, 2000, 71:546–549.

第 4 部分

永久修复体的设计、制作和戴入

第10章 改善种植印模技术以提高种植印模技术的精确性

Panos Papaspyridakos, Todd R. Schoenbaum

摘　要

目的：回顾针对牙列缺损患者的种植印模技术的相关科学文献，提出基于循证医学的美学区种植治疗临床指南。

材料与方法：对现有文献进行系统的描述分析、综合评述。

结果：基于美学区种植印模的现有科学证据，无论单颗或多颗种植体都推荐采用个性化印模技术。开窗式印模或非开窗式印模技术均可以成功地用于单颗植体病例。夹板式开窗式印模技术比非夹板式更准确，推荐用于多颗种植体病例。无论是否有人工牙龈，印模的灌模应该用低膨胀石膏。数字化种植印模越来越受欢迎，对单颗种植牙修复来讲，其简化的工作流程方案已得到科学验证。

结论：根据缺牙及种植修复方案选择适当的印模技术，可成功获得最佳的美学区种植修复效果。

10.1 引　言

目前对于牙列缺损患者常规采用中度粗糙表面种植体进行修复，临床研究已证明这种治疗方式长期可靠[1]。由于种植体与骨结合方式为刚性的功能性骨结合，缺少天然牙的牙周韧带，因此也没有类似天然牙的动度。种植体与基台界面应该有较好的适合性[2]，这是因为种植固定义齿（IFDP）的种植体–基台连接处不匹配可能导致拧紧所有修复螺丝后，修复体机械应力集中，并且应力可传递到支撑种植体的牙槽骨上[2-3]。螺丝松动和（或）折裂、种植体折裂，以及修复组件的应变和折裂均与修复体不密合有关[4-6]。

IFDP 在种植体–基台连接界面的密合度直接取决于印模制取和模型灌注的准确性[2,6-7]。准确的种植印模是获得准确模型的必要条件，也是获得精确密合的修复体的基础。影响种植体模型准确性的临床和技工室变量有：印模技术、印模材料和石膏性能、灌模技术、修复部件的加工精度、种植体植入角度和（或）深度[8]。

P. Papaspyridakos (✉)
Division of Postgraduate Prosthodontics, Tufts University School of Dental Medicine,
Boston, MA, USA

T. R. Schoenbaum
Division of Constitutive and Regenerative Sciences, University of California,
Los Angeles, CA, USA

10.2 印模材料

准确的印模是制作种植修复体最基本的第一步。根据种植口腔修复学，印模材料必须具有足够的刚性，以防止在取模和安装、拧紧种植体替代体和灌模过程中印模材料发生形变。聚醚和加成型硅橡胶（PVS）的优异机械性能使它们成为种植体印模的首选材料[9]。关于哪个印模材料更好，一篇有十项体外研究的系统回顾比较了聚醚、PVS 和各种其他印模材料制取印模的精确性[8]。该研究指出：对于牙列缺损患者，种植印模的准确性不受印模材料的影响（聚醚或加成型 PVS）[8]。聚醚和 PVS 两者都可以用于最终种植印模，结果没有任何差异。

10.3 印模技术

10.3.1 夹板与非夹板印模技术

为确保 IFDP 的准确性，临床上可采用夹板或非夹种植印模技术来制取最终印模。但关于其准确性的研究仍存在争议，有些研究主张必须将印模帽连接固定成夹板，而另一些研究则显示夹板和非夹板印模技术没有差别。

一篇系统回顾评估了牙列缺损患者种植印模的现有证据，基于 13 项体外研究比较夹板与非夹板印模技术准确性[10-23]。其中 8 项体外研究报道，使用夹板技术比非夹板技术更准确，三项体外研究报告没有差别，两项体外研究报道非夹板更准确[8]。因此，综合这些研究认为，就牙列缺损患者而言，夹板印模技术更准确[8]。所以，

当存在两颗或多颗种植体时，夹板印模技术应作为首选治疗方法。

关于所用的夹板材料，大多数研究采用聚甲基丙烯酸甲酯（PMMA）为主要材料的自凝丙烯酸树脂作为夹板材料，配合牙线或金属条使用。预成 PMMA 树脂条，复合树脂条和光固化丙烯酸树脂也同样用于制作夹板。体外研究表明 Duralay 丙烯酸树脂在第一天的总聚合收缩率为 7.9%，室温下 80% 的聚合收缩发生在混合后 17 min 内[24]。这就是为什么许多研究都提倡截断丙烯酸树脂夹板，之后用很少量的树脂来重新连接以补偿聚合收缩。此外，使用新的夹板材料，如复合树脂或光固化丙烯酸树脂均可获得更好的结果[8]。

种植体植入的角度和连接结构及各种变化因素，如印模技术（刚性夹板 vs 非夹板）和印模材料（刚性 vs 弹性）都会影响印模精度[25]。当种植体的角度非常大（超过 30°）时，取出带有刚性夹板的内连接印模帽可能是一项挑战。除此之外，对于倾斜种植体，印模帽的设计可能会对印模准确性产生影响。一些种植体具有特殊设计的连接类型，印模帽为加长的抗旋内连接结构，此时不允许以传统印模帽夹板固定方式对倾斜种植体进行取模（印模难以取出）。当存在倾斜种植体并将印模帽连接成夹板时，更应该选择非抗旋的印模帽。种植体的数量和前后分布可能会对种植印模取出有一定的影响，制取多颗植体的印模需要有弹性的印模材料，无论是使用闭口的还是开窗式印模帽。

10.3.2 开窗式与非开窗式印模技术

开窗式印模技术（pickup 或直接印模技术）和非开窗式印模技术（transfer 或间接印模技术）是种植体水平印模的两个主要选择。

对于牙列缺损患者，一篇系统评价据现有的研究证据总共评估了 18 项体外研究和 1 项临床研究，比较开窗式（直接法）与非开窗式（间接法）印模技术的准确性[10,18-21,26-37]。

10 项体外研究报道，对于牙列缺损患者，开窗式印模技术比非开窗式印模技术更准确，而 7 项体外研究报道二者没有差异，1 项体外研究报道非开窗式印模更准确[8]。大多数体外研究报告开窗式印模技术比非开窗式的准确性稍高一些，但该差异无显著临床意义[8]。一项临床研究报告指出开窗式和非开窗式印模技术两者之间没有差异[32]。

对于单颗种植体印模，两项研究比较了单颗种植体开窗式（直接）与非开窗（间接）印模技术的准确性[36-37]。一项研究报告称没有差异，另一项研究报道称开窗式印模更好。似乎对于单颗种植体印模而言，这两种技术都有很高的可预期性，采取哪一种印模技术依赖于临床医生的偏好及患者的开口情况（开窗式印模技术需要更大的张口度）。

总之，对牙列缺损颌患者及两颗种植体支持的三单位 IFDP 情况而言，开窗式印模技术似乎与非开窗印模技术具有相似的准确性[8]。对于多颗种植体，开窗式印模技术已被证明更准确，并推荐使用[8]。因此，当牙列缺损患者存在两颗以上的种植体时，开窗式印模技术应该是首选。为

提高准确性建议对工作模型进行验证，这一额外步骤可以在最终印模完成当天进行。

10.3.3 数字化印模技术

数字化口腔技术目前在固定修复及种植牙领域中越来越受欢迎[38-43]。数字化印模技术作为一种尖端技术，允许牙医使用口内光学扫描（intraoral optical scanner, IOS）系统创建虚拟的口内软硬组织计算机模型。

目前临床医生使用的主要有两种类型的数字化印模技术。一种类型是将图像捕获为数码照片（iTero™ 和 CEREC®Bluecam），用软件将它们"拼接"在一起，为牙医和制作室提供一系列图像；另一种类型是通过视频采集连续捕获图像（3 Shape Trios、3M True Definition™ 扫描仪、CEREC Omnicam 和 E4D NEVO™ 扫描仪）。扫描杆与传统印模帽以相同的方式连接到种植体上，然后使用 IOS 系统对口腔内情况进行数字化扫描。在数字化扫描之前，一些 IOS 系统可能需要预先涂布粉末[38-43]。数字化印模可以在计算机屏幕上获取并保存为标准镶嵌语言（STL）文件，同时对一些患者来讲，印模材料直接置于口内并非是一种很舒适的体验，数字化印模技术可以解决此问题。使用 IOS 数字化印模消除了对托盘的选择、印模材料的调制、印模材料的聚合，消毒及运输到制作室等步骤，同时提高了患者舒适度[8]。数字化印模作为一种电子数据，提高了传送和存储效率[44-45]。传统印模是阴模，使牙医判断印模的质量问题更加困难。如果发现印模有质量问题，牙医需要再次制取印模，这

意味着患者必须再次接受取模操作，从而造成不便和诊疗时间延长，除了时间的浪费，还增加了相应的成本和材料。另一方面，数字化印模可以让牙医直接看到阳模图像，还可以放大进行仔细评估。如有必要，重复数字化扫描即可轻松纠错，改善之前欠佳的虚拟模型。

牙列缺损患者数字化印模与常规印模

为克服传统印模技术的一些局限性，口内数字扫描技术诞生了。目前数字化种植印模技术越来越受欢迎，然而，仅有有限的科学数据能证实这项技术的准确性[8]。

对于有单颗种植体的缺牙牙弓，一项体外研究采用 IOS 技术（iTero）获得的数字化印模与传统印模有同样的准确性和有效性[44]。一项临床研究采用交叉设计，共纳入 20 名患者进行两颗种植体单冠（2×20）修复[46]。每个患者均接受一颗 CAD / CAM 氧化锆种植体单冠伴个性化钛基台（实验组：数字化），另一颗金属烤瓷冠伴标准钛基台（对照组：常规）。从修复治疗开始，分析临床和制作室工作的详细步骤，包括以瑞士法郎（CHF）衡量成本、生产力和一线治疗的最小成本。结果表明，数字化实验组和常规对照组都能成功地完成修复流程。数字化工作流程的直接治疗成本为 1815.35 CHF，显著低于传统流程 2119.65 CHF。总体而言，成本最小化分析表明数字化流程中成本降低了 18%。作者报告称：对于种植体支持式单冠，数字化工作流程的效率是传统方式的 3 倍[46-47]。口内数字化扫描加上后期数字化 CAD / CAM 技术，完成的修复体可以

不调改或只需微小的调改即可完成戴牙，且修复体密合性良好[46-47]。在患者相关参数方面，一项有关种植支持式前牙单冠修复时数字化印模（Omnicam）与传统印模的临床研究显示：采用数字化印模时，患者无助感较少，重复制取印模恐惧感较少、操作更加方便[48]。另一项评估患者对数字化印模（ITero）和传统印模偏好的临床研究报告纳入了种植体支持的磨牙单冠修复患者，结果显示患者在味觉效应和准备事项方面更倾向于数字化印模技术[49]。

对于牙列缺损患者，一项体外研究将共聚焦显微成像技术的 IOS 系统、图像拼接数据采集（iTero）与传统印模技术（采用加成型硅橡胶）进行比较，发现种植体倾斜角度为 0° 和 15° 时，传统印模制取的终印模在统计学意义上具有更高的准确性。30° 和 45° 的种植体倾斜角度下没有显著差异[45]。另一项体外研究比较了蓝光主动波阵面采样技术的数字化印模 IOS（Lava COS）与传统印模技术对三单位下颌后部两颗种植体的 IFDP 印模的准确性[50]。比较是在制取的模型上间接进行的，作者指出：数字化打印的实物模型与常规的石膏模型相比，体现出更好的修复体密合性[50]。

综上所述，IOS 数字化印模越来越受欢迎。然而，需要进一步研究来评估数字化与传统印模技术对多颗种植体应用上的临床准确性。对于单颗种植体来讲，数字化印模和之后的数字化种植体单冠制造工作流程被认为是高效且科学的[46-48]。

10.3.4 个性化印模帽技术

使用标准印模帽来制取种植终印模获得最终的模型。用这种标准印模帽取模后，

种植体周围的软组织穿龈形态是圆形的，因此丧失了临时修复体塑形所形成的临床软组织穿龈形态。个性化印模帽技术可以取得种植体周围由个性化临时修复体塑形的穿龈部分软组织形态，并将其转移到有穿龈轮廓的模型上 [51-52]。

个性化印模帽技术具有几个优点，它是一个快速且具有较高的性价比的技术，取得的穿龈形态便于制作美观的前牙种植修复体。这项技术使精心制作和修改的临时修复体轮廓能在种植体修复中被准确地模拟出来。一项两年的临床研究表明，个性化印模帽技术可能对从临时修复体到最终修复体重现龈缘位置有所帮助。此外，牙龈顶点位置在随访2年期间似乎也保持稳定 [52]。

有两种间接技术可以制作个性化印模帽。第一种技术是直接采用患者的临时修复体进行取模，然后采用石膏或者石膏结合弹性软组织材料灌模 [51-52]。得到模型后再卸下临时修复体，然后将开窗式印模帽就位，直接采用流体树脂或者自凝树脂注入印模帽和模型材料之间的空隙，这样待材料固化后就可以直接在口内采用开窗式印模直接取模。第二种间接技术需要移除种植体支持的临时修复体，随后连接种植体替代体，在临时修复体植代和穿龈处包裹重体或印模材料 [51-52]。重体或印模材料聚合后，临时修复体被移除，印模帽连接到种植体替代体上。空隙中用丙烯酸树脂或复合流体树脂填满，个性化印模帽由此产生，再使用个性化的取模柱取模即可取得临时修复体的穿龈轮廓。

10.4 影响印模准确性的因素

10.4.1 种植体角度

研究表明，在上颌前牙拔牙后，第一年牙槽骨吸收量为25%，3年后为40%~60% [53]。吸收主要发生在唇侧，因此，如果没有进行骨增量则种植体需要偏腭侧放置。如果多牙连续缺失，很可能在近远中向和唇舌向都要倾斜植入。

对牙列缺损患者，种植体植入角度对不同印模技术制取印模的准确性影响还没有得到充分的研究。大多数体外研究评估了在理想条件下如何改善印模准确性，而很少有研究评估倾斜植入的种植体对种植印模准确性的影响。

印模变形可能由植入角度以及物理性倒凹（牙外展隙，牙槽嵴缺损）的影响所产生，因为需要更大力量取下印模，进而影响印模精度 [8]。

弹性印模材料的回弹性能可以弥补种植体角度和组织倒凹；然而，印模变形可能会在种植体角度过大时发生，导致印模产生塑性形变。将印模移除时，与从外六角连接种植体移除相比，从内连接种植体中移除会产生更大应力。这种应力可能会导致印模材料永久性变形或印模材料内印模帽的移动而导致印模不准确。没有研究评估内连接和外连接对种植体印模精度的影响。4项体外研究比较了种植体水平印模与基台/粘接基台水平印模，大多数研究认为种植体水平印模技术与粘接基台水平相比准确性更高 [8]。

对于牙列缺损患者，就种植体角度而

言，1篇基于1项临床和15项体外研究的系统评价分析了现有科学证据[8,54-55]。唯一的一篇临床研究指出，对于两个种植体之间角度为10°的缺牙患者，开窗式和非开窗式托盘印模技术之间没有临床准确性上的差异，而大多数体外研究指出，角度达15°时，不同印模技术之间没有差异[32]。

9项体外研究报道了对于连续两颗种植体，不管采用内连接还是外连接，大多数认为角度超过20°会影响精度，但差异不明显[8]。

10.4.2　印模托盘

关于印模托盘，只有一项体外研究比较了个性化定制托盘与成品托盘对种植印模精度的影响[56]。据报道，与聚碳酸酯成品托盘相比，刚性定制托盘具有更好的精确性。该研究中成品托盘印模的精确性不佳。另一方面，最新的一项体外研究报道了托盘对种植体印模精度的影响。他们报道了聚醚和PVS可以安全地用于多颗植体无牙颌牙弓的印模，并且不同的托盘类型有类似的准确度[57]。总结起来对前牙种植印模而言使用定制托盘可能有益，比如托盘在口内容易就位和印模材料均匀放置，但使用成品托盘也可以实现类似的准确度。

10.4.3　影响准确性的其他因素

可能影响种植印模精度的其他因素包括灌模技术、修复组件本身的加工和匹配精度和精度分析方法，印模托盘种类和种植体植入深度。

10.4.3.1　灌模技术

关于灌模技术，一些体外实验和两项

临床研究表明，二次灌膜技术可以产生更好的结果[58-60]。二次灌模技术与传统灌模技术有以下几种不同之处。将植代连接到印模帽后，将低膨胀率（0.09%）Ⅳ型石膏混合。首先，用蒸馏水手动混合石膏15 s，有助于水的混入，然后排除空气，之后将石膏倒入至植代中分完成初印模。所有石膏混合物在灌模前和灌模过程中都要进行振动[58-60]。30 min后，真空调拌石膏完成第二次灌模。这种二次灌模技术可以将石膏的体积膨胀降到最小，已被证明得到的模型更精确。另一种灌模技术包括在灌模前将植代用夹板连接在一起[58-60]。

10.4.3.2　修复组件的匹配精度

关于修复组件的加工精度及其对模型精度测量的影响，已经证实配套的修复部件可能在连接期间旋转移位[8]。这种移位在固有加工精度范围内，不能由临床医生控制[61-62]。因此，在印模帽与口内种植体连接时，或者在制作室与植代连接时会分别发生误差。例如，一项体内对照研究发现：采用外连接Branemark系统第一代修复组件显示组件在水平向和垂直向的匹配有大范围差异。体外研究表明：第一代Branemark组件的加工公差大于目前使用的组件并且范围为33~100μm[61-62]。这些匹配度在不同的种植体间各不相同，也是影响模型精确度的重要变量。

10.4.3.3　种植深度

关于种植体植入深度对种植印模精度的影响，仅有三项体外研究探究了该参数[63-64]。

第一项体外研究表明：采用波前采样

技术（LAVA C.O.S.）的数字化扫描仪获取印模时，种植体深度不影响其准确性[63]。与之相反，同一组的另一项体外研究显示，当采用平行共聚焦成像（iTero）时，种植体放置在组织水平不如放置在龈下 2mm 和 4mm 时准确[64]。

另一项体外研究表明，当使用聚醚材料取模时，4mm 深的种植体伴常规印模帽的印模准确性显著低于 0mm 深的种植体的印模[8]。相反，不同深度的种植体之间采用加成硅橡胶（PVS）取模时没有显著差异。上述研究结果有一些矛盾，无法给出未明确的结论。

10.4.3.4 准确度评估方法

既往体外研究的不同结果可以部分解释为测量方法、加工公差、连接设计，以及牙科材料的改进等原因。关于精度评估的方法及其对精度测量的影响，有几种方法已经被用于测量和量化不同的印模技术得到的种植体模型在 x 轴、y 轴和 z 轴上的 3D 偏差，包括计算机坐标测量机、三维影像测量、移测显微镜、计算机断层扫描（CT），以及最近的光学扫描和数字化[8]。一些研究通过应变测量仪获得数字化模型上制作支架的匹配度和（或）变形度间接评估了种植印模精度，并比较它与参考主模型上支架的匹配度和（或）变形度。其他研究通过用显微镜评估支架的适合度来间接评估种植印模精度[8]。最后，还有一些研究通过测量工作模型相对于参考对照模型的种植体间距离来评估种植物印模的准确性[8]。然而，随着三维测量设备的出现，对测量精度的二维评估今天已不能用于科

学目的。光学扫描和专门的扫描数据叠加软件目前是一种高效和精确的技术，用于测量和比较不同组别之间微观层面上的三维差异，似乎可以作为今后研究的推荐技术手段[8]。

10.5 临床建议和病例报道

关于前牙美学区种植印模，有各种各样的情况。

1. 美学区内的单颗种植体。
2. 美学区内的两颗相邻种植体。
3. 美学区内的多颗种植体。

10.5.1 美学区内的单颗种植体

对于美学区中的单颗种植体印模，建议采用个性化印模技术，可以选择非开窗式印模或开窗式印模法。原因是在 CEJ 水平的牙齿形状与圆形印模帽相比是三角形的并且要更宽。获取种植体临时义齿穿龈轮廓是种植体印模前的关键步骤，可以通过口内直接定制印模帽或者口外间接定制印模帽来完成[65-66]。关于临时牙必须强调的是虽然固位类型可以是螺丝或粘接固位，并且两者的存留率相似，但螺丝固位仍然是美学区种植治疗临时修复的首选[67]。

在采用个性化印模帽取模后进行种植体印模的灌模，可以仅用石膏或者结合弹性牙龈材料灌制模型。灌模前没有使用弹性软组织材料的模型记录的穿龈轮廓完全只由石膏形成，石膏材质硬，可以让技工室技师在最终的修复体上完全复制这种穿龈轮廓，避免产生错误。当灌模前使用弹

性软组织材料时，由于软组织材料的弹性，技师在完成修复体后检查时既要保证修复体穿龈结构与周围石膏和弹性软组织轮廓之间没有缝隙，但又不能压迫软组织材料。下面展示一个病例（图 10.1）。

10.5.2　美学区内的两颗相邻种植体

对于美学区内两颗相邻种植体的印模，建议必须使用个性化印模帽技术[51-52,65]。如果临时修复体是螺丝固位的联冠，则此时临时基台无抗旋结构，可能无法在口外利用现有临时修复体制作个性化的印模

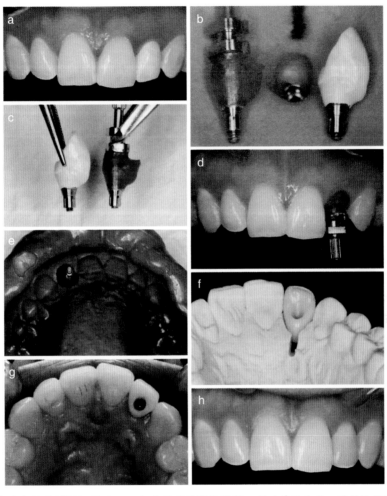

图 10.1　a. 缺失的上颌左侧侧切牙（＃10）采用牙种植体修复。成功骨结合后，种植体周围软组织用螺丝固位临时的种植单冠塑形 3 个月。天然侧切牙冠在 CEJ 横截面处呈三角形，而牙种植体修复体颈部是圆形的。临时种植体单冠用于将种植体周围的软组织调节成所需的形状和穿龈轮廓。b. 个性化印模帽复制临时种植单冠的穿龈部分。印模帽的穿龈部分用自凝丙烯酸树脂制作完成，采用间接技术。请注意，使用黑色尖笔标识出唇侧面。个性化印模帽也可以用光固化流体树脂在口内用直接制作。c. 个性化印模帽复制临时种植单冠的穿龈部分。d. 在移除临时种植修复体后，在口内放置个性化印模帽。e. 用个性化印模帽、开窗式印模制取种植最终印模。在印模灌模之前，将植代连接印模帽。f. 低膨胀石膏灌注工作模型，未使用人工牙龈。个性化印模帽已经获取了临时种植体单冠的穿龈部分，指导制作室技师将临时牙的穿龈部分精确复制到最终种植修复体上。g. 最终的螺钉固位的种植单冠𬌗面观。h. 螺丝固位种植永久修复体就位后的正面观

帽。因为这样不会取到种植体接合部分的旋转角度，致使所获取的模型无法完成粘接固位的单冠修复体的制作。

使用与上述同样的过程来制造个性化印模帽。在开窗式印模之前，个性化印模帽连接到种植体平台，并通过影像学检查确认完全就位。可以在印模之前用前面描述的技术制造预制树脂条。吸管内充填光固化树脂（三合一凝胶），然后光固化，从而形成标准化厚度和形状的树脂条。随后从吸管中取出树脂棒并再固化。树脂棒在使用前储存24 h。该预制树脂棒附上一些光固化树脂（三合一凝胶）便可制成夹板将印模帽固定在一起。如果没有预制树脂棒，可以直接在口内完成夹板，然后将夹板用盘钻切开以补偿聚合收缩并用少量光固化树脂（三合一凝胶）重新连接。稳定住夹板5 min以使其凝固。

印模材料（聚醚或加成PVS）放置在定制托盘上并在印模帽周围注射材料，然后把装有材料的托盘在口内就位。材料聚合后，拧松印模帽螺丝，取下印模。将植代连接到印模帽后，应用弹性软组织材料，

低膨胀（0.09%）Ⅳ型石膏在灌模之前混合。在灌模之前和灌模期间，振动石膏混合物。根据制造商的建议，在分离印模之前放置1 h。然后再进行修整并完成模型（图10.2a、b）。

10.5.3 美学区内的多颗种植体

对于美学区中的多颗种植体的印模，个性化印模帽技术是推荐使用的最终种植修复的标准印模技术[51-52,65]。同样使用上述程序来制作个性化印模帽。在采用开窗式托盘取模之前，将个性化印模帽连接到种植体平台，并通过影像学检查确认就位。预制树脂棒可以采用之前描述的方法在取模之前制作备用。具体来讲，即在吸管内填充光固化树脂（三合一凝胶），然后光固化，从而形成标准厚度和形状的树脂条。随后从吸管中取出树脂棒并再次光照固化。树脂棒在使用前储存24h。这种预制树脂条借助少量光固化树脂（三合一凝胶）将印模帽连接在一起形成夹板。夹板保持5min不动。印模材料（聚醚或加成PVS）放置在定制托盘上，然后在口内

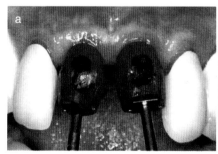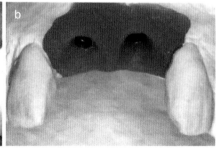

图10.2 a.缺失的右侧和左侧中切牙（＃8和＃9）被两个牙种植体取代。成功的骨结合及固定临时修复以至3个月的软组织塑形后，进行取模制作最终修复体。最终印模采用个性化印模帽复制临时种植单冠的穿龈部分以确保印模准确。使用间接技术完成个性化印模帽制作。b.工作模型用石膏及弹性人工牙龈材料。个性化印模帽已经取得了临时种植体单冠的穿龈部分，技工室技师在制作永久修复体时可以据此复制临时修复体的穿龈轮廓

印模帽周围注射印模材料，然后把装有印模材料的托盘在口内就位。注意：如采用开窗式取模法，要确保固定印模帽的长螺杆从托盘的开窗部位穿出，待印模材料聚合后，拧松印模帽，取下印模。将植代连接到印模帽后，应用弹性软组织材料，低膨胀（0.09%）IV 型石膏灌模。可以只使用石膏，也可以使用石膏并弹性牙龈材料灌注模型。只有对骨水平型种植体，且印

模帽 – 植代界面加入了少量蜡时才可以单独使用石膏进行灌模。

将石膏与蒸馏水手动混合 15s 以帮助水粉充分混匀，然后再排除空气，石膏灌注至植代中段。所有的石膏混合物都要在灌模之前和之中来回振动。30min 后，进行第二次灌模。这种二次灌模技术可最大限度地减少石膏体积膨胀，已被证明灌制的模型更精确（图 10.3）。

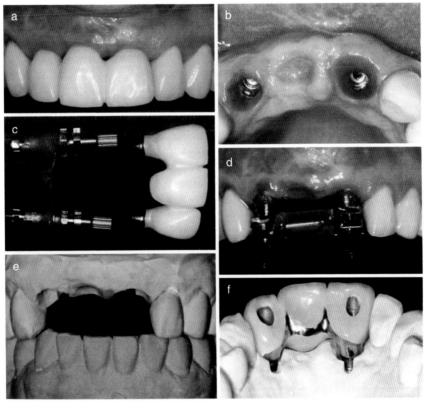

图 10.3　a. 缺失右侧侧切牙、中切牙及左侧中切牙（＃7、＃8 和＃9）用两颗牙种植体支持的三单位固定牙修复体（FDP）进行修复。成功骨结合后，种植体周围软组织用螺丝固位的临时 FDP 塑形 3 个月。b. 种植体周围软组织塑形后的缺牙区域。c. 个性化印模帽复制临时种植 FDP 穿龈部分。采用间接技术制作个性化印模帽。d. 在移除临时种植 FDP 后，在口内放置定制的个性化印模帽。用预制的光聚合树脂棒将印模帽固定在一起形成夹板以提高种植印模的准确性。注意仅用最少量的光聚合树脂将预制树脂棒固定到印模帽上。e. 工作模型的灌模仅用石膏，没有弹性软组织材料。个性化印象帽已经取得了临时种植 FDP 的穿龈部分，指导制作室技师制作永久 FDP 时精确复制临时修复体的穿龈部分。f. 螺丝固位的最终 FDP 安于工作模型上。最终 FDP 的形态轮廓和穿龈外形是根据临时 FDP 的复制出，是通过个性化印模帽来得到。注意腭侧间隙以确认 FDP 与种植体修复平台的准确就位

10.6　确保印模准确性的核对表和标准步骤

对于美学区内的种植印模，建议使用

个性化印模帽技术。关于前牙美学区的种植印模，有以下各种情况。

临床情况	印模技术	个性化印模帽	夹板与否	模型验证	灌模技术
美学区单颗种植体	开窗或非开窗式托盘	是	否	否	石膏，伴或不伴弹性牙龈
美学区两颗相邻种植体	开窗或非开窗式托盘	是	若联冠修复则是，若单冠修复则否	若联冠修复则是，若单冠修复则否	石膏，伴或不伴弹性牙龈
美学区多颗种植体	开窗式托盘	是	是	是	石膏，伴或不伴弹性牙龈

参考文献

[1] Gallucci GO, Benic GI, Eckert SE, et al. Consensus statements and clinical recommendations for implant loading protocols. Int J Oral Maxillofac Implants, 2014, 29(Suppl):287–290.

[2] Jemt T, Hjalmarsson L. In vitro measurements of precision of fit of implant-supported frameworks. A comparison between "virtual" and "physical" assessments of fit using two different techniques of measurements. Clin Implant Dent Relat Res, 2012, 14(Suppl 1):e175–182.

[3] de Torres EM, Barbosa GA, Bernardes SR, et al. Correlation between vertical misfits and stresses transmitted to implants from metal frameworks. J Biomech, 2011, 44:1735–1739.

[4] Duyck J, Naert I. Influence of prosthesis fit and the effect of a luting system on the prosthetic connection preload: an in vitro study. Int J Prosthodont, 2002, 15:389–396.

[5] Eckert SE, Meraw SJ, Cal E, et al. Analysis of incidence and associated factors with fractured implants: a retrospective study. Int J Oral Maxillofac Implants, 2002,15:662–667.

[6] Papaspyridakos P, Chen CJ, Chuang SK, et al. A systematic review of biologic and technical complications with fixed implant rehabilitations for edentulous patients. Int J Oral Maxillofac Implants, 2012, 27:102–110.

[7] Papaspyridakos P, Lal K, White GS, et al. Effect of splinted and nonsplinted impression techniques on the accuracy of fit of fixed implant prostheses in edentulous patients: a comparative study. Int J Oral Maxillofac Implants, 2011, 26:1267–1272.

[8] Papaspyridakos P, Chen CJ, Gallucci GO, et al. Accuracy of implant impressions for partially and completely edentulous patients: a systematic review. Int J Oral Maxillofac Implants, 2014, 29:836–845.

[9] Chai J, Takahashi Y, Lautenschlager EP. Clinically relevant mechanical properties of elastomeric impression materials. Int J Prosthodont, 1998, 11:219–223.

[10] Akca K, Cehreli MC. Accuracy of 2 impression techniques for ITI implants. Int J Oral Maxillofac Implants, 2004, 19:517–523.

[11] Assuncao WG, et al. Accuracy of impression techniques for implants. Part 1-influence of transfer copings surface abrasion. J Prosthodont, 2008, 17:641–647.

[12] Assuncao WG, et al. Prosthetic transfer impression accuracy evaluation for osseointegrated implants. Implant Dent, 2008,17:248–256.

[13] Assuncao WG, Filho HG, Zaniquelli O. Evaluation of transfer impressions for osseointegrated implants at various angulations. Implant Dent, 2004,13:358–366.

[14] Cabral LM, Guedes CG. Comparative analysis of 4 impression techniques for implants. Implant Dent, 2007, 16:187–194.

[15] Choi JH, et al. Evaluation of the accuracy of implant-level impression techniques for internal-connection implant prostheses in parallel and divergent models. Int J Oral Maxillofac Implants, 2007, 22:761–768.

[16] Inturregui JA, et al. Evaluation of three impression

techniques for osseointegrated oralimplants. J Prosthet Dent, 1993, 69:503–509.

[17] Filho HG, et al. Accuracy of impression techniques for implants. Part 2 - comparison of splinting techniques. J Prosthodont, 2009, 18:172–176.

[18] Lee HJ, et al. Accuracy of a proposed implant impression technique using abutments and metal framework. J Adv Prosthodont, 2010, 2:25–31.

[19] Lee YJ, et al. Accuracy of different impression techniques for internal-connection implants. Int J Oral Maxillofac Implants, 2009, 24:823–830.

[20] Rutkunas V, Sveikata K, Savickas R. Effects of implant angulation, material selection, and impression technique on impression accuracy: a preliminary laboratory study. Int J Prosthodont, 2012, 25:512–515.

[21] Tarib NA, et al. Evaluation of splinting implant impression techniques: two dimensional analyses. Eur J Prosthodont Restor Dent, 2012, 20:35–39.

[22] Yamamoto E, et al. Accuracy of four transfer impression techniques for dental implants: a scanning electron microscopic analysis. Int J Oral Maxillofac Implants, 2010, 25:1115–1124.

[23] Al-Abdullah K, et al. An in vitro comparison of the accuracy of implant impressions with coded healing abutments and different implant angulations. J Prosthet Dent, 2013, 110:90–100.

[24] Mojon P, Oberholzer JP, Meyer JM, et al. Polymerization shrinkage of index and pattern acrylic resins. J Prosthet Dent, 1990, 64:684–688.

[25] Gracis S, Michalakis K, Vigolo P, et al. Internal vs. external connections for abutments/reconstructions: a systematic review. Clin Oral Implants Res, 2012, 23(Suppl 6):202–216.

[26] Alikhasi M, et al. Three-dimensional accuracy of implant and abutment level impression techniques: effect on marginal discrepancy. J Oral Implantol, 2011, 37:649–657.

[27] Carr AB. Comparison of impression techniques for a two-implant 15-degree divergent model. Int J Oral Maxillofac Implants. 1992;7:468–75.

[28] Cehreli MC, Akca K. Impression techniques and misfit-induced strains on implant-supported superstructures: an in vitro study. Int J Periodontics Restorative Dent, 2006, 26:379–385.

[29] Conrad HJ, et al. Accuracy of two impression techniques with angulated implants. J Prosthet Dent, 2007, 97:349–356.

[30] De La Cruz JE, et al. Verification jig for implant-supported prostheses: a comparison of standard impressions with verification jigs made of different

materials. J Prosthet Dent, 2002,88:329–336.

[31] Howell KJ, et al. Comparison of the accuracy of Biomet 3i Encode Robocast Technology and conventional implant impression techniques. Int J Oral Maxillofac Implants, 2013, 28:228–240.

[32] Gallucci GO, Papaspyridakos P, Chen CJ, et al. Clinical accuracy outcomes of closed-tray and open-tray implant impression techniques for partially edentulous patients. Int J Prosthodont, 2011, 24:469–472.

[33] Jo SH, et al. Effect of impression coping and implant angulation on the accuracy of implant impressions: an in vitro study. J Adv Prosthodont, 2010, 2:128–133.

[34] Wegner K, Zenginel M, Rehmann P, et al. Effects of implant system, impression technique, and impression material on accuracy of the working cast. Int J Oral Maxillofac Implants, 2013, 28:989–995.

[35] Wostmann B, Rehmann P, Balkenhol M. Influence of impression technique and material on the accuracy of multiple implant impressions. Int J Prosthodont, 2008, 21:299–301.

[36] Daoudi MF, Setchell DJ, Searson LJ. A laboratory investigation of the accuracy of two impression techniques for single-tooth implants. Int J Prosthodont, 2001, 14:152–158.

[37] Daoudi MF, Setchell DJ, Searson LJ. An evaluation of three implant level impression techniques for single tooth implant. Eur J Prosthodont Restor Dent, 2004, 12:9–14.

[38] Chochlidakis KM, Papaspyridakos P, Geminiani A, et al. Digital versus conventional impressions for fixed prosthodontics: a systematic review and meta-analysis. J Prosthet Dent, 2016, 116:184–190.

[39] Ender A, Attin T, Mehl A. In vivo precision of conventional and digital methods of obtaining complete-arch dental impressions. J Prosthet Dent, 2016, 115:313–320.

[40] Papaspyridakos P, Gallucci GO, Chen CJ, et al. Digital versus conventional implant impressions for edentulous patients: accuracy outcomes. Clin Oral Implants Res, 2016, 27:465–472.

[41] Gherlone E, Cappare P, Vinci R, et al. Conventional versus digital impressions for "all-on-four" restorations. Int J Oral Maxillofac Implants, 2016, 31:324–330.

[42] Gimenez-Gonzalez B, Hassan B, Ozcan M, et al. J Prosthodont, 2017, 26:650. [Epub ahead of print].

[43] Vandeweghe S, Vervack V, Dierens M, et al. Accuracy of digital impressions of multiple dental implants: an in vitro study. Clin Oral Implants Res,

2017, 28:648. [Epub ahead of print].

[44] Lee SJ, Betensky RA, Gianneschi GE, et al. Accuracy of digital versus conventional implant impressions. Clin Oral Implants Res, 2015, 26:715–719.

[45] Lin WS, Harris BT, Elathamna EN, et al. Effect of implant divergence on the accuracy of definitive casts created from traditional and digital implant-level impressions: an in vitro comparative study. Int J Oral Maxillofac Implants, 2015, 30:102–109.

[46] Joda T, Bragger U. Digital vs. conventional implant prosthetic workflows: a cost/time analysis. Clin Oral Implants Res, 2015, 26:1430–1435.

[47] Joda T, Katsoulis J, Brägger U. Clinical fitting and adjustment time for implant-supported crowns comparing digital and conventional workflows. Clin Implant Dent Relat Res, 2016, 18:946–954.

[48] Schepke U, Meijer HJ, Kerdijk W, et al. Digital versus analog complete-arch impressions for single-unit premolar implant crowns: operating time and patient preference. J Prosthet Dent, 2015, 114:403–406.

[49] Wismeijer D, Bragger U, Evans C, et al. Consensus statements and recommended clinical procedures regarding restorative materials and techniques for implant dentistry. Int J Oral Maxillofac Implants, 2014, 29(Suppl):137–140.

[50] Karl M, Graef F, Schubinski P, et al. Effect of intraoral scanning on the passivity of fit of implant-supported fixed dental prostheses. Quintessence Int, 2012, 43:555–562.

[51] Schoenbaum TR, Han TJ. Direct custom implant impression copings for the preservation of the pontic receptor site architecture. J Prosthet Dent, 2012, 107:203–206.

[52] Lops D, Bressan E, Cea N, et al. Reproducibility of buccal gingival profile using a custom pick-up impression technique: a 2-year prospective multicenter study. J Esthet Restor Dent, 2016, 28:43–55.

[53] Tan WL, Wong TL, Wong MC, et al. A systematic review of post-extractional alveolar hard and soft tissue dimensional changes in humans. Clin Oral Implants Res, 2012, 23(Suppl 5):1–21.

[54] Jang HK, Kim S, Shim JS, et al. Accuracy of impressions for internal-connection implant prostheses with various divergent angles. Int J Oral Maxillofac Implants, 2011, 26:1011–1015.

[55] Sorrentino R, Gherlone EF, Calesini G, et al. Effect of implant angulation, connection length, and impression material on the dimensional accuracy of implant impressions: an in vitro comparative study. Clin Implant Dent Relat Res, 2010, 12(Suppl 1):e63–76.

[56] Burns J, Palmer R, Howe L, et al. Accuracy of open tray implant impressions: an in vitro comparison of stock versus custom trays. J Prosthet Dent, 2003, 89:250–255.

[57] Gökçen-Rohlig B, Ongül D, Sancakli E, et al. Comparative evaluation of the effects of implant position, impression material, and tray type on implant impression accuracy. Implant Dent, 2014;23:283–288.

[58] Del'Acqua MA, Arioli-Filho JN, Compagnoni MA, et al. Accuracy of impression and pouring techniques for an implant-supported prosthesis. Int J Oral Maxillofac Implants, 2008, 23:226–236.

[59] Del'Acqua MA, Chavez AM, Amaral AL, et al Comparison of impression techniques and materials for an implant-supported prosthesis. Int J Oral Maxillofac Implants, 2010, 25:771–776.

[60] Papaspyridakos P, Benic GI, Hogsett VL, et al. Accuracy of implant casts generated with splinted and non-splinted impression techniques for edentulous patients: an optical scanning study. Clin Oral Implants Res, 2012, 23:676–681.

[61] Cheshire PD, Hobkirk JA. An in vivo quantitative analysis of the fit of Nobel Biocare implant superstructures. J Oral Rehabil, 1996, 23:782–789.

[62] Ma T, Nicholls JI, Rubenstein JE. Tolerance measurements of various implant components. Int J Oral Maxillofac Implants, 1997, 12:371–375.

[63] Gimenez B, Ozcan M, Martinez-Rus F, Pradies G. Accuracy of a digital impression system based on parallel confocal laser technology for implants with consideration of operator experience and implant angulation and depth. Int J Oral Maxillofac Implants, 2014, 29:853–862.

[64] Gimenez B, Ozcan M, Martinez-Rus F, Pradies G. Accuracy of a digital impression system based on active wavefront sampling technology for implants considering operator experience, implant angulation, and depth. Clin Implant Dent Relat Res, 2015, 17(Suppl 1):e54–64.

[65] Schoenbaum TR, Swift EJ Jr. Contours for single-unit implants. J Esthet Restor Dent, 2015, 27:1–3.

[66] Chu SJ, Salama MA, Salama H, et al. The dual-zone therapeutic concept of managing immediate implant placement and provisional restoration in anterior extraction sockets. Compend Contin Educ Dent, 2012, 33:524–532.

[67] Martin WC, Pollini A, Morton D. The influence of restorative procedures on esthetic outcomes in implant dentistry: a systematic review. Int J Oral Maxillofac Implants, 2014, 29(Suppl):142–154.

第11章 种植体基台的穿龈轮廓及其对种植体周围组织的影响

Todd R. Schoenbaum, Sam Alawie

摘 要

穿龈轮廓从牙槽嵴延伸到游离龈龈缘，是种植体－基台－修复体复合体中的一部分。这个区域通常由基台构成，但在螺丝固位的修复体中，穿龈轮廓是修复体的一部分。穿龈轮廓对美学区的长期健康和良好的美学效果极为重要。穿龈轮廓形态不仅能创造，而且能维持周围的软组织结构。因此，维持适当的穿龈轮廓在前牙区即刻修复治疗方案中尤为重要。修复医生必须理解穿龈轮廓对软组织位置的影响，临床可以通过改变穿龈轮廓（特别是在愈合阶段）来调控软组织向根方或冠方移动并成形龈乳头。

在植入种植体和骨增量后，软组织的微调（图11.1）将在很大程度上依赖于基台的穿龈轮廓（图11.2）。在美学区，通过使用适当的临时修复体或个性化愈合基台可以很好地完成软组织塑形。当种植体植入后获得足够的种植体稳定性时（ISQ > 65）[1]，通常就可以通过即刻修复的临

时修复体来保存和维持种植体周围的软组织。在种植体稳定性欠佳的情况下，应采用埋植式愈合或使用个性化愈合基台。在后一种情况下，必须特别注意要确保可移除的临时修复体在软组织成熟和骨结合过程中不会对软组织产生负面影响。改变穿龈轮廓的形态可以将组织引导至期望的位置（具有一些遗传和生物学限制）[2-4]。基台的移除和更换应延迟至种植体植入后的至少3个月，并且应限制基台更换次数[5]。有确凿的组织学证据表明：反复拆卸种植体配件会对组织造成创伤并导致显著的骨和软组织丧失。这在组织愈合和成熟的最初几个月中尤其明显。Vela 和 Rodriguez 博士在上一章中对这一过程进行了深入探讨。本章将重点介绍美学区单牙即刻种植修复的临时修复体的穿龈轮廓。类似的理念也可应用于在二期手术中戴入个性化愈合基台或者临时修复体。有关制作临时修复体的更多信息请参阅第8章。

T. R. Schoenbaum（✉）
Division of Constitutive and Regenerative Sciences, University of California, Los Angeles, CA, USA
e-mail: tschoenb@ucla.edu

S. Alawie
Owner/Ceramist Beverly Hills Dental Lab, Beverly Hills, CA, USA

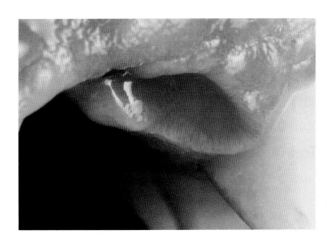

图 11.1 美学区成功的种植治疗需要通过临时修复体对软组织进行适当的塑形。手术为临时修复体微调牙龈奠定了基础。组织塑形不能克服原有的骨和软组织不足

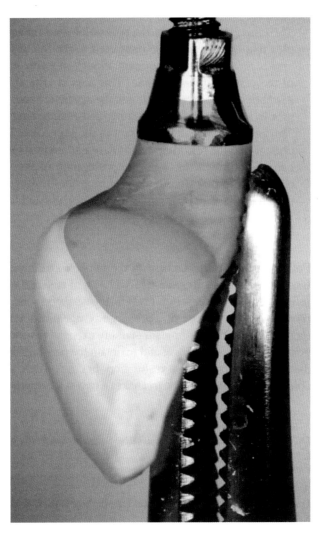

图 11.2 基台的穿龈区域定义为从种植体平台到游离龈龈缘的区域（此处以蓝色显示）。该区域有助于种植体周围软组织的最终成形

11.1 种植体周围组织：牙齿与种植体

天然牙周围是由 I 型胶原蛋白组成的致密胶原性牙龈。牙周牙龈纤维通过穿通纤维固定在牙根表面的牙骨质中，这与骨膜和骨之间相连的机制相同。牙龈纤维可保护牙齿免受口腔环境的影响并帮助固定牙龈。牙龈纤维按位置和方向分为五组：龈牙纤维、越隔纤维、半环行纤维、越龈纤维和环行纤维。除了环行纤维之外的其他纤维都插入牙根表面的牙骨质中。值得注意的是，环行纤维是种植体周围唯一存在的类型 [6-8]。其他类型纤维仍然存在于种植体周围，但是由于在种植体表面缺少牙骨质，它们以包绕种植体的形式存在，在功能上变成环行纤维 [9]。由于缺乏牙骨质，种植体周的牙龈纤维不能插入牙骨质中，因此种植体更容易受到来自口腔环境的创伤。这也使种植体周围的牙龈不够稳定并且更容易发生退缩。

随着软组织的成熟，肌成纤维细胞收缩减少了环行纤维的长度。这种收缩将在手术后的几周内发生 [9]。最终，它生长成类似于"O 形环"状，并成为保护骨 - 种植体界面的唯一手段。在以前种植体颈部膨大的设计中，环行纤维的收缩和收紧使"O 形环"向根方移动，从而使骨和软组织也随之向根方移动 [10]。这导致了种植体周围普遍存在典型的骨吸收至第一螺纹的情况。在以前的种植体设计中，骨吸收至第一螺纹可能是由于收紧的 O 形环在种植体上最先找到的宽基部导致的。在更现代的种植体设计中，基台比种植体平台缩窄，

"O 形环"在该位置紧缩，从而减少骨和软组织的丧失。在上一章中描述了这一概念的进一步创新。

必须尽可能少地干扰环行纤维收缩。正如 Abrahamsson 博士开展的组织学研究所述 [5]，该区域的重复干扰（非创伤性）将导致大量骨和软组织丧失，这种情况在种植体植入后的前几个月最为显著。

11.2 平台转移种植体和窄基台概念

平台转移（PS）种植体设计是基台直径在种植体颈部界面比种植体更窄。大多数（尽管不是全部）数据表明，这种设计比以前的设计更好地保持了种植体周围骨水平 [11-16]。这种设计通过以下机制发生作用（图 11.3）：第一，平台转移种植体使种植体 - 基台界面（IAJ）向内侧移动、远离骨组织。在长期测试的两段式种植体中，研究发现在种植体 - 基台交界处有细菌渗出物从种植体内部泵出 [14,17]。种植体 - 基台界面（IAJ）远离骨组织可以减少对骨的感染。第二，平台转移种植体提供了牙龈环行纤维"O 形环"收紧的稳定位置 [9-10]。这类似于以前种植体设计中的第一个螺纹，但位于更接近冠方的位置，因此可使骨保持在更高水平。第三，许多平台转移种植体会同时设计更坚固的连接结构（与以前的外六角设计相比）。这些连接中的一部分设计有锥形界面，这似乎增加了 IAJ 的刚性和耐用性。这通常被称为"莫氏锥度"设计，尽管大多数种植体实际上没有 1.5° 的莫氏锥度连接。然而，

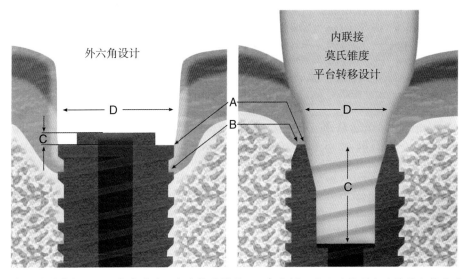

图 11.3 在该图的左侧，显示老式的外六角连接种植体；而在右侧，显示了锥形内连接平台转移的种植体。从外六角到锥形内连接平台转移设计的演变是为了减少骨质流失和螺丝松动。这种种植体具有以下优点：a. 种植体 – 基台 – 界面（IAJ）位于中心部位，远离骨。b. 种植体平台像一个支架，种植体周围环形纤维可以收紧而不会滑到第一个螺纹上。c. 连接通常更长且更坚固，减少基台随时间的移动和渗漏。d. 基台的穿龈区域较窄，为骨种植体软周围组织和血供提供了更多空间

与短的外六角连接相比，长的内连接似乎在 IAJ 处更少发生微渗漏[17-18]。最后，平台转移种植体的设计有比种植体窄的基台。骨在光滑的钛、氧化锆或金基台表面不能很好附着，因此将该非结合表面远离骨，使骨保持在较高位置。相反，在以前的种植体中，基台直接从 IAJ 处增宽，这迫使骨在较低的位置重新建立结合。

窄基台概念试图放弃类似天然牙牙根的形态，而是创建独特的更适合种植体周围软组织的环境。平台转移（PS）种植体设计了缩窄基台，但即使是一些非平台转移种植体也可以（并且应该）使基台的穿龈部分变窄[3]。窄基台的理论合理性在于留出更多空间来使更多软组织环绕并保护种植体。这为初始血凝块的稳定、术后肿胀以及种植体周围软组织血供提供了更多空间[9,19]。上述合理性只是一种理论。

目前还没有科学证据来解释为什么窄基台穿龈部分通常会保持较高水平的骨和软组织。虽然这种方法可能还在发展和完善（见第 16 章），但建议穿龈设计应从种植体平台开始缩窄，像"酒杯"形态一样逐渐增宽，从而在龈缘接近其最宽尺寸。这种设计为软组织和血供提供了额外的龈下空间，同时也为修复体提供了适当的支持。

如第 12 章所述，如果要使用粘接固位修复体，则基台的边缘应不超过龈下 1mm[20-21]。如果要使用螺丝固位修复体，技师必须特别注意穿龈部分。经验不足或粗心的技师常常制作穿龈外形过凸的修复体（图 11.4）。这使得修复物戴入困难，甚至可能需要额外的手术；同时还对种植体周围软组织施加极大的压力。在短期内，这种压力会导致组织变白且产生不适；从长期来看，压力会导致不必要的骨和牙龈

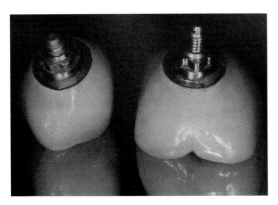

图 11.4　直接从种植体平台开始凸起的修复体并不罕见。这通常会导致骨和软组织迁移到更靠近根方的位置

的根方迁移。这些穿龈形态的细微变化可以巧妙地用于微调美学区软组织的位置。

11.3　通过改变穿龈轮廓来微调软组织位置

通过修改基台的穿龈轮廓，可以在一定程度上调整和移动种植体周围软组织。这个程序最好在临时修复阶段完成，一旦最终修复体制造完成后，钛、氧化锆或金合金基台不易修改。另外，复合材料或丙烯酸临时基台更容易通过添加和减少来进行牙龈塑形。

在通过修改穿龈来成形软组织之前，医生需要了解到软组织的最终位置仅部分归因于临时修复体的塑形[22]。其他影响因素主要有种植体位置、大小和类型，骨和牙龈的现有尺寸以及患者的遗传等因素。对人群龈乳头长度的横断面调查表明，龈乳头高度最终呈正态分布[23]。龈乳头高度与身高不同，虽然有些患者龈乳头低，有些患者龈乳头高，但大部分患者的龈乳头高度均位于中间值。医生不能改变患者的

遗传因素，同时，当患者需要修复时，许多因素已然确定无法改变了。如第 1 章中所述，协同治疗计划将提高整体的成功率和可预测性。种植体的类型或植入位置、骨和牙龈的量等问题应该在最终修复治疗之前解决。虽然如此，医生还是可以利用临时修复体的穿龈部分来调整牙龈位置，并以此作为最终基台和修复体的设计依据（图 11.5）。

基台穿龈轮廓可以凸起（图 11.6a）或凹陷（图 11.6b）。穿龈外形凸起会对软组织施加压力并将其推向根方。凹陷将提供空间允许软组织包裹或向冠方迁移。后一种效果对种植体周围而言是最令人满意的，特别是对于龈乳头而言。但是，如前所述，冠方移动的程度在某种程度上取决于遗传因素和先前外科手术的成功（图11.7）。

穿龈形态凸起应用在以下两种情况：向根方移动、成型龈缘高点位置以匹配相邻龈缘位置；关闭龈乳头黑三角。在美学区的种植体周围，最困难的挑战之一仍然是龈乳头缺失。经常可以听说龈乳头像"水

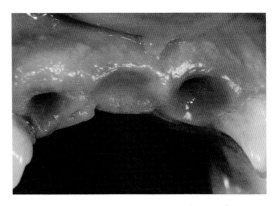

图 11.5　这里使用两个种植体支持的三单位临时 FDP 来塑形种植体周围软组织和桥体部位。戴入后至少保留 6 周（由 Joan Pi-Anfruns 博士完成手术）

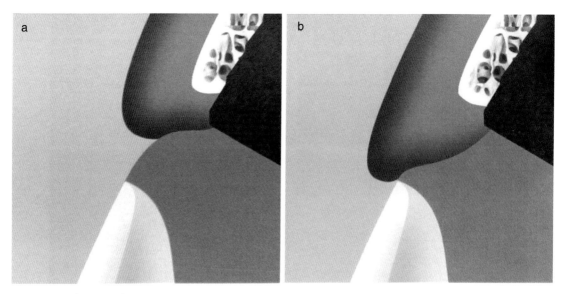

图 11.6 a.穿龈区域表面凸起将推软组织向根方。这可以用于延长临床牙冠。需要注意的是，愈合初期应避免出现这种情况。b.在即刻种植即刻修复中，唇面应显著凹陷，以便为种植体周围软组织的肿胀，血供等移提供空间。这通常会使局部形成更多的软组织，对于种植体周围结构的美观和稳定是非常有利的

球"一样，如果压缩其基部会迫使其尖端向冠方移动。对于目前的讨论，这个想法存在一些问题。这个概念来自天然牙之间的龈乳头。正如本章前面所解释的那样，钛或氧化锆没有牙骨质供软组织插入以支撑更高的位置。这些材料上没有类似于牙骨质上的纤维附着。邻近种植体对龈乳头的挤压可以在非常短的时间内增加龈乳头长度，但是增加的压力和凸起的轮廓更可能导致长期血供的减少（变白）和龈乳头的萎缩。同样，龈乳头现在或未来的位置大部分取决于修复体之外的因素。在第9章中， Joe Kan博士描述了种植体周围龈乳头相关的科学论断。

在笔者看来，种植体周围龈乳头的最好管理方式是在种植体植入和临时修复期间使牙龈长入龈外展隙（图11.8）。这使得龈乳头有时间成熟并向冠方迁移，最大程度发挥患者的遗传因素以及硬组织和软

组织的基础。龈乳头的最终长度不是普遍的，但可以用钟形曲线表示（图11.9）。一些患者的龈乳头可以很高，最高可能距离牙槽嵴顶7mm，而其他患者的龈乳头一般不会超过2mm或3mm[23-24]。临时修复体的开放式牙龈龈外展隙使得临床医生能够看到该特定患者落在正态分布的哪个部分上。凹陷的穿龈轮廓可以最大限度提供血供和预留术后肿胀的空间而不会对组织造成创伤。

在骨结合和牙龈成熟之后评估软组织位置。这应该在植入种植体和临时修复后12~16周进行。此时若龈乳头未能完全填充邻间隙，如果需要的话，可以通过最终修复体，甚至通过邻牙上的修复体来填充剩余空间。此时，需要评估龈缘和龈缘高点的位置，如果需要改变，则需要取下临时修复体并将复合树脂添加到需要把牙龈推向根方的区域。该方法类似于传统的切

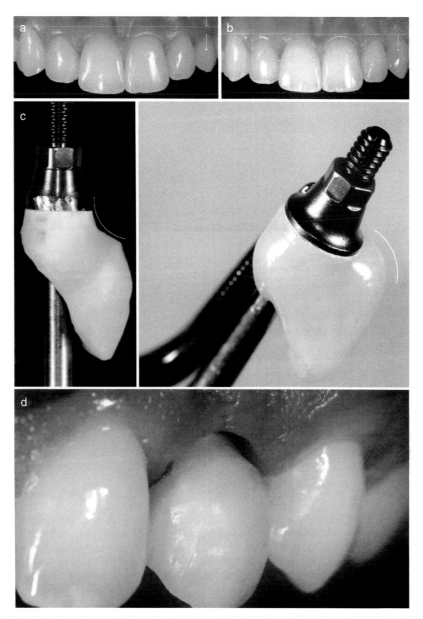

图 11.7 a. 该患者在左上尖牙的位置进行了种植和临时修复。注意由于临时修复体的穿龈轮廓凹陷而使龈缘高点处于冠方位置。b. 试戴最终修复体。请注意，它是专门设计的，在唇侧有凸起的表面，可以推动软组织向根方移动并延长尖牙的视觉长度。在最初拧紧修复体期时组织变白，随着时间延长逐渐消退。此过程不需要麻醉，但必须小心缓慢进行操作。c. 在左侧可以看到临时修复体具有凹陷的穿龈轮廓，这种设计可以增加软组织体积，但也导致龈缘向冠方移动。在右边可以看到最终修复体的凸起表面设计，用于推动软组织向根方移动。d. 永久修复体就位15 min后，拆卸最终修复体以进行额外染色。再重新置入临时修复体，可见轮廓变化引起的软组织龈缘的明显变化

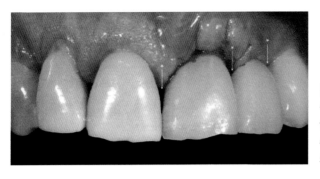

图 11.8 当制作临时修复体的穿龈时，应将邻间隙打开以允许龈乳头长入。每个患者的龈乳头长度都不同，必须考虑到他们各自独特的龈乳头性状。如果用修复材料将楔状隙过早地关闭，则龈乳头的长度将受到限制

龈术，可以在软组织成熟后降低软组织位置。应该限制临时修复体移除和修改的次数。在种植体水平反复去除配件将导致骨和软组织的额外丧失，而这与医生试图达到的效果完全相反。因此，种植术后前 3 个月内不应进行移除和修改。

在修改和更换临时修复体后，应使临时修复体保持原位，在 6 周内不受干扰，从而使得种植体周围软组织"O 形环"有足够的时间形成和成熟。即使在 6 周之后它仍将继续成熟，但其大部分已经成熟稳

定。6 周后的重新评估，需要拍摄最终照片和制取印模。最终印模应使用个性化取模柱（如 Papaspyridakos 博士在第 10 章中所述），以确保技师拿到的模型可以精准反应患者口腔软组织穿龈轮廓。

11.4 小 结

了解穿龈区域的生理特征有助于临床医生仔细调整种植体周围软组织的准确位置。基台的穿龈轮廓可以凸起以使软组织

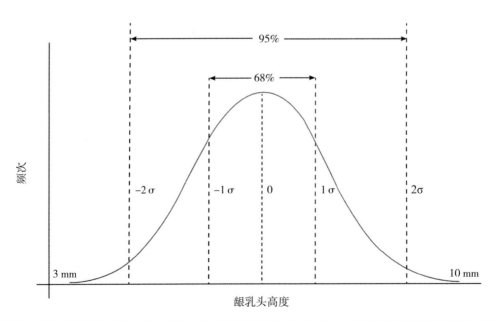

图 11.9 像大多数生理测量一样，龈乳头的长度呈典型的正态分布。一些患者的龈乳头非常短，与手术医生、材料、穿龈轮廓等无关。一些患者可能有高度为 7mm 或更高的龈乳头。大多数证据表明，天然牙之间的龈乳头高度至少为 5mm，而合理放置的单个种植体周围的龈乳头高度平均约 4mm

根方移动；或者凹陷以使软组织冠方移动。如本章所述，临床医生必须在合适的时机仔细运用这些技巧，从而获得最佳的结果。还应该清楚地理解，该技术仅用于"微调"。骨或软组织的严重缺陷必须通过外科手术或用粉红色修复材料来解决。

参考文献

[1] Rowan M, Lee D, Pi-Anfruns J, et al. Mechanical versus biological stability of immediate and delayed implant placement using resonance frequency analysis. J Oral Maxillofac Surg, 2015, 73(2):253–257.

[2] De Rouck T, Collys K, Wyn I, et al. Instant provisionalization of immediate single-tooth implants is essential to optimize esthetic treatment outcome. Clin Oral Implants Res, 2009, 20:566–570.

[3] Schoenbaum TR, Chang YY, Klokkevold PR, et al. Abutment modification for immediate implant provisional restorations. J Esthet Restor Dent, 2013, 25:103–107.

[4] Schoenbaum TR, Swift EJ. Abutment emergence contours for single-unit implants. J Esthet Restor Dent, 2015, 27(1):1–3.

[5] Abrahamsson I, Berglundh T, Lindhe J. The mucosal barrier following abutment dis/reconnection. J Clin Periodontol, 1997, 24(8):568–572.

[6] Berglundh T, Lindhe J, Ericsson I, et al. The soft tissue barrier at implants and teeth. Clin Oral Implants Res, 1991, 2(2):81–90.

[7] Lindhe J, Berglundh T, Ericsson I, et al. Experimental breakdown of peri-implant and periodontal tissues. A study in the beagle dog. Clin Oral Implants Res, 1992, 3(1):9–16.

[8] Piattelli A, Scarano A, Piattelli M, et al. Histologic aspects of the bone and soft tissues surrounding three titanium non-submerged plasma-sprayed implants retrieved at autopsy: a case report. J Periodontol, 1997, 68(7):694–700.

[9] Rodríguez X, Navajas A, Vela X, et al. Arrangement of peri-implant connective tissue fibers around platform-switching implants with conical abutments and its relationship to the underlying bone: a human histologic study. Int J Periodontics Restorative Dent, 2016, 36(4):533–540.

[10] Rompen E, Raepsaet N, Domken O, et al. Soft tissue stability at the facial aspect of gingivally converging abutments in the esthetic zone: a pilot clinical study. J Prosthet Dent, 2007, 97:S119–125.

[11] Crespi R, Capparè P, Gherlone E. Radiographic evaluation of marginal bone levels around platform-switched and non-platform-switched implants used in an immediate loading protocol. Int J Oral Maxillofac Implants, 2009, 24(5):920–926.

[12] Fickl S, Zuhr O, Stein JM, et al. Peri-implant bone level around implants with platform-switched abutments. Int J Oral Maxillofac Implants, 2010, 25(3):577.

[13] Hürzeler M, Fickl S, Zuhr O, et al. Peri-implant bone level around implants with platform-switched abutments: preliminary data from a prospective study. J Oral Maxillofac Surg, 2007, 65(7):33–39.

[14] Lazzara RJ, Porter SS. Platform switching: a new concept in implant dentistry for controlling postrestorative crestal bone levels. Int J Periodontics Restorative Dent, 2006, 26(1):9–17.

[15] Pieri F, Aldini NN, Marchetti C, et al. Influence of implant-abutment interface design on bone and soft tissue levels around immediately placed and restored single-tooth implants: a randomized controlled clinical trial. Int J Oral Maxillofac Implants, 2011, 26(1):169–178.

[16] Trammell K, Geurs NC, O'Neal SJ, et al. A prospective, randomized, controlled comparison of platform-switched and matched-abutment implants in short-span partial denture situations. Int J Periodontics Restorative Dent, 2009, 29(6):599–605.

[17] Canullo L, Penarrocha-Oltra D, Soldini C, et al. Microbiological assessment of the implant-abutment interface in different connections: cross-sectional study after 5 years of functional loading. Clin Oral Implants Res, 2015, 26(4):426–434.

[18] Cássio do Nascimento DM, Paola Kirsten Miani DM, Pedrazzi V, et al. Leakage of saliva through the implant-abutment interface: in vitro evaluation of three different implant connections under unloaded and loaded conditions. Int J Oral Maxillofac Implants, 2012, 27(3):551–560.

[19] Peñarrocha-Diago MA, Flichy-Fernández AJ, Alonso-González R, et al. Influence of implant neck design and implant—abutment connection type on peri-implant health. Radiological study. Clin Oral Implants Res, 2013, 24(11):1192–200.

[20] Linkevicius T, Vindasiute E, Puisys A, et al. The influence of the cementation margin position on the amount of undetected cement. A prospective clinical study. Clin Oral Implants Res, 2013, 24(1):71–76.

[21] Linkevicius T, Vindasiute E, Puisys A, et al. The influence of margin location on the amount of undetected cement excess after delivery of cement-retained implant restorations. Clin Oral Implants Res, 2011, 22(12):1379–1384.

[22] Lops D, Chiapasco M, Rossi A, et al. Incidence of inter-proximal papilla between a tooth and an adjacent immediate implant placed into a fresh extraction socket:1-year prospective study. Clin Oral Implants Res, 2008, 19:1135–1140.

[23] Tarnow DP, Magner AW, Fletcher P. The effect of the distance from the contact point to the crest of bone on the presence or absence of the interproximal dental papilla. J Periodontol, 1992, 63(12):995–996.

[24] Tarnow DP, Elian N, Fletcher P, et al. Vertical distance from the crest of bone to the height of the interproximal papilla between adjacent implants. J Periodontol, 2003, 74(12):1785–1788.

第12章　美学区粘接固位种植修复体：生物学，功能和美学方面的考虑

Alireza Moshaverinia, Todd R. Schoenbaum

摘　要

美学区种植治疗是极具有挑战性的，需要外科医生、技师和修复医生之间高质量的沟通。本章将讨论市面上不同的基台材料，并总结其应用的依据、优点和缺点。本章将简要比较螺丝固位和粘接固位种植修复体，并将讨论相关的临床考虑因素。此外，还将总结基台设计参数和技术因素，并提出临床指南以避免出现并发症和种植失败。

12.1　理论依据和成功率

美学区的种植治疗需要外科医生、技师和修复医生之间的高度协作。修复体/基台的选择和设计是该过程的最后阶段。关于哪种修复类型（螺丝或粘接固位）更好，通常会有很多争论。幸运的是，许多综述已经对这个主题进行了讨论，它们研究了来自数百名牙医完成的成千上万的修复体。从现有数据来看，无论是螺丝固位还是粘接固位的单冠，都可以获得生物学和工艺学角度均成功的种植修复[1-5]；而技师相关的因素（例如设计）以及医师关于基台设计的参数设定也肯定会影响结果。

当然，医生必须遵循现有的治疗流程以尽量减少失败的风险；对于粘接固位修复体，要特别关注粘接剂引起的种植体周围炎（图12.1）[6-8]。并发症将在本章最后进行讨论。

在某些情况下，粘接固位修复将是最佳选择（还有一些情况选择螺丝固位更好）。理想的种植体植入时，选择任何一种修复方式通常都是可行的。美学区最容易出现的情况是种植体轴向过于唇倾（图12.2）。此时螺丝通道位于切缘或唇面，因此，这种情况是螺丝固位修复体的相对禁忌证。一些制造商通过可在种植体轴向偏离25°内工作的螺丝和螺丝刀来解决这一问题。

当种植牙邻牙有牙冠或贴面时应使用粘接固位。理由是技师通常不能将螺丝固位的PFM或PFZ修复体与用于美学区牙

A. Moshaverinia (✉)
Division of Advanced Prosthodontics, School of Dentistry, University of California, Los Angeles, Los Angeles, CA, USA
e-mail: amoshaverinia@dentistry.ucla.edu

T. R. Schoenbaum
Division of Constitutive and Regenerative Sciences, University of California, Los Angeles, CA, USA

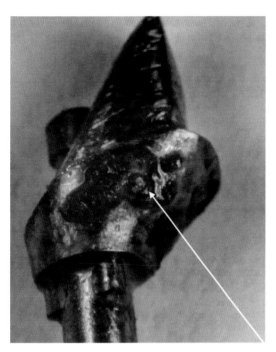

图 12.1 种植体周围炎有多种可能的病因，其中一个是粘接剂残留在基台的龈下表面。这是基台边缘过于深入龈下引起的

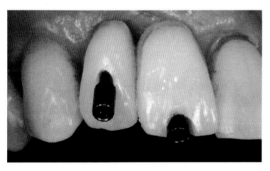

图 12.2 对于牙列缺损患者，当种植体轴向偏向唇侧时，粘接固位修复体是合适的选择。在这种情况下，除了使用粘接固位冠，也有其他方法，如角度螺丝通道、舌侧固位螺丝，但这些是专有的或很少使用。在美学区种植修复将不可避免地需要使用粘接固位修复体，临床医生必须能够掌握这一治疗手段

冠 / 贴面的材料相匹配（图 12.3a、b）。对于美学区的单冠种植治疗，大多数技师可以使用粘接固位修复体，从而更好地复制天然邻牙的美学效果。

但美学只是影响修复方式选择的一个方面，如果该修复方式在生物和功能方面的风险太大，则这种修复方式也意义不大。为了解决这些问题，基台的选择和设计至关重要。种植体周围炎的病因很多，其中一种是残留的粘接剂与骨或软组织接触。这一问题将在本章后半部分进行深入探讨。总体而言，当边缘位置合适（即 < 1mm 深）时，粘接剂残留的风险会显著下降[2,9-10]。

为实现上述目标，必须使用具有个性化基台的种植体系统（图 12.3c、d）。使用成品基台或组织水平种植体几乎不可能将边缘放置在正确的位置（图 12.4a、b）。组织水平种植体有合理的适用范围，但美学区一般不在其中。

12.2 基台材料考虑因素

牙列缺损患者的种植修复基台材料选择包括铸造金合金、钛（图 12.5a）、全氧化锆（图 12.5b）和带钛基底的氧化锆（图 12.5c）。虽然还存在其他选择（二硅酸锂、钴铬、氧化铝），但由于其用途有限，在这里不再讨论。总的来说，氧化锆基台倾向于提供更好的牙龈颜色，但是它们在过度负荷下更容易失败[11-12]。各种材料的生物相容性及其对种植体周围组织的影响尚不清楚，因为有证据表明氧化锆和钛基台都可以达到良好的效果。笔者发现钛（或铸造金合金）具有优越的功能强度，但它们往往会使组织变色[13]。有些氧化锆基台会设计有钛基底，从而可减轻许多全氧化锆基台的问题。

选择基台材料时，有三个关键考虑

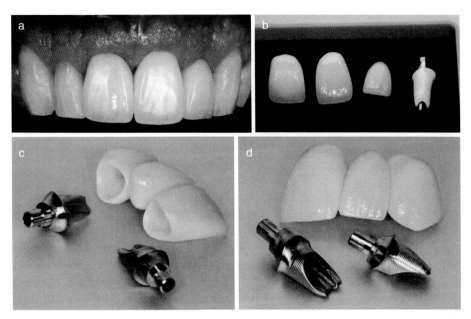

图 12.3　a. 粘接固位修复体对混合治疗病例特别有用。b. 为确保良好的美学效果，这里的牙冠，种植牙冠和贴面都是用相同的材料（层状二硅酸锂）制成。如使用螺丝固位种植 PFM 修复体，这样的结果将是极其困难和不可预测的。一个三单位上饰面瓷的氧化锆 FDP，带有个性化切削的钛基台（c、d）。肩台规定为龈下 0.5mm

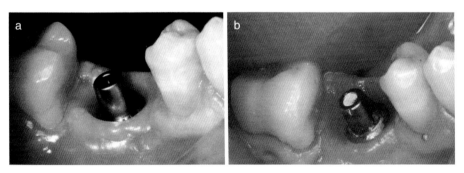

图 12.4　组织水平的种植体应主要通过螺丝固位修复体进行修复，不宜采用粘接固位修复体。此类种植体以及粘结固位修复体不适合在美学区使用。牙冠或修复体的边缘由种植体的位置决定，因此近远中的边缘几乎总是在龈下很深的位置，以至于很难完全清除粘接剂。a、b. 组织水平种植体由于近远中的肩台边缘过深而出现粘接剂残留，将面临种植体周围黏膜炎的挑战

因素：

生物学：这种材料比其他材料更具生物相容性吗？

功能：基台是否有足够的强度？

美学：基台会使组织颜色发灰吗？

钛是生物相容性最好的金属。钛基台 [商业纯钛（CP Ti）或钛合金（Ti-6Al-4 V）] 独特性质的产生可能是由于钛表面上会形成 TiO_2 保护膜。因此，实际上是氧化层与组织接触，而不是金属本身。钛的密度低于贱金属铸造合金，并且具有比贵金属铸造合金低得多的密度。另外，作为基台材料，钛显示出理想的机械性能。钛基的其他理想特性是它的防腐蚀性能。

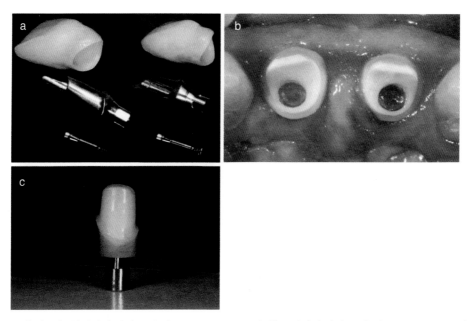

图 12.5　a. 个性化切削钛基台肩台规定为龈下 0.5mm。b. 全氧化锆基台肩台规定为龈下 0.5mm。请注意，当基台就位时，所有边缘都可以在基台周缘上清晰可见。c.氧化锆基台与钛基底配合。这种设计是理想的（尽管不适用于所有种植体），既具备氧化锆的美观，又消除了种植体内氧化锆折裂的风险

基于铁（Fe）和氧（O）等不同元素的存在，钛有四个等级（Ⅰ~Ⅳ），其中Ⅳ级是强度最好的，并且具有最高水平的 Fe 和 O。Ⅰ- Ⅳ 纯钛的强度由间隙杂质原子（C、H、O 和 N）提供，其中 O 是最重要的[14-15]。

钛合金（Ti-6Al-4V）或 V 级钛含有 6%铝、4%钒，不超过 0.25%的铁，不超过 0.2%的氧，其余为钛。众所周知，制造精良的 Ti-6Al-4V 比工业纯钛具有更高的强度和更高的疲劳极限。最初使用这种合金时，人们担心铝的生物相容性（一些人认为可引发阿尔茨海默病）。此外，关于钒的生物相容性的文献证据还不足。然而，种植体的临床成功表明这些担心没有必要[14-15]。

由于其颜色为灰色，钛及其合金基台不是美学区的最佳选择（图 12.6）。钛种植体使其周围黏膜变灰，削弱了美学区种植的美学效果[16-17]。为了解决这个问题，钛基台的表面可用氮化钛（TiN）等离子体涂覆，其中钛和氮离子在基台的表面结合，并与基台的钛基结合（涂层的厚度为 5μm）。研究表明，与 Ti 一样，TiN 具有较好的生物相容性，不会引起任何不良的组织反应。此外，TiN 表现得像具有金色

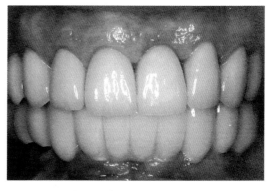

图 12.6　钛基台具有使软组织颜色变灰的不良影响。这种效果的程度取决于种植体位置和软组织厚度。图中为前牙种植体支持的烤瓷修复，可见透色非常明显

色调的强陶瓷材料，色调暖、美观效果较好。TiN 表面涂层可以覆盖整个基台，但不包括基台 / 种植体与螺丝 / 基台之间的接触区域。这种基台的适应证是薄龈生物型和需要承受高功能负荷的具有美学挑战的病例[18]。

钛基台可以是光滑或机械加工表面。这两种表面之间的主要区别在于表面粗糙度。众所周知，与光滑表面相比，糖蛋白和生物膜更容易附着在粗糙表面上。然而，一些临床研究表明基台粗糙表面和抛光表面之间的炎症反应没有显著临床差异[19]。Abrahamsson 及其同事研究发现：植入种植体 3 个月后，粗糙和光滑基台表面附近的软组织附着没有显著差异[20]。其他研究证实，在钛基台表面周围的软组织封闭形成和维持阶段，种植体周软组织反应良好[21]。此外，Zitzmann 等人探讨了种植体周围软组织对粗糙或光滑外表面的钛基台上菌斑积聚的反应。他们发现，由商业纯钛制成的基台的不同表面特性未能影响菌斑的形成以及种植体周围黏膜中的炎性细胞损伤[22]。

由于优异的机械性能和理想的颜色，氧化锆（ZrO_2）在种植牙科中具有独特的地位。根据温度，氧化锆可具有三种晶体形式。在室温下，氧化锆具有单斜晶结构，可维持至加热到 1170℃。在将温度升高到 1170℃ ~2370℃ 之后，单斜晶结构将转变为四方（t）结构。在高于 2370℃ 至熔点时，氧化锆将呈现立方（c）结构。众所周知，冷却后从四方（t）向单斜（m）结构的转变伴随着显著的体积膨胀（约 4.5%），足以引起灾难性的破坏。为了在室温下得到可用的稳定四方结构氧化锆，可将稳定

氧化物（如 CaO、Y_2O_3 或 CeO_2）加入氧化锆复合物中[23-26]。

氧化锆由于其独特的机械性能，已经获得了包括牙科学在内的各种各样的生物医学应用。在现代口腔领域，氧化锆是高应力区域和美学区域的首选材料。研究证实，这种材料具有非常高的断裂韧性和与钢相当的杨氏模量。与其他陶瓷相比，氧化锆的主要特点之一是能够主动抵抗裂纹扩展，从而导致材料具有非常高的断裂韧性[23-26]。

几项体内研究表明：与其他修复材料相比，氧化锆具有优异的组织整合特性。其他几项研究表明：与铸造金合金基台相比，氧化锆基台显示出更好的软组织和骨组织反应。此外，与其他陶瓷和牙科材料相比，氧化锆显示出优异的生物相容性，不仅表现出优异的组织反应，同时表面上的牙菌斑和细菌黏附显著减少[27]。Poortinga 等在他们的研究中发现：氧化锆基台的抗菌性可能是由于这种材料的电子传导性[28]。

与钛金属基台相比，氧化锆基台周围的细菌附着和炎症浸润较低。这种材料可被认为是市场上最卫生的基台，可改善种植体周围封闭，利于美学区软组织的长期维护，并保留牙槽骨[29]。Rimondini、Scarano 和 Hobkirk 等人在他们的共识中，报告了平均 5 年后随访结果：陶瓷（99.1%）和金属（97.4%）基台具有较高的存活率。

一篇系统性评价认为，氧化锆和钛一样适于作为牙种植体基台材料[30]。

Linkevicius 和 Vaitelis 在他们的研究中发现：与氧化锆和钛基台相连接的种植

体周围黏膜的健康情况没有差异。而且，与钛合金相比，氧化锆基台周围的软组织愈合得更快。他们据此得出结论：与钛相比，氧化锆在早期阶段具有较低的表面菌斑结合趋势[12]。在另一项研究中，Welander 等人分析了在不同种植体基台材料周围形成的软组织屏障，他们发现钛和氧化锆基台的软组织量在愈合 5 个月后保持稳定。然而，金/钯合金基台在愈合 5 个月后会导致屏障上皮和边缘骨向根方移位[31]。此外，Linkevicius 和 Apse 在另一项研究中分析了钛、金合金、氧化锆和氧化铝基台之间种植体周围组织稳定性的差异。他们发现：与金合金、氧化铝或氧化锆基台相比，钛基台没有保持更高的骨水平[32]。其他调查提到钛或氧化锆基台没有明显的优势。然而，相关研究得出如下共识：与钛或铸造金基台相比，使用氧化锆基台可以使种植体周围黏膜颜色更好，达到更好的美学效果。

氧化锆陶瓷作为基台材料也存在缺点。有许多关于氧化锆基台断裂的报道。与钛种植体内部的钛基台相比，应用氧化锆基台的另一个潜在问题是氧化锆更大的强度和耐磨性（磨蚀性）。为了解决这些问题，研究者已经引入了混合氧化锆基台或两件式氧化锆基台[33]。

在该设计中，个性化氧化锆基台被粘接成固定在钛基底上。该过程通常在技工室中使用较短的钛基底完成。这一设计提供了基台与种植体平台的钛-钛界面。研究证实：种植体-钛基底连接比所有种植体-全氧化锆基台连接更适合[34]。Truninger 等人的研究模拟了咀嚼后不同类型的种植体-基台连接的氧化锆基台的断裂载荷[13]。测试了四种不同的氧化锆基台设计：单件式的种植体-基台内连接结构的氧化锆基台，两件式内连接种植体-钛基底氧化锆基台，单件式外连接种植体-基台连接氧化锆基台（Brånemark MK Ⅲ RP Implants），两件式内连接种植体-二级基台连接氧化锆基台（Standard Plus RN implants）。该研究将单体式种植体-基台内连接钛基台作为对照组。他们发现经过老化和咀嚼模拟后，氧化锆基台的失败类型和折断扭矩会因为种植体-基台连接的不同而变化。他们得出结论，一体式和两件式内连接种植体-基台连接的氧化锆基台在临床的表现跟外连接的氧化锆基台相似，甚至更好[13]。

Sailer 及其同事的另一项研究表明，种植体-基台的连接类型对氧化锆基台的效果有重要影响[17,35]。作者指出：与外连接相比，内连接的氧化锆基台断裂数量更多。

此外，在一项前瞻性队列研究中，Canullo 及其同事未发现全氧化锆基台和钛基底氧化锆基台之间的边缘间隙值和牙周指数有任何显著差异。他们认为，钛-氧化锆基台可能与目前可用的美学基台相当。

另外，其他研究（Degidi 等）提示，与氧化锆愈合帽相比，钛愈合帽周围的炎症标志物表达更高，表明氧化锆由于细菌积累减少而引起更好的生物反应[29]。其他研究证实了这个发现，与钛相比，氧化锆基台显示出更好的愈合反应，更少的炎症浸润以及材料周围的菌斑黏附减少。此外，Scarano 等人的研究报道[36]认为，与钛相比，氧化锆的细菌黏附显著降低。此外，体内研究表明，与氧化锆相比，钛基台材料周围的炎性浸润更多。

Rimondini 及其同事发现：与钛相比，氧化锆基台周围积聚的细菌较少[37]。但另一方面，也有其他研究（Lima 和 Al-Ahmad 等人）报道，氧化锆和钛基台之间的蛋白质吸附，生物膜组成和细菌黏附没有差异[38-39]。

总之，氧化锆是一种独特的陶瓷材料，可用作种植牙的基台。它是市场上最卫生的基台，可以比钛更好地保持黏膜封闭。它可以被认为是前牙美学区和薄龈生物型患者的首选材料，从生物学和机械学的角度来看，其在前牙区比较可靠。

铸造金基台广泛用于制造个性化种植修复体、垂直咬合间隙不足和（或）定制角度以及为美学区提供龈下边缘的修复体（图 12.7）。随着更精密的陶瓷和 CAD / CAM 切削基台的引入，铸造金基台不像以前那样广泛使用。研究证实：即使铸造金基台较薄，也具备足够的强度[40]。此外，研究表明在铸造金基台周围具有较好的软组织响应，可形成和维持所需的种植体周

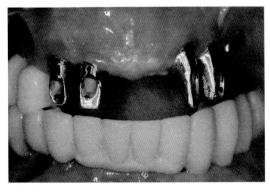

图 12.7　虽然金基台很大程度上被定制的钛和氧化锆基台所取代，但这里看到的个性化金基台也可用于粘接固位修复体。注意平龈的边缘位置

围封闭。通常会使用高钯或高贵金属合金（Ⅱ型或Ⅳ型）[41]。由于金价上涨，贱金属也被用作替代品[42]。

Abrahamsson 及其同事将金和钛基台的软组织反应进行了比较。他们发现 6 个月后，钛和氧化铝基台形成了 2mm 的结合上皮和 1~1.5mm 高的结缔组织。相比之下，金和瓷基台在基台水平处没有形成附着，具有软组织退缩和骨吸收的迹象。他们得出结论：钛基台与金基台相比具有更好的软组织反应[43]。而在另一项研究中，Rompen 等人报道，与金和瓷基台相比，钛和氧化锆基台表现出更有利的长期软组织反应[44]。

在最近的一项研究中，Vigolo 及其同事发现钛基台与金合金基台的种植体边缘骨的影像学表现和软组织反应没有显著差异[45]。Taylor 及其同事在一项体外实验中研究了附着在钛种植体上的不同材料对前体成骨细胞成骨分化能力的影响。他们得出结论：钛种植体上的常用基台生物材料对前体成骨细胞的体外成骨分化能力没有不利影响。此外，Abrahamsson 后续的研究发现钛和金基台之间的穿黏膜软组织水平没有显著差异[46]。除了价格高外，与钛和氧化锆基台相比，铸造金基台的另一个主要缺点是无法利用 CAD / CAM 技术，需要技师进行耗时的技工室程序。所以铸造金合金的主要问题是螺丝固位修复体的螺丝通道的美学问题，合金成本增加以及加工费时带来的劳动力问题。

研究表明，种植体基台材料的类型和设计可能会影响种植体、基台和修复组件的抗断裂性。钛已广泛用作种植体基台材

料，具有高疲劳强度和周围软组织的良好生物反应[47]。众所周知，如先前报道的那样，钛基台具有最高的抗断裂性。然而，将钛基台应用于美学区可能并不是最佳选择，尤其是在患者具有高笑线、偏唇侧植入种植体或薄龈生物型的情况下。在这些临床应用中，钛基台的灰色会导致不利的美学效果。作为替代方式，已经开发出瓷基台材料并将其用于种植领域。与钛基台相比，瓷基台具有优于金属基台的特点——优异的美观性、贴合性、半透明性和易于制造。由于氧化铝基台抗断裂性能低，在临床使用中通常被更强的氧化锆所取代。几项体外和体内研究报道，氧化铝基台的应用可能导致基台折断[27,48-50]。

随后，一体式氧化锆基台被用于种植，但一体式氧化锆基台也不能避免断裂。一些研究表明，与钛基台相比，一体式氧化锆基台的抗断裂性能更低[51-52]。已有报道认为在基台就位之前，拧紧基台螺丝时可形成高内应力并发生断裂[53]。此外，已经表明氧化锆会导致钛种植体内连接的磨损[54]。Foong等的阶梯式疲劳研究报告称，与钛合金相比，一体式氧化锆基台的抗断裂性能显著降低[55]。

为了克服一体式氧化锆基台的这些问题，引入了具有钛基底（混合氧化锆基台）的氧化锆基台，该基台提供钛-钛的种植体-基台界面。钛接口可以是套管或环的形式，可以通过粘接或摩擦结合。研究表明，与一体式基台相比，这些基台具有明显更高的抗断裂性。

另一个需要考虑的重要因素是，种植体-基台连接的类型和设计可以影响种植

体/基台复合体的抗断裂性。一些研究表明，分体式内连接设计比一体式内连接具有明显更高的抗断裂性。因此，可以认为氧化锆基台的失败模式可能取决于连接和基台本身的设计和几何形状。虽然据报道钛基台断裂频率低于氧化锆基台，但潜在的影响因素可能是基台设计不合理、制造缺陷以及基台的非被动就位或生物力学过载。氧化锆基台中的制造缺陷或瑕疵会削弱氧化锆基台的强度，在氧化锆结构中形成裂缝或空隙而导致材料的机械强度受损并最终导致临床失败。当裂缝与高生物力学载荷结合时，会导致裂缝扩散和失败。此外，氧化锆基台的设计也可能是氧化锆基台机械损坏的另一个重要因素。由于材料的脆性，无支撑的材料或不受控制的生物学应力可能导致灾难性失败。例如锐角和过薄部分这样不利的设计需要避免。

因此，为了选择最耐用的修复体，有必要选择合适的基台材料。在选择材料之前，需要进行适当的生物力学和生物学评估。在生物力学负荷非常低的美学区病例（单冠）中，氧化锆/钛基底基台可以是具有高笑线或薄龈生物型的患者的首选材料。使用一体式氧化锆基台（没有钛基底的基台）时要特别小心。

12.3 边缘和粘接剂考虑因素

粘接固位种植体修复成功的两个关键因素是适当的修复体边缘位置和充足角化牙龈的存在（图12.8）。Linkevicius等研究了肩台的位置及其对粘接剂残留的影响[9-10]，他们已经在体外和体内研究了这

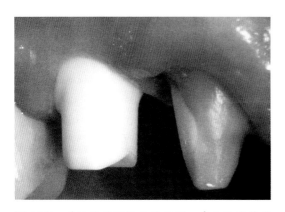

图 12.8　对于粘接固位种植牙冠，肩台位置对于减少粘接剂残留和种植体周围炎的发生至关重要。在美学区，临床医生和患者关心牙龈退缩和（或）基台暴露的可能性。解决这个问题的方法不是让肩台更深，而是改为氧化锆基台，让基台边缘位于龈缘附近

个问题。在 16 章中，种植体周围组织的组织学观察清楚地说明了为什么种植体比天然牙更容易受到粘接剂的影响[56]。

天然牙及其周围组织不仅更能抵抗粘接剂引起的问题，而且临床医生也受到天然牙边缘深度的限制。当牙体预备好之后，必须排龈以制取印模。天然牙预备体边缘越深越难以取得精确印模，因此限制了临床医生进行牙体预备的深度。众所周知，牙根上的牙骨质难以与任何牙科材料黏合。最后也许最重要的是，牙周纤维插

入牙骨质中，为防止粘接剂侵入龈下提供了强大的屏障。

相反，对于种植体，转移柱几乎可以在任何深度进行印模。因此，准确的印模可以取到龈下 4mm 以上并制作修复体。问题在于，当冠边缘深度超过龈下 1mm 时，粘接剂不能被可靠地去除。此外，缺乏牙周纤维插入种植体表面，许多粘接剂（特别是树脂）与钛的黏合强度高使这个问题变得更加严重[57]。临床指南提出：种植体基台的所有肩台边缘应在符合美观的要求下的尽可能接近龈缘。在非美学区，种植体的边缘应是平龈或龈上（图 12.9a、b）；在美学区域中存在对软组织退缩和基台暴露的担忧。为了解决这个问题，不能将边缘放得过深，而是应选择氧化锆作为基台材料。氧化锆的表面也可以染色，使其类似于牙冠颈部或天然牙根面（图 12.10a、b）。这种材料让临床医生有信心按规定让种植体肩台边缘不超过龈下 1mm。

种植修复体的粘接剂是多种多样的。一些临床医生选择粘接强度差的粘接剂，并认为如果出现问题可以取下牙冠。而其

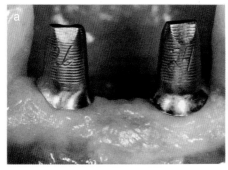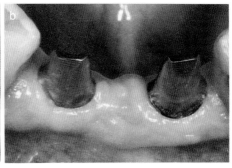

图 12.9　在下前牙治疗中，使用了带有氮化钛（TiN）涂层的个性化钛基台。TiN 涂层为金色，有助于减轻软组织和其上修复体的颜色异常。为了让肩台边缘处于可清洁的位置，基台的肩台边缘选择平龈

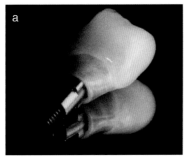
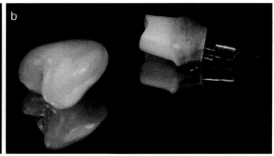

图 12.10 在薄龈生物型或高美学要求的区域，氧化锆的穿龈区域应该被染成类似于天然牙根面的颜色。请注意将氧化锆基台与钛基底联合应用，可以最大限度地降低氧化锆失败和出现并发症的风险

他人则倾向于选择能更好地固位和加强修复体的粘接剂。在 Tarica 等人的一项调查中[58]，他们向美国的口腔修复专科培训的主管询问他们用于种植修复的粘接剂。结果差异很大，其中最受欢迎的是 RMGI、ZOE 和树脂粘接剂。这些选择代表了整个粘接剂的选择范围，ZOE 粘接剂具有低粘接强度，而树脂粘接剂具有非常高的粘接强度。其他需要考虑的因素包括放射阻射性、抗菌活性、黏度、溶解度、与 Ti 的相容性和颜色。

虽然种植粘接剂的放射阻射性是有利的，但这并不能以任何方式向临床医生保证影像学检查可以证明不存在过量的粘接剂。低黏度粘接剂只会沿着基台表面留下一层薄膜，这种薄膜在 X 线片上很难检测到，X 线片只会检测到残留在近中和远中的大量粘接剂。

需要一种"可拆卸"的粘接剂的想法很常见。然而，需要去除种植牙冠的大多数问题（种植体周围炎、崩瓷、颜色不匹配或就位不良）都需要完全更换牙冠（图 12.11a、b）。如同天然牙上的修复体，失败或有问题的种植修复的解决方案是移除和替换，这使得"可拆卸"的想法没有实际意义。使用弱的可拆卸粘接剂（即

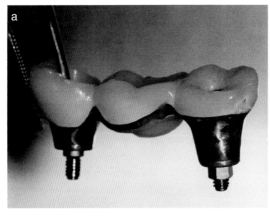
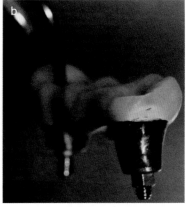

图 12.11 这个螺丝固位的 PFM FDP 显示在邻接区的过早崩瓷。这是此类修复的最常见失败模式。这种失败的病因通常是由于结构设计不佳或上瓷的技术欠佳。不幸的是，直到失败发生之后，临床医生都没有意识到问题所在。通过重新设计和更换修复体可以很好地解决这些问题

ZOE）的另一个缺点是远期粘接效果不佳。

就像天然牙上的牙骨质能抵抗粘接剂黏附，医生可以在就位前改变基台表面，以防止粘接剂黏附（图 12.12）。 在就位之前，可将凡士林涂于基台的组织面。 这将有助于防止粘接剂黏附到基台表面（表12.1）。

12.4 并发症的预防

粘接固位种植牙冠的主要问题是粘接剂可能引起种植体周黏膜炎或种植体周围炎。 已知的种植体周围炎发病率为

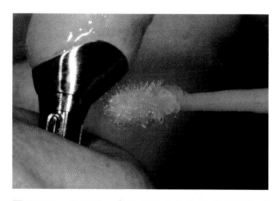

图 12.12 为了进一步降低基台上粘接剂残留的可能性，基台在安放之前，可在穿龈区域涂布凡士林

2%~44%[6]。 发病率的较大差异可能有很多原因。 两个最明显的因素是学术界缺乏对于种植体周围炎诊断标准的共识，以及临床实践中使用种植体和临床治疗方案的广泛可变性。 无论使用何种定义，都需要防止非典型骨吸收、炎症、出血和种植体周围感染。

可能影响种植体周围炎发病率的第一个决定因素是种植体本身。 如上所述，如果种植体的长轴通过修复体唇侧，则粘接固位修复体成为合适的选择。 如果使用组织水平种植体，则必须由外科医生预先设定边缘位置。 由于美学区牙龈为天然扇形形态，唇侧边缘略微龈下放置将使近远中边缘在龈下数毫米（图 12.13a、b）。 因此，这是一种不合适的治疗方案，毫无疑问会在龈下残留粘接剂。 边缘超过龈下 1mm则不能确保粘接剂被完全去除[2,9-10]。 因此，组织水平种植体设计对于美学区和具有尖圆形牙龈的部位都是禁忌的。

基台选择是预防种植体周围炎的另一个重要方面。 大多数制造商提供各种各样设计的成品基台。 大多数基台周围具有相

表 12.1　粘接固位种植修复成功的策略

1.边缘不超过龈下 1 mm
2.粘接固位种植牙冠只应在坚固成熟的角化牙龈组织存在时使用
3.氧化锆基台的使用应限于"美学区"或咬合力有限的患者
4.氧化锆基台应与种植体之间使用钛基底[59]
5.尽可能使用原厂配件
6.使用最少量的粘接剂
7.在放置基台之前，将凡士林涂抹在基台的穿龈表面上
8.选择适合修复体特定条件的粘接剂

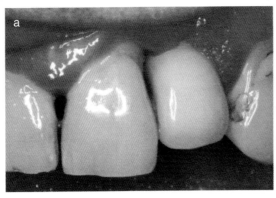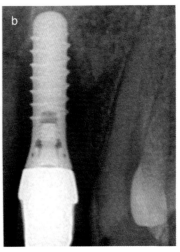

图 12.13 组织水平种植体在美学区是不恰当的选择，因为肩台边缘位置不能通过基台纠正。在植入种植体时，外科医生通常将这种类型的种植体的唇侧中点边缘放置在龈下约 1mm 处。随后，近远中边缘位置将位于龈下 < 4mm 处，几乎不可能完全去除粘接剂。图中可见，上颌侧切牙缺失，植入了组织水平种植体。近远中的边缘位置为龈下 5mm，残留的粘接剂诱发了快速进展的种植体周围炎

同高度的边缘，因此产生了与组织水平种植体相同的问题。大多数成品基台的穿龈区域过短，以至于粘接时基台肩台边缘不能处于可清洁的范围内。一些制造商提供扇形或"美学"成品基台，其设计尝试匹配美学区的扇形软组织。他们经常出现与其他成品基台相同的问题，因为选择有限，无法适应临床上的无限变化。虽然比标准成品基台更好，但扇形基台通常会导致边缘暴露（美学失败）或过深（导致粘接剂诱导的种植体周围炎出现）。

上述美学区治疗的解决方案是使用可以制作个性化基台的骨水平种植体。这样临床医师可以根据每个病例将基台边缘放在适当位置（图 12.14a、b）。定制基台可采用金合金铸造或由钛或氧化锆切削而成。由于金的成本较高，铸造金合金基台崩瓷率较高，螺丝松动的发生率较高，铸造金合金基台已经越来越少用 [3-4]。定制切削钛基台非常耐用且具有较好的生物相

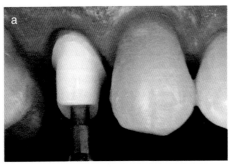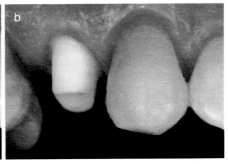

图 12.14 在美学区中使用个性化氧化锆基台可以将边缘放置在龈缘的 0.5mm 内。该治疗手段具有生物学可预测性和高度美观的结果，并且最大程度减少了粘接剂残留导致的种植体周围炎的发生

容性，但可能会使牙龈组织变色（呈金或粉红色的阳极氧化表面）。个性化切削氧化锆基台对组织颜色的改变较少，但在过度负荷时容易发生断裂[11-13]。在早期的设计中，整个基台都是氧化锆，折断通常发生在插入种植体内连接的那一段[59]，临床上要取出破碎的氧化锆碎片通常极具挑战性。现在的设计是把钛基底粘接或固定到

氧化锆基台上（图 12.15）。这减轻了软组织和牙冠透色问题，并将氧化锆移到种植体外部。因此，如果氧化锆失败，去除和更换也非常简单。重要的是这些钛 / 氧化锆基台临床表现似乎稳定[60-61]，但还需要长期的验证。这种基台设计的主要问题可能是氧化锆从钛基底脱粘接，这个问题相对容易解决。

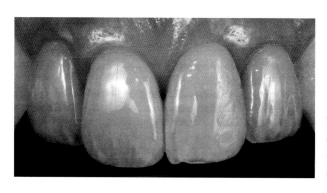

图 12.15　在左上颌侧切牙位置植入骨水平种植体，氧化锆基台采用钛基底，肩台边缘距龈缘 0.5mm，粘接上饰瓷的氧化锆全瓷冠。这种治疗方式可以获得较好的美学效果，并且可以降低生物或机械并发症的发生

参考文献

[1] Chaar MS, Att W, Strub JR. Prosthetic outcome of cement-retained implant-supported ixed dental restorations: a systematic review. J Oral Rehabil, 2011,38(9):697–711.

[2] Kotsakis G, Zhang L, Gaillard P, et al. Investigation of the association between cement-retention and prevalent peri-implant diseases: a cross-sectional study. J Periodontol, 2015,5:1–4.

[3] Millen C, Brägger U, Wittneben JG. Inluence of prosthesis type and retention mechanism on complications with ixed implant-supported prostheses: a systematic review applying multi-variate analyses. Int J Oral Maxillofac Implants, 2015,30(1):110–124.

[4] Sailer I, Mühlemann S, Zwahlen M, et al. Cemented and screw-retained implant reconstructions: a systematic review of the survival and complication rates. Clin Oral Implants Res, 2012,23(s6):163–201.

[5] Wittneben JG, Millen C, Brägger U. Clinical performance of screw-versus cement-retained ixed implant-supported reconstructions-a systematic review. Int J Oral Maxillofac Implants, 2014,29:84–98.

[6] Huynh-Ba G. THEMATIC ABSTRACT REVIEW: peri-implantitis: "tsunami" or marginal problem? Int J Oral Maxillofac Implants, 2013,28(2):333–337.

[7] Korsch M, Robra BP, Walther W. Cement-associated signs of inlammation: retrospec-tive analysis of the effect of excess cement on peri-implant tissue. Int J Prosthodont, 2015,28(1):11–18.

[8] Wilson TG Jr. The positive relationship between excess cement and peri-implant disease: a prospective clinical endoscopic study. J Periodontol, 2009, 80(9):1388–1392.

[9] Linkevicius T, Vindasiute E, Puisys A, et al. The inluence of the cementation margin position on the amount of undetected cement. A prospective clini-cal study. Clin Oral Implants Res, 2013,24(1):71–76.

[10] Linkevicius T, Vindasiute E, Puisys A, et al. The inluence of margin location on the amount of undetected cement excess after delivery of cement-retained implant restorations. Clin Oral Implants Res, 2011,22(12):1379–1384.

[11] Bressan E, Paniz G, Lops D, et al. Inluence of abutment material on the gingival color of implant-supported all-ceramic restorations: a prospective multicenter study. Clin Oral Implants Res, 2011, 22(6):631–637.

[12] Linkevicius T, Vaitelis J. The effect of zirconia or titanium as abutment material on soft peri-implant tissues: a systematic review and meta-analysis. Clin Oral Implants Res, 2015,26(Suppl 11):139–147.

[13] Truninger TC, Stawarczyk B, Leutert CR, et al. Bending moments of zirconia and titanium abutments with internal and external implant-abutment connections after aging and chewing simulation. Clin Oral Implants Res, 2012,23:12–18.

[14] Lekholm U, Gunne J, Henry P, et al. Survival of the Brånemark implants in partially edentulous jaws: a 10-year prospective multicenter study. Int J Oral Maxillofac Implants, 1999,14:639–645.

[15] Osman RB, Swain MW. A critical review of dental implant materials with an emphasis on titanium versus zirconia. Materials, 2015,8:932–958.

[16] Martínez-Rus F, Prieto M, Salido MP, et al. A clinical study assessing the inluence of anodized titanium and zirconium dioxide abutments and peri-implant soft tissue thickness on the optical outcome of implant-supported lithium disilicate single crowns. Int J Oral Maxillofac Implants, 2017,32:156–163.

[17] Sailer I, Philipp A, Zembic A, et al. A systematic review of the performance of ceramic and metal implant abutments supporting ixed implant reconstructions. Clin Oral Implants Res, 2009, 20(Suppl 4):4–31.

[18] Scarano A, Piattelli M, Vrespa G, et al. Bone healing around tita-nium and titanium nitride-coated dental implants with three surfaces: an experimental study in rats. Clin Implant Dent Relat Res, 2003,5:103–111.

[19] Wu-Yuan CD, Eganhouse KJ, Keller JC, et al. Oral bacterial attachment to titanium surfaces: a scanning electron microscopy study. J Oral Implantol, 1995, 21(3):207–213.

[20] Abrahamsson I, Zitzmann NU, Berglundh T, et al. The mucosal attachment to titanium implants with different surface characteristics: an experimental study in dogs. J Clin Periodontol, 2002,29:448–455.

[21] Nakamura T, Saito O, Mizuno M, et al. Inluence of abutment substrates on the colour of metal-free polymer crowns. J Oral Rehabil, 2003,30(2):184–188.

[22] Zitzmann NU, Marinello CP. A review of clinical and technical considerations for ixed and removable implant prostheses in the edentulous mandible. Int J Prosthodont, 2002,15:65–72.

[23] Denry I, Kelly JR. State of the art of zirconia for dental applications. Dent Mater, 2008,24(3):299–307.

[24] Glauser R, Sailer I, Wohlwend A, et al. Experimental zirconia abutments for implant-supported single-tooth restorations in esthetically demanding regions: 4-year results of a prospective clinical study. Int J Prosthodont, 2004,17(3):285–290.

[25] Piconi C, Maccauro G. Zirconia as a ceramic biomaterial. Biomaterials, 1999,20(1):1–25.

[26] Sadan A, Blatz MB, Lang B. Clinical considerations for densely sintered alumina and zirco-nia restorations: part 2. Int J Periodontics Restorative Dent, 2005,25(4):343–349.

[27] Sghaireen MG. Fracture resistance and mode of failure of ceramic versus titanium implant abutments and single implant-supported restorations. Clin Implant Dent Relat Res, 2013,17:1–8.

[28] Poortinga AT, Bos R, Busscher HJ. Measurement of charge transfer during bacterial adhe-sion to an indium tin oxide surface in a parallel plate low chamber. J Microbiol Methods, 1999,38:183–189.

[29] Degidi M, Artese L, Scarano A, et al. Inlammatory iniltrate, microvessel density, nitric oxide synthase expression, vascular endothelial growth factor expression, and proliferative activity in peri-implant soft tissues around titanium and zirco-nium oxide healing caps. J Periodontol, 2006,77:73–80.

[30] Jung RE, Zembic A, Pjetursson BE, et al. Systematic review of the sur-vival rate and the incidence of biological, technical, and aesthetic complications of single crowns on implants reported in longitudinal studies with a mean follow-up of 5 years. Clin Oral Implants Res, 2012,23(Suppl. 6):2–21.

[31] Welander M, Abrahamsson I, Berglundh T. The mucosal barrier at implant abutments of different materials. Clin Oral Implants Res, 2008,19:635–641.

[32] Linkevicius T, Apse P. Inluence of abutment material on stability of peri-implant tissues: a systematic review. Int J Oral Maxillofac Implants, 2008, 23(3):449–456.

[33] Joda T, Brägger U. Management of a complication with a fractured zirconia implant abutment in the esthetic zone. Int J Oral Maxillofac Implants, 2015,30:21–23.

[34] Mitsias ME, Silva NR, Pines M, et al. Reliability and fatigue damage modes of zirconia and titanium abutments. Int J Prosthodont, 2010,23:56–59.

[35] Sailer I, Sailer T, Stawarczyk B, et al. In vitro study of the inluence of the type of connection on the fracture load of zirconia abutments with internal and external implant-abutment connections. Int J Oral Maxillofac Implants, 2009,24:850–858.

[36] Scarano A, Piattelli M, Caputi S, et al. Bacterial adhesion on commer-cially pure titanium and zirconium oxide disks: an in vivo human study. J

Periodontol, 2004,75:292–296.

[37] Rimondini L, Cerroni L, Carrassi A, et al. Bacterial colonization of zirconia ceramic surfaces: an in vitro and in vivo study. Int J Oral Maxillofac Implants, 2002;17(6): 793–798.

[38] Al-Ahmad A, Wiedmann-Al-Ahmad M, Faust J, et al. Bioilm formation and composition on different implant materials in vivo. J Biomed Mater Res B Appl Biomater, 2010;95B:101–109.

[39] Lima EMCX, Koo H, Vacca-Smith AM, et al. Adsorption of salivary and serum proteins, and bacterial adherence on titanium and zirconia ceramic surfaces. Clin Oral Implants Res, 2008,19:780–785.

[40] Knosp H, Holliday RJ, Corti CW. Gold in dentistry: alloys, uses and performance. Gold Bull, 2003,3:93–102.

[41] Jivraj S, Chee W. Treatment planning of implants in the aesthetic zone. Br Dent J, 2006,201(2):77–89.

[42] Abichandani SJ, Nadiger R, Kavlekar AS. Abutment selection, designing, and its inluence on the emergence proile: a comprehensive review. Eur J Prosthodont, 2013,1(1):10.

[43] Abrahamsson I, Berglundh T, Glantz P-O, et al. The mucosal attachment at different abutments. An experimental study in dogs. J Clin Periodontol, 1998,25:721–727.

[44] Rompen E, Domken O, Degidi M, et al. The effect of material charac-teristics, of surface topography and of implant components and connections on soft tissue integration: a literature review. Clin Oral Implants Res, 2006,17(suppl 2):55–67.

[45] Vigolo P, Givani A, Majzoub Z, et al. A 4-year prospective study to assess peri-implant hard and soft tissues adjacent to titanium versus gold-alloy abutments in cemented single implant crowns. J Prosthodont, 2006,15(4):250–256.

[46] Abrahamsson I, Linder E, Larsson L, et al. Deposition of nanometer scaled calcium-phosphate crystals to implants with a dual acid-etched surface does not improve early tissue integration. Clin Oral Implants Res, 2013,24:57–62.

[47] Ribeiro CG, Maia ML, Scherrer SS, et al. Resistance of three implant-abutment interfaces to fatigue testing. J Appl Oral Sci, 2011,19:413–420.

[48] Prestipino V, Ingeber A. All-ceramic implant abutments: esthetic indications. J Esthet Restor Dent, 1996,8(1):255–262.

[49] Prestipino V, Ingeber A. Esthetic high-strength implant abutments. Part I. J Esthet Restor Dent, 1993,5(1):29–36.

[50] Prestipino V, Ingeber A. Esthetic high-strength implant abutments. Part II. J Esthet Restor Dent, 1993,5(2):63–68.

[51] Saponaro PC, Lee DJ, McGlumphy EA. Managing a fractured one-piece zirconia abutment with a modiied plastic periodontal probe: a clinical report. J Prosthet Dent, 2016,117(5):587–591.

[52] Stimmelmayr M, Sagerer S, Erdelt K, et al. In vitro fatigue and fracture strength testing of one-piece zirconia implant abutments and zirconia implant abutments connected to titanium cores. Int J Oral Maxillofac Implants, 2013,28:488–493.

[53] Aboushelib MN, Salameh Z. Zirconia implant abutment fracture: clinical case reports and precautions for use. Int J Prosthodont, 2009, 22(6):616–619.

[54] Cavusoglu Y, Akca K, Gurbuz R, et al. A pilot study of joint stability at the zirconium or titanium abutment/titanium implant Interface. Int J Oral Maxillofac Implant, 2014,29(2):338–343.

[55] Foong JKW, Judge RB, Palamara JE, et al. Fracture resistance of titanium and zirconia abutments: an in vitro study. J Prosthet Dent, 2013,109(5):304–312.

[56] Rodríguez X, Navajas A, Vela X, et al. Arrangement of peri-implant connective tissue ibers around platform-switching implants with conical abutments and its relationship to the underlying bone: a human histologic study. Int J Periodontics Restorative Dent, 2016,36(4):533.

[57] Agar JR, Cameron SM, Hughbanks JC, et al. Cement removal from restorations luted to titanium abutments with simulated subgingival margins. J Prosthet Dent, 1997,78(1):43–47.

[58] Wadhwani CP, Schwedhelm ER, Tarica DY, et al. Implant luting cements//Cementation in dental implantology. Berlin: Springer, 2015: 47–82.

[59] Kelly JR, Rungruanganunt P. Fatigue behavior of computer-aided design/computer-assisted manufacture ceramic abutments as a function of design and ceramics processing. Int J Oral Maxillofac Implants, 2016,31(3):601–609.

[60] Zembic A, Bösch A, Jung RE, et al. Five-year results of a random-ized controlled clinical trial comparing zirconia and titanium abutments supporting single-implant crowns in canine and posterior regions. Clin Oral Implants Res, 2013,24(4):384–390.

[61] Zembic A, Philipp AO, Hämmerle CH, et al. Eleven-year follow-up of a pro-spective study of zirconia implant abutments supporting single all-ceramic crowns in anterior and premolar regions. Clin Implant Dent Relat Res, 2015,17(S2):e417–e426.

第13章　美学区螺丝固位修复

Tomas Linkevicius, Algirdas Puisys

摘　要

　　粘接－螺丝固位式修复作为一种混合式修复方式，是美学区种植修复方式的选择之一。它结合了粘接固位和螺丝固位的特点，通过与工作模型上的金属基底预粘接形成腭侧开孔的牙冠修复体。去除多余的粘接剂，最终以螺丝固位的方式与种植体相连。这样的修复体通常易于拆卸，而可拆卸性也是影响种植修复成功的重要因素。

　　此外，粘接－螺丝固位式修复对种植体周围组织健康有利，其金属基底材料为钛，对种植体周围的结缔组织有益，其上部高度抛光的氧化锆也有利于种植体周围组织形成更多的上皮附着。

　　传统美学区种植修复方式可分为粘接固位和螺丝固位，修复方式的选择由临床情况和医生偏好决定，粘接固位和螺丝固位两种修复方式各有优劣，难分高下（图13.1）。

　　影响修复方式选择的因素众多，这些因素与固位方式有关，主要包括加工难度、花费、美学、开孔位置、咬合、固位、脱落可能性、可取出性、被动就位、种植体位置、对种植体周围组织健康的影响、临时修复、即刻负重、印模程序、崩瓷和临床效果[1]。尽管本章并不旨在评价各个修复方式的优劣，但必须说明的是，目前系统性评价发现粘接固位与螺丝固位相比，种植体周围会出现更多的骨吸收[2]。当然，这可能是由多种原因导致的，但不可否认的是，粘接固位的主要问题是粘接剂会溢出进入种植体及基桩周围，残留的粘接剂也很难完全去除[3]。Wasyliuk等研究表明，即使个性化基台的边缘仅位于龈下1mm，也很难去除所有残留粘接剂[4]。还有其他问题，如粘接好的修复体因为中央螺丝松动而松动，那就需要在咬合面开孔，才能上紧中央螺丝[5]。Wittneben等在2014年的系统性评价发现，粘接固位修复方式的

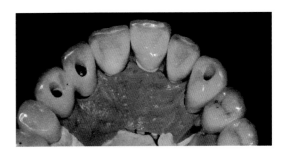

图13.1　前牙区螺丝固位修复体

T. Linkevicius (✉)
Faculty of Medicine, Institute of Odontology, Vilnius University, Vilnius, Lithuania

A. Puisys
Vilnius Implantology Center, Vilnius, Lithuania

生物学并发症和工艺并发症发生概率大于
螺丝固位修复方式；但螺丝固位烤瓷修复
体的崩瓷概率更高 [6]。

这就给我们提供了另一种选择——使
用螺丝固位修复方式，从而避免粘接剂
残留的问题，为种植治疗提供长期的稳
定性。

13.1 适应证和优势 / 禁忌证和劣势

一般而言，螺丝固位修复没有很多严
格的适应证。颌间距离不足时强烈建议选
择一段式螺丝固位修复体。当颌间距离小
于 4mm 时，应该考虑采用螺丝固位修复。
另外，如果种植体周围角化龈不足或不规
则，也建议采用螺丝固位修复。

螺丝固位修复主要有两个优势：①螺
丝固位修复能轻易且无创取下修复体进行
维护或维修；②没有龈下粘接剂残留的风
险。螺丝固位修复的设计对种植体周围健
康有益。

后牙咬合面或前牙腭侧的螺丝通道
开孔常被认为是螺丝固位修复最大的劣
势，它有时会影响种植治疗的效果（图
13.2）。如果种植体轴向偏向唇侧，则螺
丝开孔位置也会位于唇侧，这种情况会带
来美学的问题，因此是传统螺丝固位修复
的禁忌证。

螺丝固位修复必然伴随有螺丝开孔通
道，该通道需要在最终戴入修复体后被封
闭。通常而言，用直接充填的方式封闭螺
丝开通通道会影响美学效果。然而，也有
方法能快速方便地封闭螺丝开孔通道，同

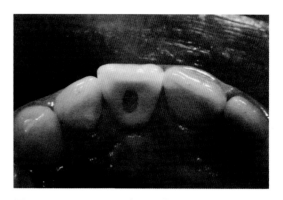

图 13.2 腭侧螺丝开窗的修复体使用 5 年后。可
见明显的树脂变色和微渗漏

时获得更好的美学效果和咬合。这种替代
直接树脂充填的方法就是 Wadhawi 等提出
的使用种植修复体粘接栓封闭螺丝开孔通
道 [7]。这个粘接栓采用瓷材进行个性化制
作而成，它的形态与螺丝开孔通道匹配，
颜色与修复体一致。该方法的操作流程类
似于嵌体的粘接过程：将瓷栓酸蚀、硅烷
化处理，然后用树脂粘接剂粘接于修复体
上。这种方式能解决螺丝开孔通道所致的
美学效果差的情况，并能提供更好的咬合
接触。而另一方面，并非所有临床情况都
需要如此复杂的治疗方式。

13.2 螺丝固位修复体的制作

螺丝固位修复体有以下几种制作方
式：①使用塑料套筒进行铸造（金合金或
钴铬合金）；②切削的一段式结构（钛、
氧化锆或钴铬合金）；③切削的两段式复
合结构（切削的氧化锆上部结构连接钛
基底）。

铸造是一种旧式的制作方法，铸造的
金合金或钴铬合金生物相容性较差、不规
则、花费高且质量波动大，因此越来越不

适用于临床。

一段式螺丝固位支架可以用切削的方式制作，因此能解决由包埋和铸造所带来的内部残留应力的问题[8]。然而，不建议在美学区使用钛基台，这些基台主要的缺点是它的颜色会透过牙龈（图 13.3），导致种植体周围黏膜发灰，这种情况发生在美学区通常不能被患者接受[9]。

氧化锆支架能提供更好的美学效果，在种植体周围黏膜薄时更是如此[10]。然而，材料的脆性是氧化锆支架的缺点。短期研究[11]和长期研究[12]都表明包含内连接的一段式氧化锆基台会发生折裂。另外，因为氧化锆刚性大于钛，有研究表明氧化锆的内连接部分会损伤种植体。

因此，很明显现在需要一种更方便和现代的方法来制作螺丝固位修复体。两件式系统——单独制作的上部修复体以粘接或机械固位的方式与钛基底连接——就是一种适用于美学区种植修复的制作方法。连接上部修复体和钛基底的方法主要有两种：粘接、机械固位。

最常用和可预期的方法是粘接–螺丝式固位。在技工所将制作好并抛光的氧化

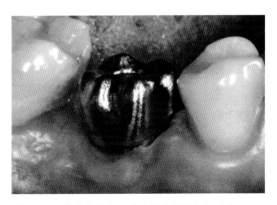

图 13.3 使用金属支架时种植体周软组织发灰

锆修复体粘接于钛基底上，而后再以螺丝固位的方式戴入口内。这种方式能在模型上将修复体粘接于基座上，技师能轻松去除多余粘接剂，因此能避免粘接剂残留。从生物力学上来说，这种方法是粘接固位的。由于修复体和基台之间存在粘接剂，因此可实现被动就位。

这种方法由 Rajan 和 Gunaseelan 的方法改良而来，他们提出了非常类似的粘接–螺丝固位式修复技术[13]。他们也推荐采用成品基台（钛基底的前身）和咬合面开孔的烤瓷冠，但他们的粘接过程是在口内完成的。在粘接之后，基台修复体复合体被取下，然后去除多余粘接剂，最后再将修复体戴入口内。与该方法相比，本书提出的方法具有一些优势：首先，在模型上进行粘接更可控，当种植体位置深时更是如此；其次，由于种植体周围软组织的阻力，修复体在口内更难完全就位；另外，在技工所粘接修复体、清理粘接剂能减少临床时间。尽管有以上的优势，仍有一些医生更喜欢在口内粘接修复体。

制作过程如图 13.4 及图 13.5 所示。

这种螺丝固位修复方式的成功率及长期效果如何呢？的确，目前还缺乏这种修复方式的长期体内研究，但可以从对个性化基台粘接修复的研究中进行推测。在渐进性加载情况下使用个性化基台粘接修复的研究表明这种修复方式的成功率为 100%[14-15]。有意思的是，这些效果良好的研究使用的氧化锆基台为外连接或内六角连接的两段式结构，由氧化锆的上部基台样结构粘接在钛基底上形成。Zembic 等在一项 11 年的前瞻性临

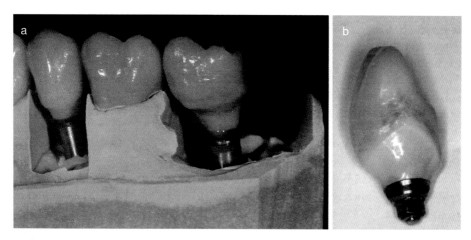

图 13.4 a. 在代型上将修复体与钛基底粘接。这样能完全去除粘接剂。b. 最终的混合式修复体没有粘接剂残留

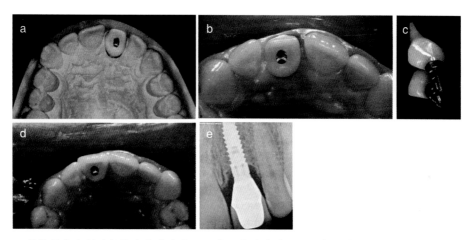

图 13.5 a. 氧化锆基台暂时粘接在钛基底上。b. 在口内检查基台。c. 未上瓷的氧化锆基台和钛基底。d. 螺丝固位修复体最终连接在种植上。e. 治疗完成后的 X 线片影像

床研究中发现，粘接在钛基底上的氧化锆基台折裂率为 0[16]。

　　另一种将氧化锆上部结构连接到钛基底上方法是使用金属适配器。这种方法颇为独特，它通过上扭矩的过程将氧化锆上部结构连接到钛基底上。这就避免了粘接，依靠制作的精准性进行机械的固位。这种方法是一些厂商所独有的，目前还缺乏证据证明钛基底和氧化锆上部结构之间未封闭的微间隙会引起细菌的聚集。

13.3　材料的选择

　　材料的选择是螺丝固位修复方法的重要影响因素，因为螺丝固位修复体的一部分会位于龈下，这部分修复体会参与种植体周围生物学宽度的建立和维持。因此，材料的选择会对软组织的稳定和种植体的功能产生直接影响。这部分修复体与种植体周软组织紧密接触，形成保护骨整合区域远离细菌的第一道且唯一的一道

屏障。

在详细讨论之前，应该先了解螺丝固位修复体的三个主要组成部分：支架材料、饰面材料和金属基底材料。如果选用的是粘接－螺丝固位修复体，则还需要第四个组成部分－粘接剂，粘接剂是用于将上部结构连接在钛基底上。

金属基底常由钛合金制成，钛合金有良好的生物相容性和机械强度。近来，制造商开始提供不同高度的上部固位部分和不同穿龈高度的钛基底（图13.6）。拥有不同穿龈高度的钛基底能用于需要使粘接边缘线远离骨组织和使用金瓷冠修复体的情况。这种设计能增加与种植体周围组织接触的钛表面，从而减少种植体周软组织对长石质瓷、金合金和钴铬合金的暴露。

现在，多种材料被用于制作个性化螺丝固位修复体，如金属、瓷和树脂。多年来，铸造金合金被认为是个性化修复体的解决方案；然而，因为缺乏生物相容性且价格昂贵，这种方法的使用已经大大减少。动物实验表明，种植体周围软组织不能和金基台形成稳定的封闭，因此会出现明显的软组织退缩和嵴顶骨吸收。同样地，烤瓷也不是建立良好软组织附着的合适材料。实际上，长石质瓷是最不合适的，在测试的材料中，长石质瓷引起的软组织退缩和骨吸收是最多的[17]。

锆的特性使它能达到良好稳定的临床效果。氧化锆成为种植修复体的一个主要原因是生物相容性。氧化锆具有良好的生物相容性是因为它能引起宿主组织的积极反应。氧化锆有很多的特性——化学组成、抛光性能、成纤维细胞及细菌的黏附性，这些特性使它具有良好的生物相容性。氧化锆是一种惰性材料，结构稳定，几乎不被腐蚀，不产生副产物，因此它对宿主组织无害。

抛光性对维持种植体周软组织的稳定也非常重要。如图13.7所示，氧化锆能抛光至镜面样。很多研究表明，与粗糙表面相比，成纤维细胞和上皮细胞与抛光后的氧化锆表面会产生更多的增殖和黏附。此外，在成纤维细胞在抛光的氧化锆表面产生更好的增殖与黏附的同时，细菌在光滑的氧化锆表面很少发生黏附。临床上可以

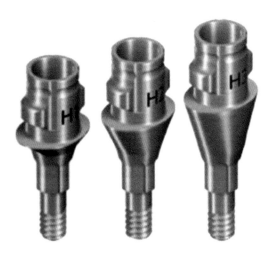

图13.6 不同穿龈高度的钛基底

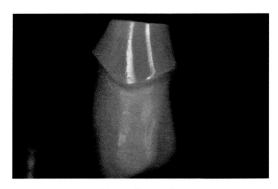

图13.7 手动抛光后的氧化锆表面

发现氧化锆基台与钛基台相比引起炎症更少。因此，氧化锆是目前最好的支架材料。尽管一篇系统性评价认为氧化锆基台与钛基台相比并不能更好地防止骨吸收，但临床上可以发现氧化锆基台的软组织反应似乎更好。

为了完全理解支架和饰面材料与种植体周软组织的关系，需要先看一下螺丝固位修复体的图示。

众所周知，生物学宽度有结缔组织附着和上皮附着两部分组成。大量研究表明结缔组织部分的宽度约为 1mm，且不受种植体设计、植入深度和基台粗糙度的影响。因此，结缔组织的宽度相当于一个常数。上皮部分宽度为 2~3mm，由薄层上皮组成。上皮的根方区域非常薄，通过半桥粒样结构附着于种植体表面。因此，如果使用 1mm 高度的钛基底，则成纤维细胞和钛直接接触，而不和氧化锆接触；同时，上皮部分通过半桥粒样结构附着于氧化锆表面。需要知道的是，大多数体外实验研究的是锆和成纤维细胞的相互作用，而实际上这种相互作用并不发生于口内。这种设计中氧化锆只与上皮细胞接触（图 13.8）

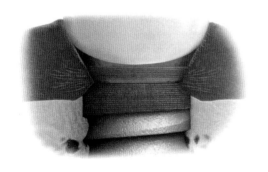

图 13.8 种植体周软组织的示意图。可见结缔组织与钛基底接触，氧化锆与上皮组织接触

另外，必须明确支架和饰面材料的相互作用。用长石质瓷完全覆盖基台或者修复体基底是一种常见的设计。通过种植体上的螺丝固位修复体时，最终会出现长石质饰面瓷位于龈下的情况，而氧化锆支架被饰面瓷包裹，不能与软组织接触。这种结构方式被称为"没有氧化锆的氧化锆"，即没有或只有极少氧化锆和软组织发生接触（图 13.9）。

最后，因为种植体周围的大部分组织和生物相容性极差的饰面瓷接触，患者不能享有氧化锆带来的益处。采用长石质瓷覆盖氧化锆可能是基于氧化锆会老化并在口腔环境中继发磨损的原因[10]。因此，用饰面瓷能使氧化锆远离唾液，避免材料性能的削弱。然而，最近的研究并不认为唾液会使氧化锆出现性能的削弱[11]。因此，可以推测的是如果按照传统方式制作氧化锆的螺丝固位修复体，种植体周围软组织对这种修复体的反应和烤瓷修复体相同，因为覆盖氧化锆和金瓷冠基台表面的饰面瓷生物学性能都是相同的。

这类修复体的支架可分为两个部分：种植体周围组织和纯氧化锆接触的区域；饰面瓷接触的区域——在该区域只有瓷（图 13.5）。它的设计原则是饰面瓷的范围从修复体龈缘处开始，而不进入龈下。因此长石质瓷覆盖于氧化锆支架上，不与软组织接触。

这种新型氧化锆螺丝固位修复体能使氧化锆最大程度上与种植体周围组织接触，从而比饰面瓷延伸至龈下的修复体具有明显的优势。只有使氧化锆与软组织接触才能充分利用氧化锆的良好生物相容

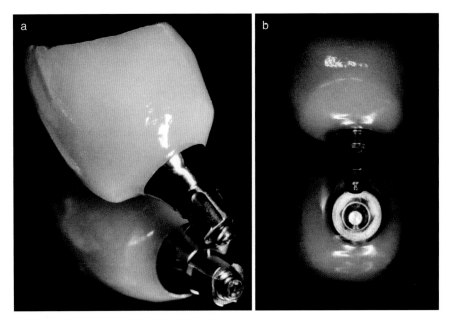

图13.9 a."无氧化锆的氧化锆"修复体，氧化锆支架被饰面瓷覆盖，不与种植体周组织接触。b.氧化锆未被饰面瓷覆盖的修复体

性。这也是种植体骨整合后软组织退缩较少的原因。

螺丝固位修复体的应用局限之一为不正确的种植体三维位置，因为唇侧的螺丝开孔在美学上是不能接受的。采用个性化基台和粘接修复体能解决这个问题。然而，随着技术的进步，使有角度螺丝通道的螺丝固位修复体成为可能，从而能避免

采用粘接的方法。角度螺丝通道系统（图13.10）拥有含有万向结构的螺丝和螺丝刀，允许螺丝通道和螺丝刀长轴之间的最大角度是25°。而这种方法并不适用于所有种植体系统（图13.11）。

综上所述，如果更希望采用无粘接剂的方式进行修复，螺丝固位修复体是美学区种植修复的可行方法。

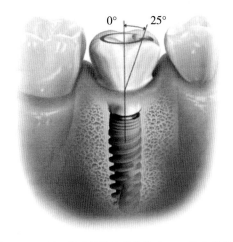

图13.10 图示角度螺丝通道能接受25°的角度偏差

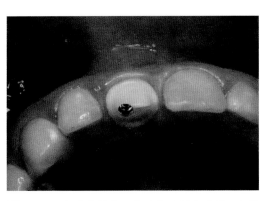

图13.11 在该病例中可使用角度螺丝通道，如果使用个性化基台，则螺丝通道开孔位于切端。因此，常规的螺丝固位修复体会影响美学效果

参考文献

[1] Hebel KS, Gajjar RC. Cement-retained versus screw-retained implant restorations: achieving optimal occlusion and esthetics in implant dentistry. J Prosthet Dent, 1997, 77:28–35.

[2] Sailer I, Muhlemann S, Zwahlen M, et al. Cemented and screw-retained implant reconstructions: a systematic review of the survival and complication rates. Clin Oral Implants Res, 2012, 23(Suppl 6):163–201.

[3] Linkevicius T, Vindasiute E, Puisys A, et al. The influence of margin location on the amount of undetected cement excess after delivery of cement-retained implant restorations. Clin Oral Implants Res, 2011, 22:1379–1384.

[4] Wasiluk G, Chomik E, Gerhrke P, et al. Incidence of undetected cement on CAD/CAM monolithic zirconia crowns and customized CAD/CAM implant abutments. A prospective case series. Clin Oral Implants Res, 2016, 28(7):1–5.

[5] Michalakis KX, Hirayama H, Garefis PD. Cement-retained versus screw-retained implant restorations: a critical review. Int J Oral Maxillofac Implants, 2003, 18:719–728.

[6] Wittneben JG, Millen C, Brägger U. Clinical performance of screw- versus cement-retained fixed implant-supported reconstructions-a systematic review. Int J Oral Maxillofac Implants, 2014, 29:84–98.

[7] Wadhwani CH, Piñeyro A, Avots J. An esthetic solution to the screw-retained implant restoration: introduction to the implant crown adhesive plug: clinical report. J Esthet Restor Dent, 2011, 23:138–145.

[8] Kano SC, Bonfante G, Binon PP, et al. Effect of casting procedures on screw loosening in UCLA-type abutments. J Prosthodont, 2006,15:1–5.

[9] Park SE, Da Silva JD, Weber HP, et al. Optical phenomenon of peri-implant soft tissue. Part I. Spectrophotometric assessment of natural tooth gingiva and peri-implant mucosa. Clin Oral Implants Res, 2007, 18:569–574.

[10] Jung RE, Holderegger C, Sailer I, et al. The effect of all-ceramic and porcelain-fused-to-metal restorations on marginal peri-implant soft tissue color: a randomized controlled clinical trial. Int J Periodontics Restorative Dent, 2008, 28:357–365.

[11] Carrillo de AA, Vignoletti F, Ferrantino L, et al. A randomized trial on the aesthetic outcomes of implant-supported restorations with zirconia or titanium abutments. J Clin Periodontol, 2014, 41:1161–1169.

[12] Passos SP, Linke B, Larjava H, et al. Performance of zirconia abutments for implant-supported single-tooth crowns in esthetic areas: a retrospective study up to 12-year follow-up.Clin Oral Implants Res, 2014, 27(1):47–54. https://doi.org/10.1111/clr.12504.

[13] Rajan M, Gunaseelan R. Fabrication of a cement- and screw-retained implant prosthesis. J Prosthet Dent, 2004, 92:578–580.

[14] Zembic A, Bosch A, Jung RE, et al. Five-year results of a randomized controlled clinical trial comparing zirconia and titanium abutments supporting single-implant crowns in canine and posterior regions. Clin Oral Implants Res, 2013, 24:384–390.

[15] Glauser R, Sailer I, Wohlwend A, et al. Experimental zirconia abutments for implant-supported single-tooth restorations in esthetically demanding regions: 4-year results of a prospective clinical study. Int J Prosthodont, 2004, 17:285–290.

[16] Zembic A, Philipp AO, Hammerle CH, et al. Eleven-year follow-up of a prospective study of zirconia implant abutments supporting single all-ceramic crowns in anterior and premolar regions. Clin Implant Dent Relat Res, 2014, 17(Suppl 2):e417–426.

[17] Abrahamsson I, Berglundh T, Glantz PO, et al. The mucosal attachment at different abutments. An experimental study in dogs. J Clin Periodontol, 1998, 25:721–727.

第14章 永久基台/修复体的戴入：生物学、美学及力学的考量

Chandur P. K. Wadhwani, Luigi Canullo, Todd R. Schoenbaum

摘 要

种植治疗的目的是实现种植体与患者机体的整合，它不仅仅是与患者自身组织的整合，还是通过生物学、美学及力学的形式使种植体与患者相协调。本章将参考各项研究和实验结果评估软组织整合的基础、软组织袖口作为屏障隔绝口腔环境保护其下骨组织的基本原理。全文由执业临床医生撰写，目的是提供有关修复部件的操作、清洁、美学及力学信息，为医师就改善患者的健康状态提供一些帮助。

传统的口腔治疗在修复缺失牙时，往往依赖邻牙或非固定的软组织。这将对健康部位产生一定的破坏，并有可能在未来影响患者的口腔健康。口腔种植的出现为此提供了新的解决方法，它可作为单一或多单位组合的医疗器件来支持缺失的牙。然而，种植技术的发明及使用又会带来牙科领域所未涉及的新问题，尤其是针对生物学、美学及力学方面。本章将会介绍一些在安放种植修复体时需要注意的问题，就如何规避并发症的出现给出临床指导意见。如果种植修复确有价值、并且能够为患者提供了良好的功能，那么医生就有必要不断修正原有的思维方式并积极适应这些新的变化和挑战。

14.1 生物学：安放基台时规避可能有害的异物

安放修复体的先决条件之一是不应该引入任何可能有害的异物。对于口腔种植而言，这些材料可能会无意污染种植体周围的组织。没有充分清洁的组件、残留的印模材料、排龈线和粘接剂均被证明对软组织有害。笔者接下来将讨论其中最常见的两种原因：污染的组件（图 14.1）和残留的粘接剂（图 14.2a、b）。

14.2 污染的组件

这部分内容介绍如何选择种植组件的

C. P. K. Wadhwani (✉)
Department of Restorative Dentistry, University of Washington, Seattle, WA, USA
Loma Linda University School of Dentistry, Loma Linda, CA, USA

L. Canullo
University of Valencia, Valencia, Spain

T. R. Schoenbaum
Division of Constitutive and Regenerative Sciences, University of California,
Los Angeles, CA, USA

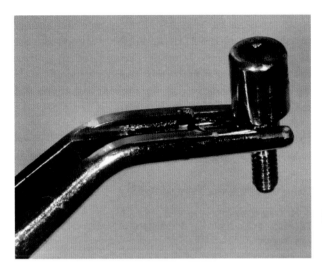

图 14.1　已使用过但经清洁及灭菌的愈合基台，红色部分表示使用后的蛋白污染。当基台已经与组织发生结合后，将不能被二次使用

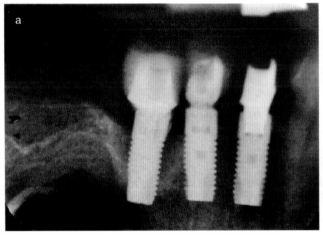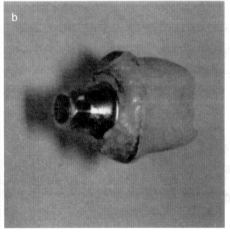

图 14.2　a. X 线片显示，失败种植体与周围过多的粘接剂残留有关。b. 将 X 线片中所示的对应基台取出，可见基台周围明显的粘接剂残留，提示临床中粘接剂没有被清理干净

材料，以及这些材料如何影响种植体周围软组织的长期健康。

一项研究报道显示，在已使用过的但经过清洁及灭菌的愈合基台中仍能检测到生物污染物，这提示医生要使用新的并且经过标准程序处理的愈合基台。即使是使用新的部件，在预包装的工业程序之后基台表面仍能检测到一些微观杂质。这是因为在加工流程中种植体表面会产生润滑剂掺杂的金属微粒及氧化层，并且在整个运输过程中会累积一些可吸附的污染物。

在制作的最终阶段应常规进行基台的清洁工作，比如使用酒精、肥皂或蒸汽等净化剂。但这些方法的有效性遭到质疑，因为基台表面仍能检测到杂质。有人认为，在一些特定的情况下，这些外源性物质会引发软硬组织的炎症反应。

到目前为止，尚没有明确的标准化清洁程序。将清洁技术引入临床实践中用以维持甚至积极地影响宿主细胞反应是目前研究的一个重要领域。在此背景下，低温等离子技术是一种有效的选择。等离子是指部分或全部电离的气体带有相当数量的带正电荷和负电荷的颗粒。等离子分为两种类型：高温或低温等离子。但只有低温等离子体（在温度低于60℃，压力为13~266Pa时产生的电离气体）可以考虑应用于临床，比如表面改性以及有机物清理等。

通过适当的等离子参数，氩等离子体可以清除前期处理所产生的所有化学污渍，与传统的处理工艺相比，等离子技术所获得的表面更清洁且更可控。

如上所述，等离子体可以产生两种显著的效果。

1. 清洁，防腐蚀。

2. 增加表面能。

经研究证明，对定制基台而言，等离子体处理12min产生的清洁效果与水浴超声处理45min的效果相当。同时，等离子处理可以增加表面能（润湿性），具体表现为基台和种植体表面的细胞黏附性能增加。

等离子的清洁优势在体内实验也得以验证，它可以增强种植体植入阶段的软组织应答。与传统的机械去污的基台表面不同，这种改性的表面，可能为胶原纤维的直接附着提供更好的机会，从而防止软组织的长入。从临床的角度来说，这些有效手段可以使软硬组织获得长期的稳定。早期的研究数据显示，使用氩等离子体清洁的基台，种植完成5年后的骨量相较于种植前得到了有效的保存。

14.3 粘接剂

Wilson等人的研究证明粘接剂残留与种植体周围炎有一定的联系。这类外源性材料可能会导致严重的种植体健康问题，虽然目前尚未完全了解病因，但一般认为是多因素导致的。研究证明粘接剂的类型、使用的量，基台设计及边缘位置都被研究证明可能会对种植体产生一定的影响。

与粘接材料有关的粘接剂过量问题很可能来源于细菌的相互作用、化学作用、宿主反应以及致敏反应产生的负面组织效应。

很少有研究检测过粘接剂的抗菌效果，因为它们涉及种植体周围疾病相关的微生物。许多人声称粘接剂具有抗菌属性仅仅因为其中含有三氯化物。如果没有进行适当的细菌检测，这些说法都应被忽略。厂商需要坚持更高的标准，只有这样才能帮助他们真正理解他们所销售的产品。应用于牙体的粘接剂经常被检测到对致龋菌的抗菌活性，医生同样需要考虑粘接剂与导致种植体周围疾病的微生物之间的关系。

2012年，Raval首次评估了种植体周围的革兰氏阴性菌的反应。他的研究表明含有丁香油酚的Temp-Bond（Kerr）能抑制浮游生物和伴放线放线杆菌、牙龈卟啉单胞菌、具核梭杆菌形成生物膜。由此提示，含丁香油酚的氧化锌是一种有效的抗菌材料。尽管只是一项初步的研究，但也表明了这类研究的必要性。

有报道称种植修复体使用的粘接剂会对种植体周围组织产生负面影响。这个观点最初由Ramer提出，随后Burbano也指出，对取出的失败种植体进行软组织切片观察可见粘接剂颗粒。这些颗粒可能是由于粘接过程中粘接剂本身未去尽，也可能是因为粘接剂固化后出现断裂产生的碎片残留。在作者看来，这可能是因为最终修复体在粘接过程中粘接剂残留于软组织中未去尽。种植体周围的龈沟组织与天然牙的牙周组织相比是完全不同的，这种附着容易被剥离，而且渗透性高，血供少，导致机体修复能力变差。一些粘接剂的厚度很薄，很容易被直接挤入到组织当中。材料能够渗透进软组织的这种想法尽管有点不合常理，但见过汞纹（银汞着色）的临床医生就会明白，这种事情时常发生。粘接剂中的化学物质引起的过敏反应也需要引起关注。即便不是全部，大多数的物品安全数据单也警示小心使用粘接剂，建议使用时戴手套以防止皮肤损害。皮肤组织的渗透性比黏膜低数倍，但几乎没人考虑保护种植体周围软组织，其实在临床使用聚四氟乙烯胶带制作的带孔隔离膜就可以实现（图 14.3a~d）。一些粘接剂由于含有氟化物，可以与氢结合形成氢氟酸，这种酸可导致钛及钛金属的腐蚀。这不仅会导致表面的粗化从而使更多的细菌附着，还会使机体产生氧化物直接破坏组织。

迄今为止，几乎所有粘接剂都是为天然牙研制的，这与种植修复中使用的粘接剂所需的性能要求是截然不同的。目前，还没有理想的种植修复专用粘接剂，但选择时应基于合理的临床标准，临床医生在进行选择时应明白各种粘接剂的优缺点。

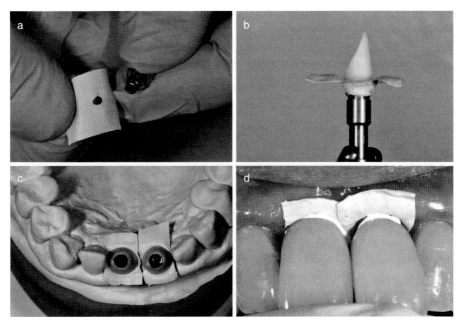

图14.3　a.一片方形的黄色聚四氟乙烯胶带，用橡皮障打孔器在中间打个一环形的孔。b.聚四氟乙烯胶带穿过基台，确保胶带未卡在种植体基台连接部分（可通过与替代体连接确认）。c.在模型上可以看到聚四氟乙烯胶带是如何起作用的，重申一次它也不能放置到基台肩台边缘区域，否则会在粘接过程中嵌入到牙冠和基台之间。d.聚四氟乙烯胶带在指压牙冠就位时作为一个屏障，保护软组织免受粘接剂的侵害

Wadhwani 和 Schwedhelm 详细总结了针对天然牙或种植修复在选择粘接剂时的差异（表 14.1）。

基台的设计需要考虑粘接剂的边缘位置，这是至关重要的。Linkevicius 表示粘接边缘位置低于龈下 1mm 就会导致多余的粘接剂被挤入软组织中，因此他建议肩台边缘位置应与龈缘平齐。医生可通过技术手段来限制粘接剂的体积并控制粘接的位置，同样也可以通过基台改性来控制粘接剂的流动。在种植修复过程中使用粘接剂时应将这些都考虑进去。

目前，有关种植粘接技术的研究甚少。大多数临床医生并不知道如何控制牙冠 - 基台系统中粘接剂的流动。笔者认为大多数粘接剂残留过度导致的问题都是因为临床医生对粘接材料的认识不足及不知道该如何恰当使用。一项针对 400 多名临床医生如何使用及在何处使用粘接剂的调查记录了三种不同的模式：粘接剂被随意使用，或应用于冠边缘，或仅被涂布于牙冠的内

壁。除了粘接技术以外，大多数临床医生并不知道在基台与牙冠之间有限的空间里该使用多少粘接剂，多数人使用的量远超过理想值。对粘接剂的理解不能局限于其化学成分或限定的特性，还需要了解其流体力学。Washwani 通过超级计算机及专业的流体动态软件对此进行了分析，计算出大多数粘接剂的理想位置位于环形的颈部边缘。粘接剂的就位速度在每秒 14mm 时是最佳的。太快时，粘接剂会因为其固有的非牛顿性剪切力变薄，并被推出边缘；太慢时，殆向空间未被充满，导致过多的粘接剂从边缘被挤出。所以目前的种植体基台部件的形态设计几乎都没有科学的依据。大部分都是简单根据 50 年来牙医牙体预备的形态而来的。由于种植体基台较为昂贵，医生应该要求基台的形态与功能相适应。对于金属基台和瓷基台，没必要遵循牙的形态来设计——可以有溢出孔、螺旋形粘接剂溢出道、锥形结构等其他多种设计，这些设计可以帮助临床医生避免

表 14.1 种植修复与天然牙修复中粘接剂的选择标准的差异

	种植修复	天然牙
粘接结构	金属、瓷、丙烯酸树脂	牙本质、牙釉质
相关生物学组织	种植体周围组织	牙周组织，牙髓
主要的疾患	种植体周围疾病	龋病、牙髓病、牙周病
修复体的边缘线	不超过龈下 1mm	前牙美学区：位于游离龈下 0.5~1mm
粘接剂边缘位置	遵循 / 不遵循软组织的弧形结构	按牙龈组织预备
是否需要粘接剂封闭	不确切	绝对需要（防止龋病）
抗龋剂	可能有害	有利
腐蚀性	钛可能出现腐蚀	不适用
阻射性	高度阻射	类似于牙本质（相对较低）
微生物	种植体周围可检测到细菌	致龋菌

过多的粘接剂被挤出。医生所要做的就是推动种植部件设计背后的科学研究。

14.4 美学及简单的种植体——基台改性

美学在口腔领域一直备受关注，对颜色、轮廓和软组织形态的高标准追求是患者及临床医生共同的目标。当使用种植手段修复缺失牙时，试图模仿天然牙会存在一些问题。其中一个问题就是二者的美学及生物学原理是不一样的。例如，目前用于牙科种植领域的植入材料的金标准是金属钛。这种银灰色的金属具有优异的生物相容性及力学强度，能容忍复杂的口腔环境，因此广泛用于制作种植体、基台及修复体部件。

然而，钛金属的颜色已成为一个美学问题，尤其是当它透过较薄的牙龈使软组织呈蓝色或灰色。这些美学问题使得学者们开始重视种植体周围组织的颜色研究，

并有了新的测量评估方法。Fürhauser 是第一个描述所谓红色美学评分的人。这个指数比较了种植体的形态、颜色、构成，以及种植体周围组织内的修复体。此后有人通过添加与余留牙牙列及周围环境相关的修复体测量完善了这项指数。

使用氧化锆基台可以避免钛金属导致的软组织透出蓝色或灰色的问题。此外，制造商还提供了改进的全瓷修复体基底色，可应用于高美学风险的病例。然而，氧化锆强度不如钛，并且有文献报道了基台的断裂问题（图 14.4a、b）。由于氧化锆的低黏合性能，修复体粘接至氧化锆基台上的效果并不能都达到预期。另外，由于在组织内的磨损率不同，钛种植体与氧化锆基台界面可能会产生黑色的钛颗粒。

为了克服这些问题，改善基台的美观，一些制造商使用氮化钛涂层的方法使钛基台表面呈黄色／金色效果，即在钛表面形成另外一种材料。然而，有病例报道提示有些患者可能对这种改性的涂层过敏，并

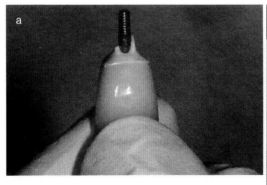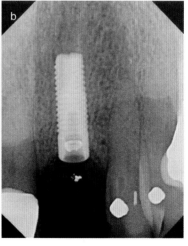

图 14.4　a.氧化锆基台在种植体－基台连接处折断，这是一个薄弱点。b.基台的折裂使的氧化锆的一些碎片残留在种植体内部，难以去除

且氮化钛的生物相容性不如钛金属在含氧环境中自发形成的二氧化钛。一些骨科学研究报道：氮化钛涂层会在钛表面裂开。

文献中描述了一种改进钛金属着色的方法，使用一种完全不同的技术获得美观性基台（图14.5）。阳极氧化是增厚二氧化钛表层的一种物理化学控制的方法。这与钛金属放置在空气中自然形成的二氧化钛表层相同，是钛本身具有良好生物相容性的基础。这是一种简单、快速且廉价的钛金属着色的方法，在口腔文献中有相关的描述并且易于实现。二氧化钛表层增厚时会产生一种物理现象，自然白光被吸收并以薄膜干涉图案反射回来，类似于水中的油膜或CD光盘反射出的光线（图14.6）。根据二氧化钛表层的厚度不同，可产生一系列的颜色。一些颜色有利于改善基台的美观性，要么与软组织颜色相似，要么与修复体颜色相近，或两者皆有。这种阳极氧化的方式很容易产生临床上常用的黄色、金色和粉色等不同的颜色（图14.7），所有这些都取决于所施加的直流电压。这种自然现象仅使用一些常用的电

极就可以轻易实现——通常是酸，包括平时饮用的可乐（图14.8）。

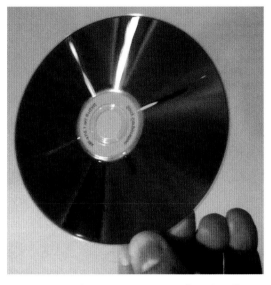

图14.6 阳极氧化借用的是反射光穿过透明薄膜的属性。当旋转CD光盘时也可以看到同样的现象。本身不具有颜色，但是通过反射可以看到这种效果

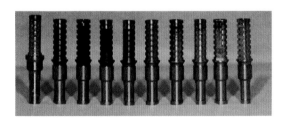

图14.7 仅仅改变电压，就可以通过阳极氧化钛或钛金属获得多种颜色

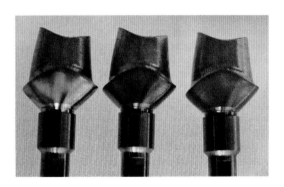

图14.5 使用电池及苏打水对基台进行阳极氧化。通过改变所施加的电压大小，黄色、金色可以作为基台的主体颜色。位于组织部分的基台可用粉色。黄色和粉色都可通过选择性阳极氧化获得

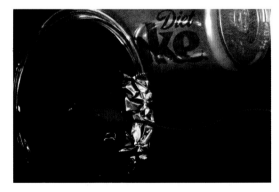

图14.8 可用弱酸作为阳极氧化所需的电解液，包括饮用苏打水（含有食品级磷酸），注意烹饪铝箔在电解液中做阴极

该过程为将钛充正电荷使其阳极氧化，并将它没入含有阴极的电解液中。烹饪铝箔作为阴极可以使接触的电流通过电解液（图 14.8）。电源可以是专用的直流发电机或简单的普通家用电池（图 14.9）。由于电流需要流过钛表面，所以其表面需要干净、无油。类似地，在阳极氧化过程结束时，基台需要用去离子水彻底的清洗以去除电解液的残留物。在电压 63 V（7 节 9 V 电池串联）时，可产生金色。电压 81 V（9 节 9 V 电池串联）时，可产生粉色（图 14.5）。这种技术非常有效，并不会改变钛的生物相容性且十分快速（过程不到 10s）。然而，使用电流时需要注意，即使是家用电池使用不当也可能导致触电。

钛也具有其他非常有用的性质，例如，与氧化锆相比较，钛可以用 9.5% 的氟化氢酸蚀 30s（图 14.10 a、b），这可以使其表面积增加从而改善了微机械嵌合。

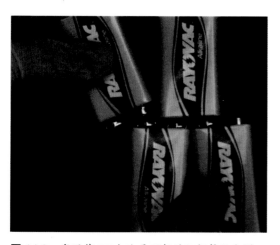

图 14.9　家用装 9V 电池是理想的阳极氧化电源。通常，将它们通过串联的方式连接起来，可获得 9V 的电压增加量。9 节电池串联可产生粉色，7 节电池串联可产生黄色

14.5　安放修复体

如今，加工厂提供的许多种植修复体都有残留的污染物。这可能是像 Kelly 所说的加工工艺流程产生的结果，也可能只是因为在一个污染的环境里处理的这些相关部件。这些部件贴近组织，在理想的状况下需要产生细胞黏附，因此需要满足生物相容性、洁净、无菌的要求。许多部门没有等离子体设备来预处理这些部件。那么，一些化学清洁的方法也是可行的。柠檬酸是一种天然食品，在许多商店都可购买得到。将柠檬酸配成 40% 浓度的溶液，可对种植体周围炎中的种植体表面进行有效的去污处理。将基台用超声波水浴处理 5min，然后用去离子水彻底的清洗也是一种有效且廉价的去污手段。

在种植修复的最后阶段，无论何种固位类型（粘接固位或螺丝固位），与邻牙的接触点都需要仔细评估。接触点部位能使牙线通过，但也不能太松，尤其是靠近天然牙的近中接触点位置。近期的数据显示，由于天然牙会向近中移动而种植体不会，近中接触点若过松牙间隙则会逐渐增宽。

此外，必须常规拍摄射 X 线片，确认组件是否到位，有无多余粘接剂残留（图 14.2 b），并为可能发生的骨改变提供基线标准。

14.6　种植修复

大多数的基台都是通过螺丝与种植体相连，虽然一些制造商使用莫氏锥度连接，

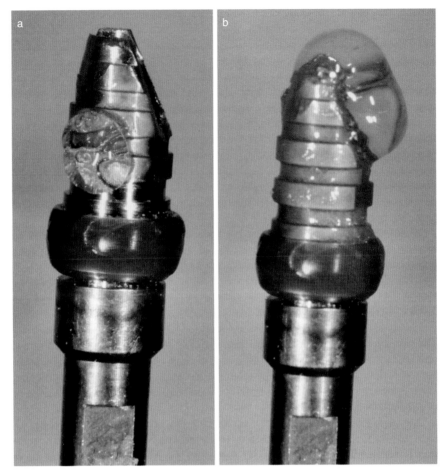

图 14.10 a. 使用 9.5% 氟化氢处理基台，几秒钟就可见钛表面出现气泡。b. 这是氢气的释放，可用于基台的蚀刻，不需要蚀刻的部分用红蜡隔绝

但如果需要拆除部件的话，就会出现一些问题。修复种植的上部结构（单冠或桥）通常使用螺丝固位或粘接固位。

尽管每种技术都有人推崇，但两种都不是最理想的，均需要借助螺丝与种植体相连。粘接修复的方式中牙冠与基台是需要粘接的部分，而基台仍是通过螺丝与种植体相连的。这引入了除牙冠及基台两个连接点以外的另一个变量进入种植修复系统，即粘接剂。粘接剂是一种在特定情况下会引起生物学问题的物质。螺丝固位修复只有一个连接点，因为基台和修复体是

一个整体。但螺丝通道可能会引发一些美学问题，并且开孔可能会影响修复体的结构。

无论何种系统，有关螺丝及其工作原理已有广泛研究和报道。早期相关的种植可能会存在螺丝松动的问题，这主要与螺丝拧不到位有关。手动拧紧螺丝通常会产生非常低效的螺杆机械使用率。最终采用了工程原理，引入了专用的扭矩扳手。它们用于传递一个特定的扭矩，称为预负荷，这由螺丝制造商决定。本质上是由于螺丝会出现机械拉伸现象，将螺丝拧入一

个"弹簧"类型的装置中，将部件紧紧拉在一起，形成最有效的连接。然而，如何最好的施加这个预负荷仍不明确，一些厂商建议可以重复应用扭矩扳手紧固螺丝，需间隔10min。有人评估其他行业里如何处理关键部件的螺丝紧固问题时发现，重复紧固螺丝似乎不需要间隔时间。举一个典型的例子，在赛车行业，仅使用扭矩装置和一个螺丝，就可以使F1的轮胎在几秒内更换完成，车手可等不了10min。笔者认为，重复紧固螺丝应该在1s内完成，或者也可以按照制造商的规范进行操作。

14.7 种植体－基台连接的机械力学：各部件的安装

使用螺丝固位连接时需要仔细的评估，因为有时会发生螺丝松动或断裂的情况，这可能导致种植的失败。

相关部件如何匹配或适配在一起是影响连接的一个因素。制造商使用特定的金属合金，设计制作的各个修复组件完美匹配。当精度未达到要求或使用的合金与规定的尺寸不符，连接部位都可能无法达到预期效果。种植体－基台连接处明显的不匹配将影响密封性并导致早期的螺丝松动，产生的微间隙可能引起致病菌附着。因此，修复部件也应由相应种植制造商制作，确保各组件的精度是种植成功的关键。

应当注意的是，即使使用原厂部件，连接部位也可能出现一些力学误差，如使用损坏的螺丝，或扭矩施加的不恰当，或者连接部位未完全就位。当仔细探查后仍无法发现连接部分的问题时，则需要拍摄X线片来帮助判定。

螺丝拧紧之后，应保护螺丝头部，使其能在后期需要时用螺丝刀拆卸。一些材料可以用来覆盖螺丝头，如棉球、蜡、印模材料、牙胶及氧化锌丁香油酚，但笔者建议使用聚四氟乙烯，俗名生胶带。生胶带易于获得，价格低廉，可高压灭菌，在牙髓病学体外实验中已证实生胶带可作为窝洞分隔材料而且不利于细菌生长。

14.8 小 结

临床医生需要完成最终基台／修复体的安放，他们所做的任何选择都会改变种植义齿的生物学、美学及力学性能。因此，医师需要了解钛等材料的物理属性并知道如何做一些简单的改进，这样就可通过一些简单的、廉价的、适用于临床的方式改善这些因素。

治疗计划总是必不可少的。医师需要预先知道边缘位置设计在哪，知道如何控制粘接剂的流动，在需要使用粘接剂时知道如何选择合适的材料，这些都有助于降低粘接问题的发生率。正确理解连接部位的工作原理也可以提高种植修复的长期稳定性及效果。

参考文献

[1] Canullo L, Micarelli C, Iannello G. Microscopical and hemical surface characterization of the gingival portion and connection of an internal hexagon abutment before and after different technical stages of preparation. Clin Oral Implants Res, 2013, 24(6):606–611.

[2] Canullo L, Gotz W, Cassinelli C, et al. Cell growth on

titanium disks treated by plasma of argon. Int J Oral Maxillofac Implants, 2013, 28:957–962.

[3] Canullo L, Micarelli C, Iannello G. Microscopical and chemical surface characterization of the gingival portion and connection of an internal hexagon abutment before and after different technical stages of preparation. Clin Oral Implants Res, 2013, 24(6):606–611.

[4] Canullo L, Tallarico M, Peñarrocha-Oltra D, et al. Implant abutment cleaning by plasma of argon: 5-year follow-up of a randomized controlled trial. J Periodontol, 2016, 87(4):434–442.

[5] Da Silva JD, Kazimiroff J, Papas A, et al. Practitioners Engaged in Applied Research and Learning (Pearl) Network Group. Outcomes of implants and restorations placed in general dental practices: a retrospective study by the practitioners engaged in applied research and learning (PEARL) network. J Am Dent Assoc, 2014, 145(7):704–713.

[6] Dawson DV, Drake DR, Hill JR, et al. Organization, barrier function and antimicrobial lipids of the oral mucosa. Int J Cosmet Sci, 2013, 35(3):220–223.

[7] Fürhauser R, Florescu D, Benesch T, et al. Evaluation of soft tissue around single-tooth implant crowns: the pink esthetic score. Clin Oral Implants Res, 2005, 16(6):639–644.

[8] Garcia B, Camacho F, Peñarrocha D, et al. Influence of plasma cleaning procedure on the interaction between soft tissue and abutments: a randomized controlled histologic study. Clin Oral Implants Res, 2017, 28(10):1269–1277.

[9] Hebel KS, Gajjar RC. Cement-retained versus screw-retained implant restorations: achieving optimal occlusion and esthetics in implant dentistry. J Prosthet Dent, 1997, 77(1):28–35.

[10] Kasemo B, Lausmaaa J. Material-tissue interfaces: the role of surface properties and processes. Environ Health Perspect, 1994, 102(Suppl 5):41–45.

[11] Kelly JR, Rungruanganunt P. Fatigue behavior of computer-aided design/computer-assisted manufacture ceramic abutments as a function of design and ceramics processing. Int J Oral Maxillofac Implants, 2016, 31(3):601–609.

[12] Lim HP, Lee KM, Koh YI, et al. Allergic contact stomatitis caused by a titanium nitride-coated implant abutment: a clinical report. J Prosthet Dent, 2012, 108(4):209–213.

[13] Liu CM, Huang FM, Yang LC, et al. Cytotoxic effects of gingival retraction cords on human gingival fibroblasts in vitro. J Oral Rehabil, 2004, 31(4):368–372.

[14] Mansour A, Ercoli C, Graser G, et al. Comparative evaluation of casting retention using the ITI solid abutment with six cements. Clin Oral Implants Res, 2002, 13(4):343–348.

[15] Millen C, Brägger U, Wittneben JG. Influence of prosthesis type and retention mechanism on complications with fixed implant-supported prostheses: a systematic review applying multivariate analyses. Int J Oral Maxillofac Implants, 2015, 30(1):110–124.

[16] Mishra PK, Wu W, Rozo C, et al. Micrometer-sized titanium particles can induce potent Th2-type responses through TLR4-independent pathways. J Immunol, 2011, 187(12):6491–6498.

[17] Moisan M, Barbeau J, Crevier MC, et al. Plasma sterilization. Methods and mechanisms. Pure Appl Chem, 2002, 74:349–358.

[18] Moráguez OD, Belser UC. The use of polytetrafluoroethylene tape for the management of screw access channels in implant-supported prostheses. J Prosthet Dent, 2010, 103(3):189–191.

[19] Sailer I, Mühlemann S, Zwahlen M, et al. Cemented and screw-retained implant reconstructions: a systematic review of the survival and complication rates. Clin Oral Implants Res, 2012, 23(Suppl 6):163–201.

[20] Ntrouka VI, Slot DE, Louropoulou A, et al. The effect of chemotherapeutic agents on contaminated titanium surfaces: a systematic review. Clin Oral Implants Res, 2011, 22(7):681–690.

[21] Sheets JL, Wilcox C, Wilwerding T. Cement selection for cement-retained crown technique with dental implants. J Prosthodont, 2008, 17(2):92–96.

[22] Squier RS, Agar JR, Duncan JP, et al. Retentiveness of dental cements used with metallic implant components. Int J Oral Maxillofac Implants, 2001, 16(6):793–798.

[23] Sawase T, Wennerberg A, Hallgren C, et al. Chemical and topographical surface analysis of five different implant abutments. Clin Oral Implants Res, 2000, 11(1):44–50.

[24] Tarica DY, Alvarado VM, Truong ST. Survey of United States dental schools on cementation protocols for implant crown restorations. J Prosthet Dent, 2010, 103(2):68–79.

[25] Taylor TD, Agar JR. Twenty years of progress in implant prosthodontics. J Prosthet Dent, 2002, 88(1):89–95.

[26] van Hove RP, Sierevelt IN, van Royen BJ, et al. Titanium-nitride coating of orthopaedic implants: a review of the literature. Biomed Res Int, 2015,

2015:485975.

[27] Varthis S, Randi A, Tarnow DP. Prevalence of interproximal open contacts between single-implant restorations and adjacent teeth. Int J Oral Maxillofac Implants, 2016, 31(5):1089–1092.

[28] Wadhwani CP, O'Brien R, Kattadiyil MT, et al. Laboratory technique for coloring titanium abutments to improve esthetics. J Prosthet Dent, 2016, 115(4):409–411.

[29] Wadhwani C, Chung KH. In-office technique for selectively etching titanium abutments to improve bonding for interim implant prostheses. J Prosthet Dent, 2016, 115(3):271–273.

[30] Wadhwani C, Hess T, Pineyro A, et al. Effects of abutment and screw access channel modification on dislodgement of cement-retained implant-supported restorations. Int J Prosthodont, 2013, 26(1):54–56.

[31] Wadhwani C, Chung KH. Effect of modifying the screw access channels of zirconia implant abutment on the cement flow pattern and retention of zirconia restorations. J Prosthet Dent, 2014, 112(1):45–50.

[32] Wadhwani C, Hess T, Piñeyro A, et al. Cement application techniques in luting implant-supported crowns: a quantitative and qualitative survey. Int J Oral Maxillofac Implants, 2012, 27(4):859–864.

[33] Wadhwani C, Goodwin S, Chung KH. Cementing an implant crown: a novel measurement system using computational fluid dynamics approach. Clin Implant Dent Relat Res, 2016,18(1):97–106.

[34] Wadhwani C, Piñeyro A, Hess T, et al. Effect of implant abutment modification on the extrusion of excess cement at the crown-abutment margin for cement-retained implant restorations. Int J Oral Maxillofac Implants, 2011, 26(6):1241–1246.

[35] Wadhwani C, Piñeyro A, Avots J. An esthetic solution to the screw-retained implant restoration: introduction to the implant crown adhesive plug: clinical report. J Esthet Restor Dent, 2011, 23(3):138–143.

[36] Weber HP, Kim DM, Ng MW, et al. Peri-implant soft-tissue health surrounding cement- and screw-retained implant restorations: a multi-center, 3-year prospective study. Clin Oral Implants Res, 2006, 17(4):375–379.

[37] Winkler S, Ring K, Ring JD, et al. Implant screw mechanics and the settling effect: overview. J Oral Implantol, 2003, 29(5):242–245.

[38] Wittneben JG, Millen C, Brägger U. Clinical performance of screw- versus cement-retained fixed implant-supported reconstructions—a systematic review. Int J Oral Maxillofac Implants, 2014, 29 Suppl:84–98.

第 15 章　美学区种植：咬合考量

Richard G. Stevenson III, Anirudha Agnihotry

15.1　咬合与种植体

咬合是上下颌牙齿接触时的相互关系。大部分种植机械并发症和生物力学因素关系密切，牙冠的折裂、螺丝松动、基台折断和种植体折断都与种植体 – 修复体复合体承受过大的咬合力量有关，因此，掌握一定的𬌗学知识是种植修复成功的关键。理解天然牙的理想咬合方案是领悟本章大部分内容的前提，需要说明的是，目前大多数推荐的种植牙咬合方案，都缺少足量证据的支持。因此，本章将根据已知的天然牙𬌗学特点，并结合从种植失败中获得的经验来阐述临床推荐的种植咬合设计方案。目前大家对种植的咬合还知之甚少，但本章会为美学区种植修复提供坚实可靠、逻辑性强的证据。本章会着重强调一些咬合的原则，如果忽视这些原则，则会导致种植体和修复体的早期失败。本章提供的临床技术不仅可以提高种植修复体的存留率，更能获得良好的美学效果及长期的成功率。

理想的咬合

医生在进行种植修复时，咬合设计需要拥有𬌗学的基本概念。然而，很少有临床研究能为种植牙的咬合提供标准。下述内容为一些基本的𬌗学概念。

· 最大牙尖交错位（MIP）：最大牙尖交错位是上下颌牙齿最广泛牙尖交错接触的位置，该位置与髁突位置无关，有时被称为与髁突位置无关的上下颌牙齿最紧密接触的位置（需要提醒的："正中"曾被用于描述该位置，然而，该词条定义已在修复学词典第 8 版更新）[1]。

· 前导：前导是前牙与对颌牙形成的面接触模式，通过前导能限制下颌运动，包括前伸引导与左右侧方引导。

· 平衡𬌗：平衡𬌗是在正中和非正中运动中双侧的前后牙同时接触。

· 平衡侧干扰：平衡侧干扰指非工作侧的不良𬌗接触。

· 工作侧干扰：工作侧干扰指工作侧的不良𬌗接触。

R. G. Stevenson III (✉)
Stevenson Dental Solutions, Inc., San Dimas, CA, USA
e-mail: dr.s@rgsdds.com

A. Agnihotry
Arthur A Dugoni School of Dentistry, San Francisco, CA, USA

·尖牙保护𬌗：尖牙保护𬌗是一种相互保护或引导的𬌗型，通过一侧尖牙的覆𬌗、覆盖使同侧后牙在侧方运动时分离。

·髁导：髁导指通过髁突、关节盘在关节窝内运动引导下颌运动。

·组牙功能𬌗：组牙功能𬌗指侧方运动时工作侧上下颌多颗牙接触，这些牙齿同时接触以分散𬌗力。

·正中关系：正中关系指髁突紧贴关节盘，位于关节窝内最上最前的位置，这是一个颌位而非牙位。

·正中𬌗：这种下颌在正中关系位做铰链运动至第一颗牙发生接触的位置（值得提醒的是，这个词条曾有许多的定义，包括最大牙尖交错位；然而，该定义已在修复学词典第 8 版中被纠正）[1]。

·相互保护𬌗：相互保护𬌗是对种植体最有利的咬合设计。在这种咬合时，前牙和后牙在最大牙尖交错位和非正中运动时相互保护。最大牙尖交错位时，后牙承受负荷，前牙负荷较小，在非正中运动时，前牙引导，后牙分离，从而避免后牙受到非轴向力，发生磨耗。这种运动模式可以通过对颌架上石膏模型的操纵和下颌定向运动来描述和观察牙齿的运动，而并不是实际功能中必需的。患者在咀嚼、言语和吞咽时常常没有这些保护运动[2]。因此，相互保护𬌗实际上是一种相互保护"副功能运动"，因为相互保护𬌗通常在有前导和尖牙引导时帮助最大，而此时患者并没有进行常规的下颌运动。相互保护𬌗是所有咬合重建的起点，它为医生和技师提供了重建牙齿、牙齿接触和牙齿相互关系的

原则。相互保护𬌗需要被重视，但患者在进行功能运动时并不一定会是相互保护𬌗的状态。𬌗架不能重复正常功能状态下实际的下颌运动轨迹，这些运动在口腔内发生，必须在动态下进行考量[2]。正中关系和最大牙尖交错位在吞咽时接近，这种情形每天会发生超过 2000 次。10 个成年人中仅有一个人最大牙尖交错位和正中𬌗一致[3-5]。然而，大多数有牙颌个体的最大牙尖交错位位于正中𬌗位前约 1mm[6-9]，这可能会导致牙缺失时后牙向近中移位。

·让患者上、下牙咬合及前后、左右滑动只是调𬌗的一部分，但不是调𬌗所需的唯一的步骤。这可参照本章后面的咀嚼测试及交叉测试。

15.2 种植体与天然牙：生物力学

概括来讲，天然牙和种植体受力的差异可以被比喻为坐在有坐垫的椅子上（天然牙）和坐在没坐垫的椅子上（种植体）。天然牙有牙周膜作为衬垫，而种植体被骨包绕。这意味着种植体在功能状态下与天然牙有明显的生物力学差异。

牙周膜结构有压力传感器，能有效地将𬌗力的刺激传导进入大脑，同时也能对牙齿减震。种植体没有牙周膜，种植体周神经分布也不及天然牙，对𬌗力敏感性更低。天然牙的触觉敏感性预计为种植体的 8.75 倍[10]，这使得种植体比天然牙更易发生𬌗创伤，因为种植体不能产生敏感的痛觉反馈来对巨大的咬合力启动防御反射。对咬合的神经感知是通过触觉敏感性进行

测量的，即在天然牙或种植体秴面施加秴力直到受试者能发出触觉神经冲动时的最小秴力 [被动触觉敏感性；以牛顿（N）表示]，或者是在天然牙之间、种植体之间或天然牙与种植体之间能被感受的最小厚度 [主动触觉敏感性；以微米（μm）表示]。研究表明，天然牙之间的被动触觉敏感性为 0.3N，而天然牙与种植体之间为 15N[11]。种植体之间的主动触觉敏感性也高于天然牙之间（有超过 9 个研究发现种植体间主动触觉敏感性为 10~70μm）[11]。此外，天然牙在牙槽窝内的动度也高于种植体。天然牙在轴向压力作用下可发生 25~100μm 的位移，在水平向能发生 50μm 的位移[12]。在咬合时，咬合力沿着根尖的方向均匀分散[13]。天然牙比种植体弹性更好，还能通过牙根的旋转和其他方式的运动承受应力，使天然牙在非正中运动中的剪切应力处于动态变化模式。种植体与骨直接连接，没有生理性运动的空间。与天然牙相比，在受到正常秴力时种植体仅能

发生 3~5μm 的轴向位移和 10~50μm 的水平向位移[12]。因此，天然牙能通过下沉和旋转适应功能运动，而种植体 – 骨界面可能会吸收所有的应力。应力最终会在天然牙周围均匀分布；而对于种植义齿，则会在种植体周围嵴顶处形成应力集中。种植体周的纤维环形围绕种植体，而天然牙牙周膜纤维会嵌入牙根表面，且方向与秴力方向垂直。这对天然牙的健康至关重要，因为垂直向生理性秴力不会导致移位，而侧向力会导致移位。种植体周围没有能分散秴力的纤维，因此种植体对能产生弯矩的侧向力更敏感[12]。天然牙和种植体的运动模式也有差异，这种差异会影响周围的骨对咬合力的应答。对天然牙而言，移位不是线性的。初始阶段，牙齿在牙周膜范围内快速移动[14]。随着受力的增加进入第二阶段，在该阶段会发生牙槽骨的弹性形变。如表 15.1 所示，种植体没有天然牙那样的初始阶段。种植体的移动一直遵循线性模式（＜ 50μm）。

表 15.1　影响种植体咬合因素的生物学和生物力学因素

生物学 / 生物力学因素	天然牙	种植体
牙周膜	天然牙周围的组织，连接牙齿和牙槽骨，有减震和修复作用，能保护组织免受创伤	种植体周无类似组织
神经分布	牙周膜中分布有神经末梢，能感知压力，称为机械感受器。能对过大的秴力产生痛觉反馈	种植体周有神经分布，但其功能和密度不如天然牙周的神经。
压应力（轴向力）	因为牙周膜的弹力，牙齿能在牙槽窝内被压低 25~100μm	种植体仅能被压低 3~5μm
剪切力（非正中运动）	剪切力作用时可水平向移动 50μm。牙齿的弹性使牙齿能良好地承受非正中运动带来的弯矩。	剪切力作用时水平向移动 10-50μm。种植体的刚性使其易受非正中运动带来的弯矩的损害。
触觉敏感性	由于神经分布密集，能感知到低达 0.3N 的应力	由于神经分布不密集，应力至少要达到 15N 才能被感知

15.3 过载的影响

咬合过载被认为是种植体周围非典型性骨吸收的原因之一。从理论上讲，这是可能发生的，但尚未被证实。正如前文所述，种植体周围的应力集中于嵴顶骨组织。种植体和牙槽骨的弹性模量存在差异，应力会集中于种植体骨接触的第一个区域，即嵴顶区域。在该区域发生的微折裂，会导致边缘骨吸收。文献中对过载和边缘骨吸收关系的结论各有不同，从咬合过载可能导致边缘骨吸收、到咬合过载与其他因素一起造成边缘骨吸收，甚至也有文献认为过载与边缘骨吸收无关。在该问题上需要进一步临床研究以明确过载和非典型性种植体周骨吸收的关系。

Kozlovsky 等 [15] 在一个小型动物实验中研究发现动态咬合过载会导致边缘骨吸收，然而这种骨吸收的程度是由结扎线引起的炎症所决定的。如果没有炎症，在过载的种植体颈部不会出现骨吸收。菌斑引起的炎症会导致更多的骨吸收。因此，医生们提出这样一种理论，如果过载确实和边缘骨吸收有关，微动会加快种植体周围炎的进展。

相似的争议也出现在过载与骨整合丧失的关系这个问题上。没有高质量的证据表明骨整合和过载之间的关系，动物研究表明在健康环境下过载和骨整合丧失无关 [16]。然而，动物研究（模拟炎症情况下的过载）表明，过载会使菌斑引起的骨吸收增加 [16]。

仍有一些病例报道表明骨吸收和种植体过载有关 [17-20]。出现这些形形色色的结论是因为对过载的临床研究的复杂性。鉴于目前大多数证据不完善且不明确，我们最好采用预防的原则来解决咬合过载问题。因为即使过载仅导致生物力学并发症（螺丝松动、修复体失败、螺丝和饰面材料的折裂）或种植体失败，解决这些问题的时间经济成本也是高昂的。

15.4 动态咬合：功能

尽管𬒈架可用于口腔重建，并且使用𬒈架也成为种植修复的常规，但必须认识到，不管多么精密的𬒈架也不能完全复制患者实际的口颌运动 [21]。正确调试𬒈架可以帮助医生建立患者前牙区的𬒈平面，从而达到良好的美学和功能恢复，也可以设计牙齿的引导以降低应力和保护后牙免受不理想的侧向力，还可以帮助确定后牙牙尖高度以增加咀嚼效率同时减少𬒈干扰，确定前牙舌侧面的形态及切道斜度、髁道斜度和后牙牙尖斜度。按要求使用𬒈架对种植修复至关重要，可以使技师制作出戴入口内后仅需微调的修复体。正确调试的𬒈架是不可或缺的，但𬒈架不能精准确定患者实际的咬合功能运动、咀嚼、发音、吞咽和呼吸。

除了遵循那些众所周知的𬒈架咬合原则之外，确定患者的动态咬合也十分关键，动态咬合即患者实际的功能路径和模式。本书将叙述和讨论实际的操作步骤来为医生提供前牙区种植修复的设计方案。

15.5 病史、检查和方案制订中的咬合考量

15.5.1 可接受的咬合面和咬合关系

1.最大牙尖交错位时双侧后牙咬合接触稳定一致，除个别前牙拥挤的情况外，前牙不接触。

2.无殆创伤。殆创伤可表现为：个别牙疼痛、牙动度增加伴牙周膜增宽、牙根吸收、牙骨质吸收、牙槽骨改变、牙髓炎、天然牙/修复体折裂或几个症状同时发生。

3.咬合面无严重牙体组织磨耗。如表15.2所示，体内研究表明天然牙之间前磨牙区釉质磨耗量每年15~17μm，后牙区为前磨牙区的两倍（每年29~35μm）[22-23]。

4.超出天然牙和天然牙、天然牙和修复体接触磨耗区域的磨损，可以找到其原因并进行治疗。但内源性和外源性酸蚀症应被排除在外或进行相应治疗。仅将磨耗诊断为副功能运动是不正确的，也是片面的。这是缺乏和特定治疗方案一致的特定诊断。对所有的磨耗患者使用夜磨牙垫不是合适的治疗方案。本书作者曾见过患者牙齿有明显的酸蚀情况，在未被诊断为胃食管反流症（可能与睡眠障碍有关）并接受相应治疗的情况下被给予咬合板治疗，这对他们的疾病进展没有任何帮助。

5.无非轴向负载或牙齿移位。如果牙间隙逐渐增加，特别是在近几年内发生这种情况，这意味着这些牙位正在承受过载负荷。如果支持骨减少、后方的咬合支持减少或牙周炎进展导致的动度增加，这种情况就会加剧[24-25]。在牙周病活跃期植入种植体会对种植体的长期成功产生负面影响[26-27]。在未稳定后方牙列和控制活跃期牙周病时植入种植体是禁忌。

6.前牙、后牙殆平面协调。如果前牙和后牙殆平面在水平面、矢状面和冠状面上不是对称一致，此时不仅存在美学问题，也存在咬合不协调的问题。这时应注意要理解这些不协调，并在需要时将正畸和（或）外科干预作为总体治疗方案的一部分。

15.5.2 可接受的咬合垂直距离(OVD)

绝大多数病例在改变垂直距离时即对休息和微笑时前牙暴露量产生影响。尽管垂直距离改变可能是后牙牙体组织的丧失导致，这需要依靠医生来明确这对前牙美学会产生怎样的影响。很多病例都表明在不改变垂直距离时取得了理想或自然前牙暴露的美学效果。在开始口腔重建前需要慎重考虑通过改变垂直距离改善咬合功能路径和殆平面的决定。这或许有更理想的咬合，但也可能导致不理想的美学效果。将其告知患者十分重要，患者注意的往往是美学，而不是咬合。医生在进行口腔重

表 15.2 随时间变化的正常殆面磨耗量

年龄	30	40	0	60	70	80
第一磨牙磨耗量（mm）	0.72	1.02	1.32	1.62	1.92	2.22
前磨牙磨耗量（mm）	0.27	0.42	0.57	0.72	0.87	1.02

建时应立足于面部美学，并考虑功能（咬合）、生物力学（结构）和牙周因素。

15.5.3 可接受的最大牙尖交错位和正中𬌗

很少有个体最大牙尖交错位与正中关系一致。对大部分患者而言，正中𬌗接触和最大牙尖交错位之间的偏移小于2mm，如本体感觉未受损，可以自由滑动，这在临床是可以接受的。仅当正中关系–最大牙尖交错位偏移过大或患者产生症状（这时最大牙尖交错位不可接受）时，正中关系–最大牙尖交错位偏移才会成为问题。在这些情况下，需要更多的诊断测试，包括全面的颞下颌关节检查、肌肉测试以及在𬌗架进行正中关系评估。

使用去程序化装置（前牙咬合平面）并检测症状变化情况是获得稳定无疼痛的牙和关节颌位的关键。治疗包括对咬合功能紊乱的调𬌗/修复和对前牙运动受限（受限的咀嚼模式或受限的功能路径）的正畸/外科/𬌗重建[28]。

正中𬌗与最大牙尖交错位一致是更好的，换言之，当髁突位于关节窝内最上最前位时，牙齿能实现舒适的最大牙尖交错位。当改变垂直距离或治疗咬合功能紊乱时，这是实现稳定和成功咬合的首要目标。

15.5.4 咬合方案——可接受的前导（AG）或组牙功能（GF）

单颗牙种植

·切牙：为保持良好的接触和合适的轮廓，在最大牙尖交错位时在边缘嵴上轻接触是可接受的，在前伸时有少许或没有接触。

·尖牙：尖牙不能在最大牙尖交错位重接触。不能由尖牙引导前伸和侧方运动，应在前磨牙上建立组牙功能𬌗，这样种植体不会受到不良的非轴向剪切力。在前伸运动时，为维持美学效果可有轻接触，注意应与其他前牙共同发生接触，这样才不会在尖牙上承受过大的力量，过大的力量会导致种植体的失败。

·前磨牙：对于前磨牙，咬合接触区域内的牙尖嵴不应过大，从而减小偏离修复体中心的受力，使应力沿种植体轴线传导。更小的咬合面和更小的牙尖斜度能使牙冠在非正中运动时不发生接触。此时尖牙引导有助于使前磨牙大小与邻牙相似，获得可接受的美学效果，也能保护种植体和修复体远离非正中应力（图15.1）。

美学区多颗种植体时：

·切牙–切牙：前伸轻接触，尖牙引导更好。

·切牙–尖牙：前伸轻接触，非正中运动组牙功能𬌗，尖牙接触很少或不接触。

·切牙–尖牙–前磨牙：前伸轻接触，

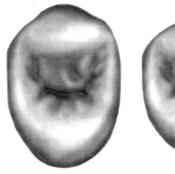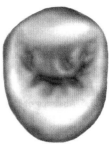

图15.1 狭窄的前磨牙咬合面（右）可以减小侧方运动时的剪切力。左侧是传统修复体的咬合面

侧方运动组牙功能秴，种植体上方修复体接触很少或不接触。

15.5.5 无后牙平衡侧干扰

后牙有秴干扰时，患者会发展出避让模式，此时下颌向前移动，在正常功能路径外产生应力，并使前牙承受这些不良应力。在天然牙列中，医生可以从明显、进展加速的磨耗、牙折、牙齿松动和牙间隙产生看到这种情况的负面影响[29]。对种植体而言，这种情况下负面影响包括螺丝松动、基台折裂、修复体崩瓷或折裂、种植体折裂[30]。如上所述，在计划前牙种植修复前，要确保后牙处于稳定舒适的生理状态。

15.5.6 无肌肉紊乱

肌肉过度疲劳时会产生疼痛。持续无功能的肌肉发生肌痉挛是咬合紊乱、功能路径问题和副功能运动的标志。在咬合功能紊乱和功能路径不当时，肌肉会去适应牙齿、关节和神经系统。副功能运动时则不同，值得指出的是，副功能运动是大脑调节的结果，不能通过优化牙齿接触来纠正[31]。磨牙症的肌肉疼痛常被诉于在觉醒时发生，也许不能治愈，但它完全服从某些治疗策略。简单地使用磨牙垫而忽视潜在的病因是没有根据且属于禁忌的。有报道表明睡眠障碍与磨牙症高度相关，需要一系列的诊断测试评估才能正确治疗磨牙症[32]。患者在开始任何口腔重建之前至少需要接受 epworth 嗜睡评分量表和气道评估[33]。如果怀疑有睡眠问题，将患者转给专科医生是明智之举。

15.5.7 无颞下颌关节紊乱病

主诉有关节区疼痛或关节不能受力（通过关节加载试验）的患者，在口腔重建前，颞下颌关节问题必须被关节病专家解决或至少减轻症状。

咬合功能障碍的诊断标准（重大修复治疗的禁忌证）[34]：

1. 诉咬合感觉不适。

2. 和精神抑郁有关。

3. 颞下颌关节症状持续超过 6 月。

4. 有改变咬合失败的口腔治疗史。

5. 无咬合不协调或咬合不协调程度与主诉程度不相称。

6. 咬合不协调不是其他疾病所致（口腔疾病、肌肉、颞下颌关节或神经紊乱）

15.6 功能诊断的设计

进行功能诊断的一个直接的方法是进行以下测试：

1. 咬合问卷

2. 关节负荷试验 / 关节听诊 / 关节触诊

3. 肌肉触诊

4. 牙列分析(磨耗、动度和非正中运动)

以上测试使医生能做出如下诊断：功能可接受、功能紊乱、功能路径问题、副功能运动或一些颞下颌关节病 / 神经肌肉问题，这些问题都需要超出修复范围外的专业的治疗方法来解决。

功能可接受：在诊断为功能可接受时，医生可以在不进行秴重建的基础上进行治疗，因为此时口颌系统仍在患者的生理范围内运作。在这些病例中要注意不能破坏个体咬合的稳定性，不然可能导致严重的后果，从而需要额外的治疗来解决。咬合治疗中应遵循修复体需要维持稳定的咬合的观念，在咬合不稳定或对患者有害时，需要咬合治疗来纠正及改善咬合的稳定性。在功能可接受时，𬌗架可以通过准确的面弓转移来确定切牙平面和复制上下颌关系[21]。通常情况下在𬌗架上模型咬合对此类患者就足够了。然而，在垂直距离需要改变时，必须通过求正中关系的方法（如咬合片法 leaf gauge 或去程序化装置）上𬌗架，因为此时最大牙尖交错位会改变（表 15.3）[35]。

咬合功能紊乱：在患者后牙不能实现稳定舒适的牙尖交错位，出现与𬌗干扰相关的后牙磨耗或前牙磨耗加速时，就可以使用咬合去程序化装置来进行确诊。在这些病例中经常会发现肌肉疼痛，特别是翼外肌[36]。去程序化装置会使痉挛的肌肉放松，从而使下颌在前牙咬合平面的引导下向后移动。患者下颌在此位置时处于完全舒适的状态[37]。这种情况常需要佩戴 1~4 周（每日 20 h）才能发生。在这个新的颌位（CR）进行咬合记录，并上𬌗架进行分析。通常可以在石膏模型上画标记（画

表 15.3　五个可能的咬合诊断（改编自 John Kois, DMD）

诊断	关节症状	肌肉症状	磨耗模式	进一步的测试	治疗
功能可接受	无——关节可能在负载时无不适	无——肌肉无触痛	正常磨耗或磨耗持续稳定（没有加速的磨耗）	无	正常进行口腔治疗，但需注意如果新的修复体调𬌗不佳可能使咬合不稳定
咬合功能紊乱	关节在负载时可能有轻度疼痛	肌肉常常疼痛，尤其是翼外肌	表现为切缘平坦的加速的前牙磨耗或单独的单侧后牙磨耗	使用去程序化装置 1-4 周以寻找 CR	调𬌗、修复或正畸
功能路径问题	关节常常疼痛，特别是在最大牙尖交错位咬合时	肌肉疼痛，特别是翼外肌	上前牙舌侧和下前牙唇侧磨耗	去程序化装置；下颌在咬合平面上向前移动	正畸、更换过大的前牙修复体或增加垂直距离
副功能运动	关节可能疼痛也可能不疼痛	肌肉可能疼痛也可能不疼痛	所有牙齿磨耗，特别是后牙（伴有磨牙症时）和单独的牙齿磨耗（伴有不良习惯）。	可选用去程序化装置在咬合平面上评价磨耗模式	矫正治疗，使用能承受较大的应力和更不容易折裂的修复体
颞下颌关节病/神经肌肉紊乱	关节常常疼痛	肌肉可能疼痛也可能不疼痛，但存在不典型的疼痛模式，包括肌筋膜痛等	各种各样	颞下颌关节检查得到最后诊断	转诊颌面部疼痛专业医生，或谨慎治疗

的标记的颜色应与石膏颜色对比明显）以追踪在模型上直接进行试验性调殆时的调磨范围。该方法使医生能评估在实现稳定咬合时需要调殆的范围和程度。在试验性调殆中，前牙应保持不变，使终止点形成双侧后牙牙尖、窝、边缘嵴之间接触，不能形成斜面接触，因为这样会产生偏斜的咬合模式和产生非轴向力，也不稳定。此时可以确定哪些牙齿需要用修复体进行修复，在低咬合情况下需要使用高嵌体或冠修复的方式来实现咬合，当过多的调殆使牙本质暴露时也需要进行修复。调殆的目的是避免前牙受更多损伤，在开始美学区种植修复前，必须在必要时进行调殆。

功能路径问题（受限的咬合功能范围，形成的咀嚼模式）：也许，前牙正常功能运动的运动路径是人们对殆学领域知之甚少的问题之一。咀嚼过程中下颌的运动呈现出水滴的形态（图 15.2），此时牙齿互相接近但不发生接触直至达到最大牙尖交错位。当该天然功能路径发生改变，牙齿在闭口运动时发生接触，这样产生的摩擦力会导致牙齿殆面磨耗。在受限的功能运动范围内，上颌前牙会干扰正常的下颌闭口运动路径。下前牙的唇面和上前牙的舌面会在睡觉、语音、咀嚼、言语和吞咽时发生磨耗。这种磨耗模式会在平常的咀嚼运动中发生，临床中经常可看到这种患者有四类洞树脂充填体，虽然符合基于殆架的咬合要求，但很快会出现修复体失败的情况。这种功能运动模式是有缺陷的，患者不能在前牙不发生摩擦的情况下咀嚼，这就会导致磨耗、牙齿挠曲、松动、产生牙间隙或下颌牙向远中偏移。功能路径有问题的患者可能不能咀嚼硬质食物，患者可能吃饭很快（因为吃饭时不舒服），并且有颞下颌关节疼痛、肌肉疼痛或前牙修复体经常发生如上所述的问题。前牙去程序化装置是确诊这种问题的良好工具，患者会在治疗后发生典型的下颌相对于前牙咬合平面的前移。功能路径问题的治疗方法是创造出更多空间从而使前牙

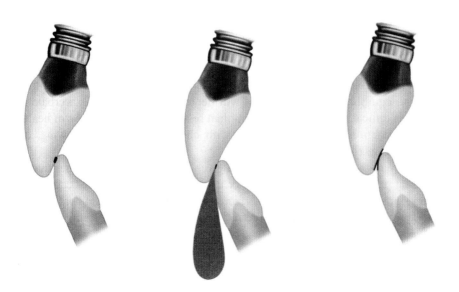

图 15.2 典型的最大牙尖交错位接触区（左），功能路径（中）和功能路径相关的磨耗区域（右）

能在离开和回到最大牙尖交错位的过程中不发生摩擦。这个空间可以通过多种方法来稳定：正畸，前移上颌牙齿或轻微后移下颌牙齿；正颌，通过重建上下颌关系以更好地适应牙列；增加垂直距离；有时也可更换过大的修复体（上前牙修复体舌侧经常是问题所在）或采用冠修复的方式对牙齿进行再定位（因为可能影响到牙髓，很少推荐采用这种方法）。采用调𬌗不能解决功能路径问题。调𬌗会使垂直距离降低，从而加剧功能路径问题。美学区种植修复应遵循健康的动态功能的原则，不能干扰咀嚼、言语、吞咽和呼吸功能（图 15.2）。

副功能运动：副功能运动是一个广泛的定义，它是个体有意识或无意识的进行的。这些运动在白天出现时表现为紧咬牙，此时在非正中运动模式和边缘运动中牙面发生摩擦，使下颌在对抗上颌牙的情况下前伸和后退，前牙相互接触并发生滑动，在睡眠时表现为夜磨牙，夜磨牙症和（不和）呼吸问题有关。建立足够的引导十分重要，足够的引导至少能保护部分牙齿免于因副功能运动而出现加速破坏。修复和调𬌗不能治疗副功能运动，因为副功能运动是中枢调节的，但需要采取措施避免副功能运动破坏修复体和天然牙。副功能运动是多因素问题，理解有关的神经通路和不同情况下（包括夜间情况：夜磨牙及夜间睡眠障碍相关性磨耗；白天情况：紧咬牙、咬异物习惯、吮指习惯及其他有意识或潜意识的习惯）的下颌运动模式有助于医生理解这一疾病。只是简单进行"夜磨牙垫"治疗对治疗这样一个病因多样的疾病而言是不足的。这种做法完全缺少一个明确的诊断，具有潜在的危险性，特别是对于睡眠障碍未经治疗的情况。睡眠呼吸障碍不是患者的首要问题时，使用夜磨牙垫治疗真正的夜磨牙症（仅在 9.7%~15.9% 的患者中发生）[38] 是合适的。使用"日用磨牙垫"治疗习惯性紧咬牙在只是单纯的习惯性紧咬牙时也是合适的；然而，一些个体不能接受日间戴用这种磨牙垫。尽管如此，在使用瓷修复体（特别薄 / 易碎的修复体）进行𬌗重建后使用夜磨牙垫（由软的凹凸面和硬的外表面组成）作为保护措施以应对偶然发生或异常的夜间副功能运动是值得推荐的[39]。在修复体试戴时，医生需要进行"交叉检查"，这会在后续章节中介绍（表 15.4）。

15.7 种植体戴入时的调𬌗临床操作方法

修复体粘接 / 中央螺丝加扭矩和关闭螺丝通道：这些操作方法可见于本书第 14 章，该章涉及大量的临床研究并描述了一些错误操作，在进行操作时应该严格遵循这些原则。

咬合检查五步法：该方法遵循所有𬌗学原理，提供了实用、可重复、可信赖的方法以确保种植修复能达到可预期的效果。这种方法已被广泛证明，可以提供更加舒适、更耐久、更成功的修复体。在进行下述步骤时，种植修复体需要完全就位，并通过粘接或螺丝固位的方式连接于种植体上，在螺丝通道存在的情况下，应使用树脂封闭螺丝孔（表 15.4）。

表15.4 五步咬合检查法

步骤	1	2	3	4	5
检查名称	最大牙尖交错位检查	侧方运动检查	前伸运动检查	交叉检查	咀嚼测试
下颌运动	闭口	使下颌左右运动	使下颌前后运动	使牙齿切对切，然后由一侧向另一侧运动	咀嚼蜡30s，然后放入咬合纸，再咀嚼30s
后牙接触情况	均匀，双侧后牙接触（牙尖，边缘嵴、中央窝）	后牙无接触，除非设计组牙功能𬌗以减轻尖牙种植体负荷	后牙无接触	后牙无接触	组牙功能𬌗时后牙无斜面接触
前牙接触情况	前牙轻接触	前牙无接触	双侧均匀引导咬合分离	均匀，接触面光滑且宽	前牙200μm咬合纸下无接触
种植修复体接触情况	仅在紧咬时接触	如果可能的话，前牙区种植体无接触	如果可能的话，前牙区种植体无接触	轻接触，接触面光滑且宽	前牙200μm咬合纸下无接触
使用的咬合纸	8~12μm蓝色咬合纸	8~12μm红色咬合纸	8~12μm红色咬合纸	8~12μm红色咬合纸	200μm咬合纸

1. 最大牙尖交错位检查：患者端坐，将薄的咬合纸（8~12μm，Arti-Fol（Bausch）或Troll Foil（Troll Dental））置于牙齿间，使患者做几次闭口运动，用后牙咬合。记录和分析咬合接触点，在前牙区仅允许上颌尖牙远中发生接触。此时上颌切牙舌侧无接触。随后将金属聚酯薄膜（Shim stock膜）置于前牙，使患者紧咬。当患者紧咬时，金属聚酯薄膜（Shim stock膜）应被前牙咬住；当患者使用正常力量咬合时，金属聚酯薄膜（Shim stock膜）不被咬住。而后分析咬合接触区大小。再次放入咬合纸，使牙齿紧咬，然后分析接触区。无论是种植体还是天然牙，前牙区咬合接触区应该直径在0.5mm左右（图15.2）。最大牙尖交错位时如果紧咬（此时前牙能咬住金属聚酯薄膜），前牙牙冠

有咬合接触十分重要，这会防止对颌牙伸长和咬合稳定性不足。只是简单的让种植修复体脱离咬合也会使咬合不稳定。对颌牙最终会通过伸长来占据这个空间，而这个过程不受控制，可能导致其他𬌗干扰的发生。"轻咬合"意味着牙齿表面的确有接触，但在邻牙接触发生之后才接触，咬合力也更低。理想的天然牙咬合时，前牙咬合轻于后牙。而种植修复体的咬合应比天然牙更轻，从而容忍天然牙牙周膜的压缩，这个压缩量可能会到达0.1mm甚至更多（图15.3，图15.4）。

2. 侧方运动检查：患者端坐，在前牙间放入红色咬合纸，使患者磨牙齿，将牙齿从一边至另一边进行滑动。你可以自己演示这种运动，有助于患者按照你描述的动作进行下颌运动。然后在牙间放入蓝色

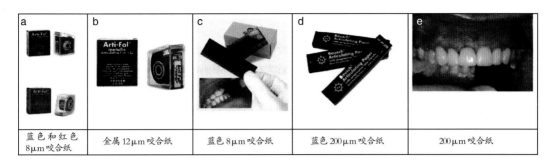

图 15.3 咬合纸：a. 蓝色和红色 8μm 咬合纸（Bausch Arti-Fol, BK23 and BK21）。b. 金属 12μm 咬合纸，一面是金属聚酯薄膜（Shim stock 膜），一面是墨（Bausch Arti-FolBK28）。c. 带塑料把持器的蓝色 8μm 咬合纸（TrollDental TrollFoil）。d. 咀嚼测试用的 200 μm 咬合纸（Bausch BK05）。e. 使用 200μm 咬合纸进行咀嚼测试

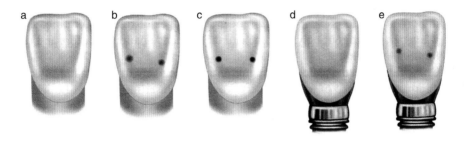

15.4 a. 上颌中切牙舌面。b. 上颌中切牙舌面上典型的最大牙尖交错位咬合印迹，此时几乎不能咬住塞尺。c. 上颌中切牙舌面上典型的紧咬后最大牙尖交错位咬合印迹，此时能仅仅咬住金属聚酯薄膜（Shim stock 膜）。d. 最大牙尖交错位时的上颌中切牙种植修复体舌面，注意：无咬合印迹。e. 紧咬时最大牙尖交错位时的上颌中切牙种植修复体舌面。注意：此时几乎不能咬住金属聚酯薄膜（Shim stock 膜）

咬合纸，使患者像最大牙尖交错位检查的步骤一样反复轻咬，然后重咬。

（a）尖牙保护𬌗：尖牙是天然牙时使用。使尖牙上留有红色咬合印迹；然而，如果以复制理想牙尖斜度和功能路径宽度的方法进行调磨，也能实现合适的尖牙引导。当前牙对保护种植牙不重要时（尖牙是天然牙），将所有天然切牙以及种植牙舌侧表面的红色咬合印迹调磨掉。

（b）前牙组牙功能𬌗：当尖牙是种植体时采用这种咬合方法，不能再由尖牙引导，而是要让天然牙与种植牙共同引导更为理想。按如下步骤分析和调磨咬合印迹：去掉尖牙区种植体舌侧的红色咬合

印迹，保留蓝色咬合印迹。对于前牙，以复制理想牙尖斜度和功能路径宽度为目的进行调磨，这样能形成合适的前牙组牙功能𬌗。

3. 前伸运动检查：患者端坐，在前牙间放入薄的红色咬合纸，使患者将牙齿进行前后向滑动。医师同样可以以自己的下颌运动向患者演示这种运动方式，有助于患者的理解。然后使用薄的蓝色咬合纸，使患者像最大牙尖交错位检查的步骤一样反复轻咬，然后重咬。按如下步骤分析和调磨咬合印迹：去掉前牙区种植牙舌侧的所有红色咬合印迹，保留蓝色咬合印迹。以复制理想牙尖斜度和功能路径宽度的方

式调磨前牙区天然牙上的红色印迹，这样能形成合适的前伸引导。当天然牙能承担前导的负荷时，种植牙不能参与前导。当前牙区只有种植体时，尽可能使𬌗力在参与前导的接触面上均匀分布。

4. 交叉检查：患者端坐，在牙间放入薄的红色咬合纸，使患者将牙齿移动至切对切的位置，然后将切缘沿着对颌牙移动——从一边到另一边和从前伸的位置（下颌从反𬌗的位置后退）往后。注意切缘应宽，并能在不碰到切牙切缘的近远中切角的情况下平滑的移动。这时调𬌗可能需要调磨下颌天然牙的切缘。这一步骤最好在取终印模前进行，以避免面临向患者解释需要调磨患者牙齿以适应修复体的情况。这一步骤大多只需要用抛光烤瓷的低速打磨石而不是高速的钨钢钻或金刚砂车针，这样可能缓解患者的紧张情绪。在前牙美学区修复时，大部分患者都需要在治疗开始阶段进行这一操作，临床较少出现患者拒绝的情况。将该步骤列入预先制订的计划内并向患者解释，再进行治疗就会很容易被患者接受。交叉检查步骤对防止最终修复体切缘折裂十分重要，常规进行该操作还会增加患者的舒适感和修复体的长期稳定性。

5. 咀嚼测试：患者端坐，在患者前牙区放置 200μm 红色咬合纸（Bausch BK05），让患者自然地咀嚼顶针大小的边缘整塑蜡。此时，医生不注视患者更有利于患者正常咀嚼无菌蜡，这样能使患者更自然的咀嚼。10s 后，转向患者，让患者继续咀嚼，然后在允许的情况下向牙齿间插入咬合纸，再次背对患者，让患者继续咀嚼。

大约 10s 后，去掉咬合纸，放入薄的蓝色咬合纸，使患者像最大牙尖交错位检查的步骤一样反复轻咬，然后重咬，从而分析上前牙舌面的咬合印迹。去掉所有前牙上的红色咬合印迹，这些咬合点是功能运动路径的干扰点，可能对天然牙和种植修复体产生不良𬌗力。尽可能去掉这个测试中的所有红色咬合印迹，不管它们出现在天然牙还是种植修复体上。重复这个测试直至前牙舌侧无红色咬合印迹出现。200μm 的咬合纸是足够厚的，能提供足够的无摩擦的动态咬合功能运动的空间（图 15.5）。

15.8 调𬌗后的抛光

医生需要配备合适的能在调𬌗后进行高度抛光牙齿表面的抛光系统。对目前的瓷类而言（如氧化锆、硅酸锂陶瓷、白榴石陶瓷和长石质陶瓷），30μm 的金刚砂车针是正确的调𬌗车针[40]。钨钢钻车针不能用于调磨瓷类，因为它会导致瓷类的微折裂。修复体表面调磨后需要进行高度抛光，这能减轻未来裂纹的扩散[40]。抛光需要在正确选用金刚砂车针进行调𬌗后才能进行，不同的抛光系统能提供不同级别的光滑度便于临床选用（表 15.5）。

15.9 随访中的咬合检查管理

在美学区种植修复体最终试戴后，需要在随访时继续使用咬合检查五步法进行检查。因为天然牙的磨耗和移动会随着时间的推移出现，所以需要定期检查咬合变化并进行咬合调整、减轻应力。真实的咬

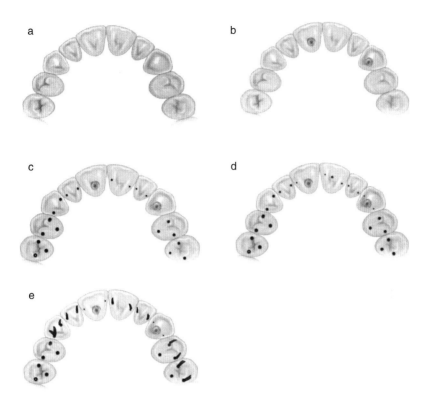

图 15.5　a. 上颌前磨牙和前牙𬌗面观。b. 上颌前磨牙和前牙𬌗面观（咬合分析前）：右侧上颌中切牙和左侧上颌尖牙为种植体。c. 图 b 在最大牙尖交错位使用薄咬合纸的最佳咬合印迹。d. 图 b 在最大牙尖交错位紧咬使用薄咬合纸的最佳咬合印迹。注意：种植修复体上咬合更轻，此处几乎不能咬住金属聚酯薄膜。e. 图 b 在非正中运动使用薄的红色咬合纸的最佳咬合印迹，可见右侧尖牙引导及最佳的前伸咬合印迹。注意：在任何运动时种植体上均无咬合印迹，左侧建立组牙功能𬌗，从而减少尖牙的负载

表 15.5　调𬌗的全套工具

	第一步	第二步	第三步	第四步
粗糙度	30μm 金刚砂车针	粗糙	中等	细
目的	粗调磨	中等调磨和修形	轻度调磨和光滑表面	抛光
示例图片				
制造商	Ks4f（布拉塞尔，美国）	Dialite Blue（布拉塞尔，美国）	Dialite Pink（布拉塞尔，美国）	Dialite Pink（布拉塞尔，美国）

合稳态是一个动态过程，需要医生细致入微地追踪和关注。

15.10 咬合相关的失败

当患者诉种植修复体"松动"、"有什么东西移动了"或"有东西折裂了"时，任何谨慎的医生都会立即警觉起来。因为人体是一个复杂的动态环境而不是静态的机械，所以即便是尽最大的努力也很难杜绝不良问题的出现。医生不能预测人们会使用牙齿做些什么，不管人们接受的口腔治疗是多么的计划周全、多么精心设计、多么与其机体完美融合，这些口腔治疗都容易随着时间的推移而发生失败。取出一个折断的螺丝固位修复体是相当简单的，但"修复"总是需要重新制作修复体。取出一个粘接固位修复体可能会更复杂，但一旦取出，也需要重新制作修复体。失败尽管令人不快，但也无法完全避免。勤奋的医生会坚定地遵循最好的操作原则并绝不妥协，从而有望能在最大程度上减小修复体的早期失败。

参考文献

[1] The glossary of prosthodontic terms. J Prosthet Dent. 2005;94(1):10–92. https://doi. org/10.1016/j.prosdent, 2005, 03.013.

[2] Utz KH, Müller F, Lückerath W, et al. The lateral leeway in the habitual intercuspation: experimental studies and literature review. J Oral Rehabil, 2007, 34(6):406–413.

[3] Berry HM, Hofmann FA. Cineradiographic observations of temporomandibular joint function. J Prosthet Dent, 1959, 9:31–33.

[4] Becker CM, Kaiser DA, Schwalm C. Mandibular entricity: centric relation. J Prosthet Dent, 2000, 83:158–160.

[5] Moss ML. A functional cranial analysis of centric relation. Dent Clin N Am, 1975, 19:431–442.

[6] Posselt U. Terminal hinge movement of the mandible. Prosthet Dent, 1957, 7:787–797.

[7] Posselt U. The physiology of occlusion and ehabilitation. Philadelphia: FA Davis, 1962.

[8] Johnston LA. Gnathological assessment of centric slides in postretention orthodontic patients. J Prosthet Dent, 1988, 60:712–715.

[9] Celenza FV. The centric position: replacement and character. J Prosthet Dent, 1973, 30:591–598.

[10] Hämmerle CHF, Wagner D, Brägger U, et al. Threshold of tactile sensitivity perceived with dental endosseous implants and natural teeth. Clin Oral Implants Res, 1995, 6:83–90.

[11] Bhatnagar VM, Karani JT, Khanna A, et al. Osseoperception: an implant mediated sensory motor control- a review. J Clin Diagn Res, 2015, 9(9):ZE18–20.

[12] Sekine H, Komiyama Y, Hotta H, et al. Mobility characteristics and tactile sensitivity of sseointegrated fixture- supporting systems// van Steenberghe D. Tissue integration in oral maxillofacial reconstruction. Amsterdam: Excerpta Medica, 1996: 326–332.

[13] Hillam DG. Stresses in the periodontal ligament. J Periodontal Res, 1973, 8:51–56.

[14] Kurashima K. Viscoelastic properties of periodontal tissue. Bull Tokyo Med Dent Univ, 1965, 12:240.

[15] Kozlovsky A, Tal H, Laufer BZ, et al. Impact of implant overloading on the peri-implant bone in inflamed and non-inflamed peri-implant mucosa. Clin Oral Implants Res, 2007, 18(5):601–610.

[16] Naert I, Duyck J, Vandamme K. Occlusal overload and bone/implant loss. Clin Oral Implants Res, 2012, 23(Suppl 6):95–107.

[17] Merin RL. Repair of peri-implant bone loss after occlusal adjustment: a case report. J Am Dent Assoc, 2014, 145(10):1058–1062.

[18] Tawil G. Peri-implant bone loss caused by occlusal overload: repair of the peri-implant defect following correction of the traumatic occlusion. A case report. Int J Oral Maxillofac Implants, 2008, 23(1):153–157.

[19] Conrad HJ, Schulte JK, Vallee MC. Fractures related to occlusal overload with single posterior implants: a clinical report. J Prosthet Dent, 2008, 99(4):251–256.

[20] Passanezi E, Sant'ana AC, Damante CA. Occlusal trauma and mucositis or peri-implantitis? J Am Dent

Assoc, 2017, 148(2):106–112.

[21] Quinlan P. Articulators, face bows and interocclusal records. J Ir Dent Assoc, 2016, 62(2):102–104.

[22] Mundhe K, Jain V, Pruthi G, et al. Clinical study to evaluate the wear of natural enamel antagonist to zirconia and metal ceramic crowns. J Prosthet Dent, 2015, 114(3):358–363.

[23] Lambrechts P, Braem M, Vuylsteke-wauters M, et al. Quantitative in vivo wear of human enamel. J Dent Res, 1989, 68(12):1752–1754.

[24] Brunsvold MA. Pathologic tooth migration. J Periodontol, 2005, 76(6):859–866.

[25] Khorshidi H, Moaddeli MR, Golkari A, et al. The prevalence of pathologic tooth migration with respect to the severity of periodontitis. J Int Soc Prev Community Dent, 2016, 6(Suppl 2):S122–125.

[26] Wen X, Liu R, Li G, et al. History of periodontitis as a risk factor for long-term survival of dental implants: a meta-analysis. Int J Oral Maxillofac Implants, 2014, 29(6):1271–1280.

[27] Chrcanovic BR, Albrektsson T, Wennerberg A. Periodontally compromised vs. periodontally healthy patients and dental implants: a systematic review and meta-analysis. J Dent, 2014, 42(12):1509–1527.

[28] Seay A. Achieving esthetic and functional objectives with additive equilibration. Compend Contin Educ Dent, 2014, 35(9):688–692.

[29] Lima AF, Cavalcanti AN, Martins LR, et al. Occlusal interferences: how can this concept influence the clinical practice? Eur J Dent, 2010, 4(4):487–491.

[30] Warreth A, Doody K, Al-mohsen M, et al. Fundamentals of occlusion and restorative dentistry. Part Ⅱ: occlusal contacts, interferences and occlusal considerations in implant patients. J Ir Dent Assoc, 2015, 61(5):252–259.

[31] Reddy SV, Kumar MP, Sravanthi D, et al. Bruxism: a literature review. J Int Oral Health, 2014, 6(6):105–109.

[32] Huynh NT, Emami E, Helman JI, et al. Interactions between sleep disorders and oral diseases. Oral Dis, 2014, 20(3):236–245.

[33] Mungan U, Ozeke O, Mavioglu L, et al. The role of the preoperative screening of sleep apnoea by Berlin Questionnaire and Epworth Sleepiness Scale for postoperative atrial fibrillation. Heart Lung Circ, 2013, 22(1):38–42.

[34] Melis M, Zawawi KH. Occlusal dysesthesia: a topical narrative review. J Oral Rehabil, 2015, 42(10):779–785.

[35] Solow RA. Mounted diagnostic casts: the entry into comprehensive care. Gen Dent, 2013, 61(5):12–15.

[36] Fujii T. Occlusal conditions just after the relief of temporomandibular joint and masticatory muscle pain. J Oral Rehabil, 2002, 29(4):323–329.

[37] Bynum JH. Clinical case report: testing occlusal management, previewing anterior esthetics, and staging rehabilitation with direct composite and Kois deprogrammer. Compend Contin Educ Dent, 2010, 31(4):298–302. 304, 306.

[38] Manfredini D, Winocur E, Guarda-nardini L, et al. Epidemiology of bruxism in adults: a systematic review of the literature. J Orofac Pain, 2013, 27(2):99–110.

[39] Santamato A, Panza F, Di venere D, et al. Effectiveness of botulinum toxin type A treatment of neck pain related to nocturnal bruxism: a case report. J Chiropr Med, 2010, 9(3):132–137.

[40] Vieira AC, Oliveira MC, Lima EM, et al. Evaluation of the surface roughness in dental ceramics submitted to different finishing and polishing methods. J Indian Prosthodont Soc, 2013, 13(3):290–295.

第16章 改善种植体－基台设计，发挥种植体周围组织潜力的研究现状

Xavier Vela, Xavier Rodríguez

摘 要

如今，种植修复已成为修复缺失牙最佳的治疗方法之一。尽管种植修复取得了良好的美学和功能效果，但其相关的一些问题仍未得到解决。能否获得长期的组织稳定性呢？能否避免软组织的退缩及种植体周围的早期骨吸收？使软硬组织获得稳定性的关键因素是什么呢？如果存在，医生如何将其考虑在种植修复方案内呢？

过去，许多关于组织稳定性的研究集中在用细菌黏附来解释组织在长期随访过程中的丧失。如今，在考虑细菌黏附的重要性的同时，另外一个因素也变得越来越重要，那就是结缔组织。目前，结缔组织的厚度及生理特征被认为是影响组织稳定性的关键因素，它们使结缔组织稳定在基台上。这类种植修复让组织随时间推移产生冠向移位，而不是出现软组织退缩及骨吸收。本章主要介绍了如何维持种植体周围组织的长期稳定性。

16.1 引 言

形成类似于牙与牙周围组织的自然关系是种植修复的终极目标。牙齿能穿破上皮组织，在人体中是独一无二的。基于此，医生需要利用种植体周围组织，不仅使种植体植入骨中还需要在种植体周围形成一个封闭结构用于隔绝口腔环境。

当一颗牙缺失时，种植修复需要模拟天然牙的美观及功能（图16.1）。

天然牙最重要的一个功能是能提供软组织的稳定性。牙齿能稳定牙颈部的结缔组织纤维，并且允许上皮在结缔组织冠方黏附以保护嵴顶的骨组织[1]。牙周组织（结缔组织、上皮组织、牙骨质）有两个保护功能：一个是与牙周组织的封闭及黏附有关，可以减轻细菌的污染；另一个是与牙周机械组织稳定性相关。

本章重点介绍以改善前牙区种植体周围组织的健康及美学效果的种植修复方式。为了从生物学角度论证这些治疗的合理性，本章将牙齿和种植体周围的组织行为从以下几个方面进行分析：

X. Vela (✉) · X. Rodríguez
Implantology Department, International University of Catalonia (UIC), Barcelona, Spain
e-mail: vela@borgbcn.com; rodriguez@borgbcn.com

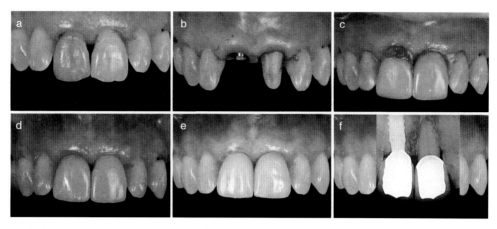

图 16.1 临床病例。a. 无保留价值的右上中切牙。b. 拔除患牙，即刻种植，并使用锥形基台进行即刻修复。c. 术后记录。d. 临时修复体负载1年后记录。e. 永久修复体负载1年后记录。f. X线片显示嵴顶未出现骨吸收。这里强调，使用锥形基台可在基台水平保留骨

·牙齿的生物学功能。

·标准种植修复对周围组织的影响：根据传统的使用解剖学基台方案，多次拆卸和连接基台时种植体周围组织的组织形态学将在此讨论。

16.2 牙齿的功能

了解牙齿的功能对种植修复的成功至关重要。牙齿由三部分组成：牙根、牙颈部及牙冠。

·牙冠部分形成了"白色美学"，牙周软组织形成了"红色美学"[2]。

牙冠在咀嚼过程中用于切割食物。牙冠釉质层表面光滑，有利于上皮附着并具有隔离外界不良刺激的作用。为了使上皮附着于牙冠釉质表面，首先需要获得结缔组织的稳定。牙颈部的结缔组织稳定性对随后的上皮附着至关重要[3]。

·牙颈部的牙周软组织决定着"红色美学"[2]。牙齿的穿龈部分通过将结缔组织纤维"嵌入"牙骨质中来稳定软组织[1,4]。

另外一个要注意的是：牙颈部表面结缔组织的稳定可以为冠向附着在牙冠釉质表面的上皮提供支持及血液供应[5]。嵌入牙骨质中的结缔组织及牙冠釉质表面的上皮附着都能防止骨吸收。

——保存牙周组织的关键因素是牙颈部嵴顶水平的结缔组织的稳定性。结缔组织能够阻止上皮在愈合过程中的根向退缩，并且能促进浅龈沟的形成。此外，一个较浅的龈沟深度与可预期的美学效果息息相关[6]。如果结缔组织纤维没有获得稳定性，软组织根向迁移，骨质将出现吸收。

·在健康状态下，牙根是牙齿位于牙槽骨中被牙周韧带包围的一部分。牙周韧带纤维起于牙根部牙骨质，止于牙槽骨。牙根的功能是将咬合力从牙冠传递至牙槽骨[7]（图16.2）。

种植修复的主要问题是软组织的退缩及随后发生的骨吸收。这容易导致修复体在种植体平台水平堆积菌斑，并可能导致种植体周围炎。通过理解牙周组织可以

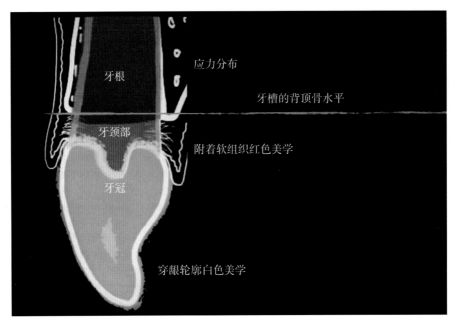

图 16.2   牙齿的结构及功能示意图

了解与种植体周围组织行为有关的几个特征，即腭向放置种植体及使用窄的基台。

·牙齿的位置：牙槽嵴"信封"的概念暗示牙齿需要位于牙槽嵴内，牙齿周围需要维持一定的牙槽骨。严重的前倾似乎是导致牙龈退缩的原因之一[8]。颊倾的牙也会导致牙龈退缩[9-10]。

·牙齿的形态：凸面形牙的龈缘偏向根方，而凹面形牙的龈缘更偏向冠方。这种趋势在上颌前牙区牙龈顶点的位置更为明显[9]。

16.3   传统种植修复对周围组织的影响

使用解剖式基台的种植修复长期以来被认为是一种理想的修复方式，因为其模仿了天然牙的形态[11-12]。这种理想的种植修复方式不仅要恢复天然牙美观性还要恢复天然牙的功能，同时还需要利于结缔组织纤维稳定在嵴上水平从而利于上皮在牙冠水平的黏附。这两个因素一并形成了一个屏障防止骨吸收。

种植修复最显著的功能则是恢复结缔组织在嵴上水平的稳定性。这是保存种植体周围骨的关键因素。简单来说，种植牙与天然牙部由三个部分组成，它们之间对应的关系如下所述：

·种植体用于替代牙根，因此种植体的功能是将咬合力从牙冠传递至骨。由于种植体固定于骨中没有任何韧带附着，因此，咬合力的传递是从种植体传递至骨界面，这与牙齿传递咬合力至骨界面的方式不同[13]。

·牙颈部（穿龈区）：种植牙的这部分是维持嵴上水平结缔组织稳定性并保持牙槽嵴高度的关键因素，理论上来说，基台应该在其中扮演主要角色。然而，基台无法通过牙周纤维嵌入的方式来维持结缔组织稳定。这个无法避免的缺陷迫使结缔组织根向移动至种植体的第一螺纹水平 [14]。因此，结缔组织的附着范围为种植体平台至第一螺纹之间。这一特征已有许多研究报道过 [14-20]。在使用传统的解剖式基台修复时，种植体平台至第一螺纹水平的锥形设计（顶端窄，底端逐渐变宽）部分可以作为种植修复体的第一部分。这种形态有利于保留颈圈结缔组织纤维 [14,18,21]。正如以往研究发现的那样，这种结构可以阻止种植体平台水平上的上皮根向迁移。使用这种传统的基台设计，实际上是种植体本身而非基台提供上皮附着的位点（图 16.3）。

·牙冠修复体用于替代天然牙牙冠部分。因此，修复体需要非常美观逼真并且提供一个光滑表面以利于上皮附着。不幸的是，使用传统的基台设计，上皮附着会根向迁移至种植体平台；修复体仅仅是提供美观及咀嚼功能，不具有封闭性。

简而言之，因为传统的喇叭状基台设

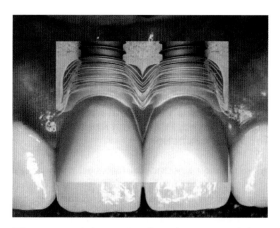

图 16.3 如图展示了使用解剖基台的种植修复。结缔组织纤维附着于种植体水平。种植修复体由窄向宽转变，使得环形结缔组织纤维获得稳定。种植体平台至第一螺纹的区域作为修复体的一部分，是结缔组织稳定附着的部分

计使种植体颈部能提供天然牙的牙根、牙颈部及牙冠三部分的功能，这直接导致了在实际状态下，难以设计出基于形态及表面特征的理想的种植修复。

种植修复的三部分——种植体、基台及牙冠这三个概念需要考虑。每一个部分的表面、形态及手术／修复定位决定着最终的结果。

总之，种植修复的主要挑战是如何引导并支撑软组织，在没有结缔组织纤维嵌入牙骨质的情况下隔离并保护骨组织。种植修复的成败由穿龈区决定。为了改善临床效果，重要的是观察早期愈合情况。

16.4 理想的种植修复设计及提高种植体周围组织稳定的方案：使用窄径的功能性基台以模仿天然牙颈部

为了获得美观及并恢复功能，种植体的植入位置应非常精确。种植体应看作是修复体向根尖方向的一个延伸，首选的设计方案应该是能引导种植体的植入 [11]。种植体和基台应该放置在一个理想的位置以获得较好的结果。因此，需要通过导板等方式引导种植体植入。

为了获得结缔组织的稳定性，修复体的设计至关重要。无论基台是种植同期安装的还是二期手术之后安装的，一旦与种植体连接，为了确保软硬组织的稳定性就不应再随意拆卸。研究表明：避免或减少基台的拆卸过程能降低软组织的塌陷和骨吸收 [4, 14, 22]。一次性就位永久基台是非常困难的，因为在组织愈合的过程中，很难

预测将来永久修复体的边缘线位置。修复体应遵循 Lori 提出的以生物学为导向的牙体预备原则[23]，这种修复方式中组织会适应修复体，而不用根据组织设计边缘线。因此，需要考虑一次性将基台放置到位的临床实施方案。笔者建议在种植体植入后或二期术后使用永久的无肩基台。

在即刻修复阶段或是二期手术之后，需要重建基台与软组织之间的生物界面。这意味着结缔组织需要在上皮黏附之前恢复其在修复体表面的机械稳定性[3]。基台的存在影响了初期的愈合，二期愈合将促进一系列生物反应。种植体周围的创口愈合的是一个协调有序的修复程序。软组织的愈合过程包括 4 个阶段：止血期、炎症期、增生期及最终的重建期。这些阶段都是组织再生修复必不可少的。这些阶段按顺序出现，有些会出现重叠。

16.4.1 止血期（前几分钟）：止血并为组织再生提供支架

在安装基台后的第一分钟，血凝块占据了基台与黏膜之间的空隙。血小板释放趋化因子及生长因子。几分钟即可达到止血的效果[24]。

在如此短的时间内如何提高种植体周围组织的稳定性呢？有两个方面是临床医生需要注意的：提供血凝块的空间并维持其稳定性。

16.4.1.1 提供空间

基台应提供更多的空间使血凝块发挥作用。血凝块相当于一个三维的支架，引导组织的再生。愈合开始的第一分钟，临时义齿或愈合基台就应该有助于血凝块形成。在种植体平台水平制造空间的最简单方法就是使用带有平台转移的种植体（PS）和锥形（功能）轮廓的基台[18-19,25-29]。这种类型的修复设计可以更好地保存种植体-骨接触的冠方骨组织[20,30]。使用平台转移的种植体和锥形基台可以为结缔组织的再修复创造更大的空间[18,31]。相较于标准的解剖式基台设计，这种方案能够获得更多、更厚的冠向软组织，稳定性也更佳[25]

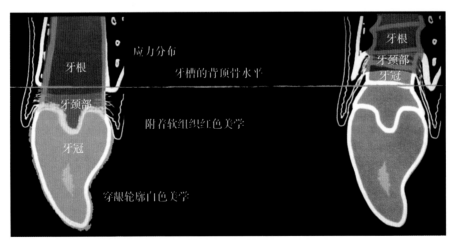

图 16.4 天然牙及种植体功能示意图，比较了使用解剖基台的种植牙与天然牙。需要强调的是，种植体表面具有根部、颈部及冠部三个位置的功能

（图 16.5）。

因此，使用带有平台转移种植体和锥形基台均能促进软组织的再生反应，但两者的再生空间是不同的。

16.4.1.2　血凝块的稳定性

止血阶段的第二个要点是确保从愈合一开始局部血凝块的稳定性。如果组织瓣塌陷进入空隙或血凝块收缩过度，将会影响结缔组织的修复[32]。临时义齿即刻修复可以增加血凝块的稳定性（图 16.6）。

此外，基台不能再次取下才可以获得稳定的血凝块。

如图显示了血凝块稳定的区域，即形成所谓的腔室效应[33]

16.4.2　炎症阶段（前几天）：去除残片，细菌污物并促进增生

创伤后 10min 及接下来的 4~7d 是炎症发生的阶段。中性粒细胞逐渐渗入血凝块致密的纤维网状结构中[34]。细菌释放的内毒素及外毒素，以及全身和局部免疫反应的激活将对种植体周围的组织造成损伤。炎症反应虽然是必要阶段，但是会对种植体周围组织造成损伤。尽管炎症不可避免，但应该尽量缩短时间以减小对组织的损伤，并进入增生阶段[24]。因此，需要进行抗菌、抗感染治疗。

16.4.3　增生阶段（第一个月）：提供结构细胞及血液供应的组织修复

增生期延续几天至几周不等。这是愈合过程中最显著的阶段。初期血凝块形成的三维支架将成为组织生长爬行的支架。在巨噬细胞释放的纤维母细胞生长因子的刺激下，成纤维母细胞从周围健康的组织中迁移至血凝块。成纤维母细胞增殖并填

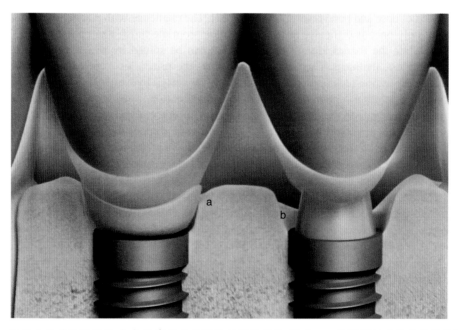

图 16.5　无平台转移的种植体（a）及有平台转移结构的种植体（b）。a.使用解剖式基台的种植修复体。没有血凝块稳定的空间，修复体周围的间隙极其有限。b.使用锥形基台（功能性基台）的种植修复体。这种修复方式可为修复体周围血凝块的稳定提供足够的空间

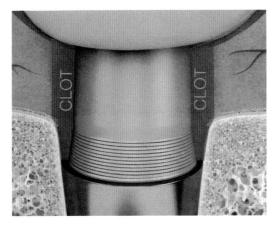

图 16.6　使用锥形基台的临时修复

满临时修复体预留的空间，同时新的血管将在基台周围生成[31]（图16.7）。

　　最终的软组织稳定性取决于基台周围的环形胶原纤维形成[14,18,35]。

　　通过这种方式，锥形基台周围的组织比解剖基台周围的组织厚，这是由于后者没有为血凝块预留一定的空间（图16.8）。

　　但是，锥形基台设计最主要的目的不是为血凝块提供空间，而是促进肌成纤维细胞收缩。种植修复体周围的组织愈合属于二期愈合。创口愈合的二期愈合的主要特点是收缩[36]。这个特点是由肌成纤维细胞介导的。6~15d内一些纤维细胞转化为

肌成纤维细胞，它们收缩使创口的界面缩小。15d后，大约70%的纤维细胞在肉芽组织中表达 α-平滑肌肌动蛋白[36]（图16.9）。

　　使用锥形轮廓的基台能促进组织的冠向迁移，而不是向根尖方向推移[18]。成纤维细胞的收缩会使软组织从基台较宽的区域（锥形基台的底部）迁移至较窄的区域（锥形基台的冠部）[18]。同时较窄的基台能为软组织提供空间以形成较厚的软组织带。简单来说，在增生阶段组织生长并填满空隙，修复体周围的组织随之收缩最终达到稳定。上皮细胞也会增殖并迁移至稳定于修复体表面的结缔组织中。结缔组织与肉芽组织能阻止上皮向根方迁移[3]。使用锥形基台，上皮将通过半桥粒的形式黏附于牙冠表面。

　　增生阶段可能出现软组织向根方塌陷，临床可见各种基台通过多样化设计及表面改性来对抗这种不利趋势。尽管我们了解基台的宏观设计（形态及轮廓）对组织行为产生极大的影响，但是基台表面也可能影响着组织反应[37~38]。

　　在不同的表面处理中，需要强调一下"接触引导"。这是基台的微沟槽面：

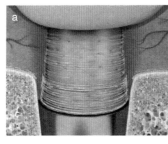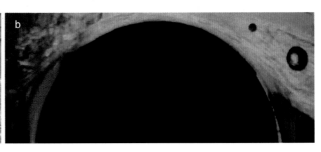

图16.7　环形纤维。a.增生阶段的锥形基台示意图，可见环形纤维、成纤维母细胞、成纤维细胞沿着基台表面生长。b.从动物实验中获得的组织学样本（苏木精-伊红染色，偏振光学显微镜）基台水平的横截面如图所示，结缔组织纤维有序的环形排列（黄色和橘色纤维）

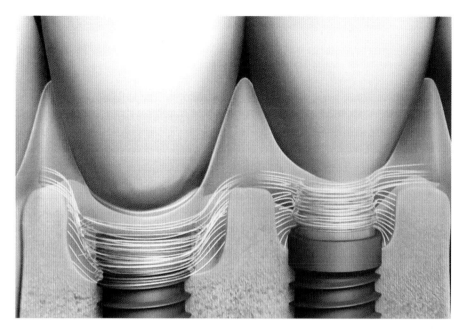

图 16.8　结缔组织纤维的排列示意图，使用解剖基台的种植修复（左），与使用锥形基台结合平台转移的种植修复（右）。基台的外形设计阻止了环形结缔组织纤维向根方的推移

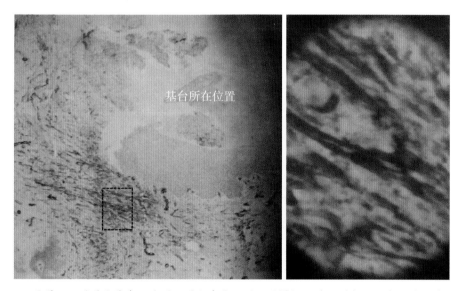

基台所在位置

图 16.9　α - 平滑肌肌动蛋白染色。左图：牙龈愈合 3 周后的横切面（10 倍）。肌成纤维细胞的长轴方向与基台平行，呈环状。因此，在肌成纤维细胞收缩的过程中，基台直径的变化促进了软组织的迁移。右图：成纤维细胞区域的放大图

适当尺寸的微机械凹槽可以促进结缔组织的生长并抑制上皮的长入[39-40]（图 16.10）。

牙齿的生物学宽度位于嵴顶水平，作为一个防止上皮向根尖方向迁移的主要屏障。较深的龈沟会产生牙周袋并影响美观[6]。浅龈沟有利于美观及保存牙槽骨，并能防止细菌感染[6]。

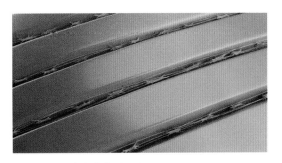

图 16.10 基台底部的微螺纹

因此基台底部的微螺纹区域能增强并促进生物学封闭的形成及组织整合。

肌成纤维细胞与凹槽的形态相适应。细长的纤维细胞能增加早期的黏附及活性，这对形成生物学封闭及促进组织的整合极为重要[40]

16.4.4 重建阶段：组织形成、胶原重组及组织生长以达到平衡

重建过程是愈合的最终阶段。重建阶段对修复软硬组织的重要性经常被忽略。这一阶段反应不迅速且活跃性也不强，但确实会产生一个有结构的功能性，与母体组织有着相似的行为方式。重建阶段大约从种植体暴露于口腔环境后6周开始并持续进行。在此期间，胶原纤维（包括 Ⅰ 型和 Ⅲ 型胶原纤维）以平行的方式重新排列

以增加组织的强度。细胞活性随着愈合区新生血管的数量减少而降低[41]。鉴于对组织愈合过程的了解日渐加深，重建阶段不再是个简单的过程。

理想的修复体能够逐渐改善组织的应答。尽管能获得满意的效果，种植修复体的周围组织反而可能会随时间逐渐恶化。有许多研究报道了早期或晚期的骨吸收，这些骨吸收还会伴随着牙龈的退缩[42-45]。然而，一些种植系统的病例展示出在永久修复后嵴顶的骨得到了保留甚至增多[21,46-47]。这也是为什么传统的种植修复体周围软硬组织会出现一定吸收或退缩，而锥形种植修复体反而能使周围组织向冠方迁移[42,44]（图 16.11）。

对于软组织，有人建议通过加大牙冠穿龈轮廓来增加牙龈的厚度[23]。作者将此术语称为"鸥翼式"。牙龈的增加与牙冠颊面、牙龈边缘以及唇黏膜间的负压（机械传导）产生的张力有关。同时，组织再生刺激与锥形基台能够促进软组织的冠向迁移。总的来说，锥形基台缩窄的轮廓及卵圆形牙冠都可以促进牙龈的冠向迁移。随时间推移，促使骨生长的关键因素是与

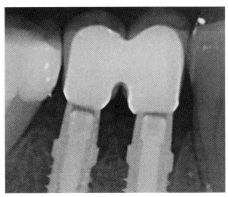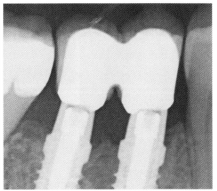

图 16.11 使用锥形基台的桥体修复时（左）及负载三年后的 X 线片（右）。可见骨组织的冠向生长

骨膜的接触程度。骨膜能促使骨再生。尽管它很重要但是近年来很少受到关注[48]。骨膜在骨组织生长修复中起着主导作用，并且能为骨和肌肉提供血供。骨膜分两层：外层的纤维层和具有显著成骨潜力的内层。

来自骨膜外层的纤维最终进入牙龈结缔组织，嵌入牙颈部的牙骨质中或围绕在种植基台周围（图 16.12）。

牙齿萌出阶段或在正畸治疗的过程中，嵌入牙骨质的纤维牵引骨组织顺着牙齿移动。这可能意味着嵌入颈部牙骨质的纤维牵拉骨膜及成骨细胞移动。可以理解为，引导软组织逐渐向冠方迁移，骨膜顺着结缔组织移动。这也是为什么改变最初的基台设计较改变种植体表面能获得更靠冠方的种植体 – 骨接触。穿龈界面的锥形基台设计使软组织很容易向缩窄的部分（冠向）或压力较小的部位迁移。这可能是因为骨膜对结缔组织纤维产生的应力刺激细胞增殖（机械传导）和成骨细胞向冠方迁移。成纤维细胞感知细胞外基质环境中的生理参数变化，将机械信息转换为化学信息，并将这些信号与生长因子衍生的刺激物相结合来获得基因表达的特异性改变[49]。机械应力影响口腔中成纤维细胞的增殖与存活。反复的应变，张力或负压将抗凋亡和增殖的信号传递至牙龈成纤维细胞[50]。

因此，锥形基台能在重建阶段增强硬组织的生长（图 16.13）。

结　论

无论从临床的角度还是生理学的角度，种植修复的美学效果主要取决于软组织的稳定性。

种植修复的目标是修复缺失牙，并要模拟天然牙颈部的生物学功能。此外，理

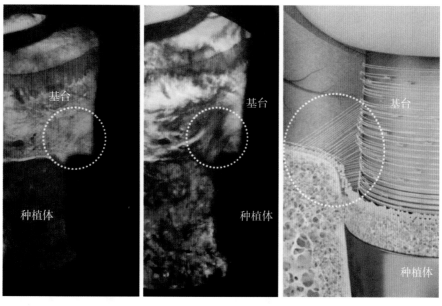

图 16.12　左图：显微镜下的动物组织标本（10 倍）。未见结缔组织纤维的方向。中间图：偏振光下的同一标本。可见结缔组织纤维的方向。这些纤维起于骨膜止于基台。右图：样本的组织学示意图可见结缔组织纤维起于骨膜，但受到了锥形基台的限制。重建阶段的锥形基台如图，可见骨膜明显向冠方迁移

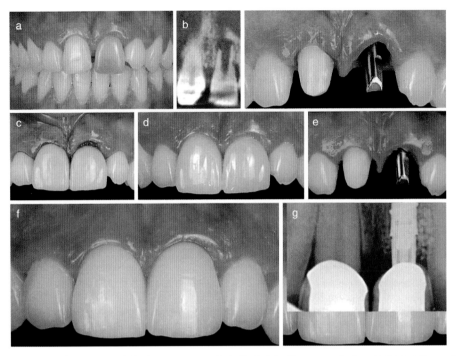

图 16.13 使用锥形基台的种植修复病例。a. 无保留价值的中切牙。b. X 线片可见牙根吸收。c. 即刻种植结合使用锥形边缘的基台。周围预留血凝块的空间。术后即刻修复。d、e. 修复后 3 个月的软组织形态。f. 最终修复后 12 个月。g. X 线片可见嵴顶骨未见明显吸收

想的种植修复需要顺应周围组织的生物学行为，并且随着时间推移，其形态也能进一步改善组织应答和行为。

种植修复中结缔组织纤维维持在种植修复体由窄变宽的位置。在稳定的结缔组织根方，牙槽骨可以很好地被隔绝，以避免骨组织吸收。

修复美学区缺失牙的理想方案是使用平台转移设计的种植体结合圆锥形窄基台，基台一次性就位后就不再拆卸，且材料具有良好生物相容性。如果临床的治疗方案及材料的选择都能遵循软组织的行为，结果将变得更加美观且可预期。

参考文献

[1] Schroeder HE, Listgarten MA. The gingival tissues: the architecture of periodontal protection. Periodontology, 1997, 2000(13):91–120. https://doi.org/10.1111/j.1600-0757.1997.tb00097.x.

[2] Fürhauser R, Florescu D, Benesch T, et al. Evaluation of soft tissue around single-tooth implant crowns: the pink esthetic score. Clin Oral Implants Res, 2005, 16(6):639–44. https://doi.org/10.1111/j.1600-0501.2005.01193.x.

[3] Rompen E, Domken O, Degidi M, et al. The effect of material characteristics, of surface topography and of implant components and connections on soft tissue integration: a literature review. Clin Oral Implants Res, 2006, 17(Suppl 2):55–67. https://doi.org/10.1111/j.1600-0501.2006.01367.x.

[4] Abrahamsson I, Berglundh T, Lindhe J. The mucosal barrier following abutment dis/reconnection. An experimental study in dogs. J Clin Periodontol, 1997, 24(8):568–572. https://doi. org/10.1111/j.1600-051X.1997.tb00230.x.

[5] Berglundh T, Lindhe J. Dimension of the periimplant mucosa. Biological width revisited. J Clin Periodontol, 1996, 23(10):971–973. https://doi.org/10.1111/j.1600-051X.1996.tb00520.x.

[6] Spear FM. Interdisciplinary esthetic management anterior gingival embrasures. Adv Esthet Interdiscip

Dent, 2006,2(2):20–28.

[7] Pavasant P, Yongchaitrakul T. Role of mechanical stress on the function of periodontal ligament cells. Periodontol, 2011, 56(1):154–165. https://doi.org/10.1111/j.1600-0757.2010.00374.x.

[8] Johal A, Katsaros C, Kuijpers-Jagtman AM. State of the science on controversial topics: missing maxillary lateral incisors a report of the Angle Society of Europe 2012 meeting. Prog Orthod, 2013, 14(1):20. https://doi.org/10.1186/2196-1042-14-20.

[9] Ahmad I. Anterior dental aesthetics: dental perspective. Br Dent J, 2005, 199(3):135–141. quiz 174. https://doi.org/10.1038/sj.bdj.4812534.

[10] Hall WB. Present status of soft tissue grafting. J Periodontol, 1977, 48(9):587–597. https://doi.org/10.1902/jop.1977.48.9.587.

[11] Al-Sabbagh M. Implants in the esthetic zone. Dent Clin N Am, 2006, 50(3):391–407. https://doi.org/10.1016/j.cden.2006.03.007.

[12] Lemongello GJ. Customized provisional abutment and provisional restorations for an immediately-placed implant. Pract Proced Aesthet Dent, 2014, 20(1 Neurology of Pregnancy):9–10. https://doi.org/10.1212/01.CON.0000443830.87636.9a.

[13] Isidor F. Influence of forces on peri-implant bone. Clin Oral Implants Res, 2006, 17(Suppl 2):8–18.

[14] Rodríguez X, Vela X, Calvo-Guirado JL, et al. Effect of platform switching on collagen fiber orientation and bone resorption around dental implants: a preliminary histologic animal study. Int J Oral Maxillofac Implants, 2012, 27(5):1116–1122.

[15] Davarpanah M, Martinez H, Tecucianu JF. Apical-coronal implant position: recent surgical proposals. Technical note. Int J Oral Maxillofac Implants, 2000, 15:865–872.

[16] De Bruyn H, Vandeweghe S, Ruyffelaert C, et al. Radiographic evaluation of modern oral implants with emphasis on crestal bone level and relevance to peri-implant health. Periodontol, 2013, 62(1):256–270. https://doi.org/10.1111/prd.12004.

[17] Östman PO, Hellman M, Sennerby L. Ten years later: results from a prospective single-centre clinical study on 121 oxidized (TiUnite™) Brånemark implants in 46 patients. Clin Implant Dent Relat Res, 2012, 14(6):852–860. https://doi.org/10.1111/j.1708-8208.2012.00453.x.

[18] Rodríguez X, Navajas Acedo Á, Vela X, et al. Arrangement of peri-implant connective tissue fibers around platform-switching implants with conical abutments and its relationship to the underlying bone: a human histologic study. Int J Periodontics

Restorative Dent, 2016, 36(4):533–540. https://doi.org/10.11607/prd.2580.

[19] Saadoun AP, Touati B. Soft tissue recession around implants: is it still unavoidable?- part Ⅱ. Pract Proced Aesthet Dent, 2007, 19(2):81–87.

[20] Vela-Nebot X, Rodríguez-Ciurana X, Rodado-Alonso C, et al. Benefits of an implant platform modification technique to reduce crestal bone resorption. Implant Dent, 2006, 15(3):313–320. https://doi.org/10.1097/01.id.0000226788.19742.32.

[21] Braun E, Iacono V. Guest editorial tapered tips to think about. Int J Periodontics Restorative Dent, 2006, 26(1):7–93.

[22] Abrahamsson I, Berglundh T, Sekino S, et al. Tissue reactions to abutment shift: an experimental study in dogs. Clin Implant Dent Relat Res, 2003, 5(2):82–88. https://doi.org/10.1111/j.1708-8208.2003.tb00188.x.

[23] Loi I, Di Felice A. Biologically oriented preparation technique (BOPT): a new approach for prosthetic restoration of periodontically healthy teeth. Eur J Esthet Dent, 2013, 8(1):10–23. http://search.ebscohost.com/login.aspx?direct=true&AuthType=cookie,ip,cpid&custid=ns083137&db=ddh&AN=90073645&site=ehost-live

[24] Terheyden H, Lang NP, Bierbaum S, et al. Osseointegration-com-munication of cells. Clin Oral Implants Res, 2012, 23(10):1127–1135. https://doi.org/10.1111/j.1600-0501.2011.02327.x.

[25] Finelle G, Papadimitriou DEV, Souza AB, et al. Peri-implant soft tissue and marginal bone adaptation on implant with non-matching healing abutments: micro-CT analysis. Clin Oral Implants Res, 2015, 26(4):e42–46. https://doi.org/10.1111/clr.12328.

[26] Gamborena I, Lee J, Fiorini T, et al. Effect of platform shift/switch and concave abutments on crestal bone levels and mucosal proile following lap and lapless implant surgery. Clin Implant Dent Relat Res, 2015, 17(5):908–916. https://doi.org/10.1111/cid.12208.

[27] Lazzara RJ, Porter SS. Platform switching: a new concept in implant dentistry for controlling postrestorative crestal bone levels. Int J Periodontics Restorative Dent, 2006, 26:9–17.

[28] Redemagni M, Cremonesi S, Garlini G, et al. Soft tissue stability with immediate implants and concave abutments. Eur J Esthet Dent, 2009, 4(4):328–337.

[29] Rompen E, Raepsaet N, Domken O, et al. Soft tissue stability at the facial aspect of gingivally converging abutments in the esthetic zone: a pilot clinical study. J Prosthet Dent, 2007, 97(6 Suppl):S119–25. https://

doi.org/10.1016/S0022-3913(07)60015-8.

[30] Atieh M a, Ibrahim HM, Atieh AH. Platform switching for marginal bone preservation around dental implants: a systematic review and meta-analysis. J Periodontol, 2010, 81(10):1350–1366. https://doi.org/10.1902/jop.2010.100232.

[31] Makigusa K. Histologic comparison of biologic width around teeth versus implant: the effect on bone preservation. J Implant Reconstr Dent, 2009, 12(6):20–24. http://www.moderndentist-rymedia.com/nov_dec2010/makigusa.pdf

[32] Wikesjö UM, Nilvéus RE, Selvig K a. Signiicance of early healing events on periodontal repair: a review. J Periodontol, 1992, 63(3):158–165. https://doi.org/10.1902/jop.1992.63.3.158.

[33] Degidi M, Daprile G, Nardi D, et al. Immediate provisionalization of implants placed in fresh extraction sockets using a deinitive abutment: the chamber concept. Int J Periodontics Restorative Dent, 2013, 33(5):559–566. https://doi.org/10.11607/prd.1795.

[34] Berglundh T, Abrahamsson I, Welander M, et al. Morphogenesis of the peri-implant mucosa: an experimental study in dogs. Clin Oral Implants Res, 2007, 18(1):1–8. https://doi.org/10.1111/j.1600-0501.2006.01380.x.

[35] Schierano G, Ramieri G, Cortese M, et al. Organization of the connective tissue barrier around long-term loaded implant abutments in man. Clin Oral Implants Res, 2002, 13(5):460–464.

[36] HÄKkinen L, Uitto V-J, Larjava H. Cell biology of gingival wound healing. Periodontology, 2000, 24(1):127–152. https://doi.org/10.1034/j.1600-0757.2000.2240107.x.

[37] do Nascimento C, Pita MS, Fernandes FHNC, et al. Bacterial adhesion on the titanium and zirconia abutment surfaces. Clin Oral Implants Res, 2014, 25(3):337–343. https://doi.org/10.1111/clr.12093.

[38] Wennerberg A, Sennerby L, Kultje C, et al. Some soft tissue characteristics at implant abutments with different surface topography. A study in humans. J Clin Periodontol, 2003, 30(1):88–94. https://doi.org/10.1034/j.1600-051X.2003.10026.x.

[39] Brunette DM, Chehroudi B. The effects of the surface topography of micromachined titanium substrata on cell behavior in vitro and in vivo. J Biomech Eng, 1999, 121(1):49–57. https://doi.org/10.1115/1.2798042.

[40] Guillem-Marti J, Delgado L, Godoy-Gallardo M, et al. Fibroblast adhesion and activation onto micro-machined titanium surfaces. Clin Oral Implants Res, 2013, 24(7):770–780. https://doi.org/10.1111/j.1600-0501.2012.02451.x.

[41] Schreml S, Szeimies R-M, Prantl L, et al. Wound healing in the 21st century. J Am Acad Dermatol, 2010, 63(5):866–881. https://doi.org/10.1016/j.jaad.2009.10.048.

[42] Apse P, Zarb GA, Schmitt A, et al. The longitudinal effectiveness of ossointegrated dental implants. The Toronto study: peri-implant mucosal response. Int J Periodontics Restorative Dent, 1991, 11(2):94–111.

[43] Chaytor DV, Zarb GA, Schmitt A, et al. The longitudinal effectiveness of osseointe-grated dental implants. The Toronto study: bone level changes. Int J Periodontics Restorative Dent, 1991, 11:112–125.

[44] Cosyn J, Eghbali A, Hermans A, et al. A 5-year prospective study on single immediate implants in the aesthetic zone. J Clin Periodontol, 2016, 43(8):702–709. https://doi.org/10.1111/jcpe.12571.

[45] Oh T-J, Yoon J, Misch CE, et al. The causes of early implant bone loss: myth or science? J Periodontol, 2002, 73(3):322–333. https://doi.org/10.1902/jop.2002.73.3.322.

[46] Ganeles J, Zöllner A, Jackowski J, et al. Immediate and early loading of Straumann implants with a chemically modified surface (SLActive) in the posterior mandible and maxilla: 1-year results from a prospective multicenter study. Clin Oral Implants Res, 2008, 19(11):1119–1128. https://doi.org/10.1111/j.1600-0501.2008.01626.x.

[47] Urdaneta RA, Seemann R, Dragan I-F, et al. A retrospective radiographic study on the effect of natural tooth-implant proximity and an introduction to the concept of a bone-loading platform switch. Int J Oral Maxillofac Implants, 2014, 29(6):1412–1124. https://doi.org/10.11607/jomi.3699.

[48] Dwek JR. The periosteum: what is it, where is it, and what mimics it in its absence? Skelet Radiol, 2010, 39(4):319–323. https://doi.org/10.1007/s00256-009-0849-9.

[49] Chiquet M, Gelman L, Lutz R, et al. From mechanotransduction to extracellular matrix gene expression in fibroblasts. Biochim Biophys Acta, 2009, 1793(5):911–920. https://doi.org/10.1016/j.bbamcr.2009.01.012.

[50] Danciu TE, Gagari E, Adam RM, et al. Mechanical strain delivers anti-apoptotic and proliferative signals to gingival fibroblasts. J Dent Res, 2004, 83(8):596–601. https://doi.org/10.1177/154405910408300803.